163

Te

73

Le mime Auteur a fait les Amusemens
Des Eaux de Spa

Cet auteur est Mr Hecquet
d'abbeville neveu du medecin,
D. Duval chanoine regulier chez
les Boucachards en Normandie
D'où il s'est sauvé dans les Pays bas
ex ore albat. Morardi qui l'a
appris D'un Curé près de Paris
Dr de Sorbonne qui connoit l'auteur

S. 1269.

3740

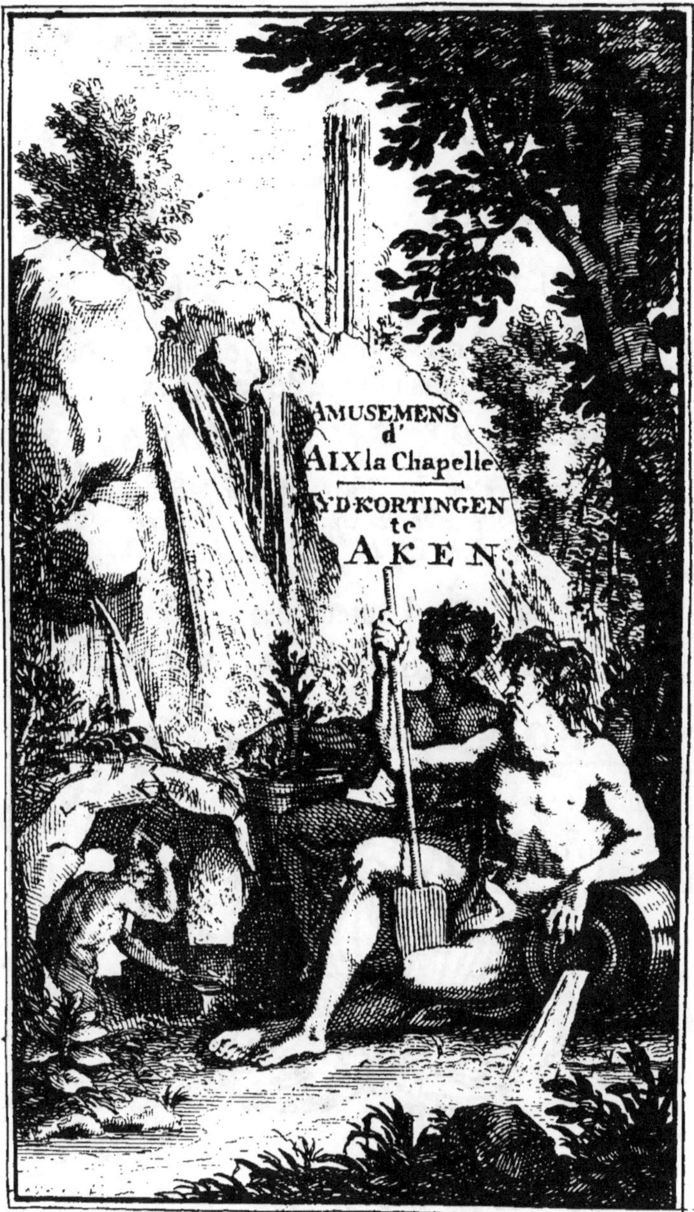

a AMSTERDAM Chez PIERRE MORTIER.

AMUSEMENS

DES EAUX

D'AIX-LA-CHAPELLE.

OUVRAGE UTILE

A ceux qui vont y prendre les Bains, ou
qui font dans l'ufage de fes Eaux.

ENRICHI DE TAILLES-DOUCES,

*Qui repréfentent les Vues & Perfpectives de
cette Ville, de fes Bains & Fontaines,
Eglifes & Edifices publics.*

Par l'Auteur des

AMUSEMENS DES EAUX DE SPA.

TOME PREMIER.

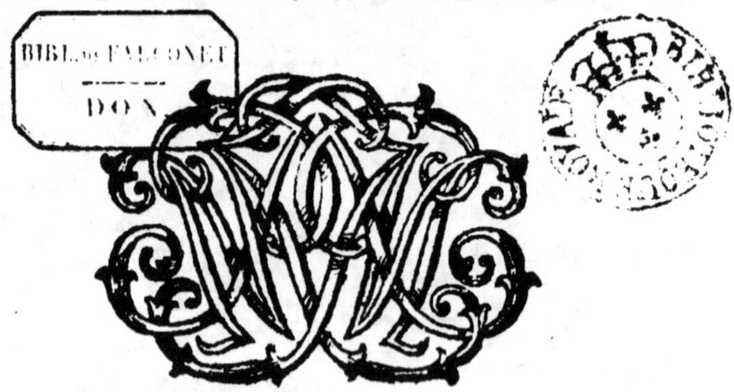

A AMSTERDAM,

Chez PIERRE MORTIER.

M. DCC. XXXVI.

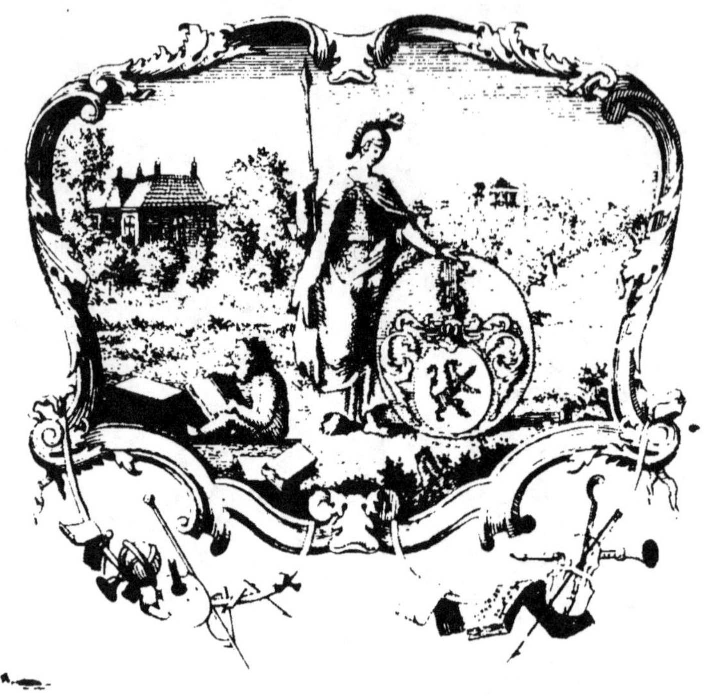

A MONSIEUR

JEAN-THIERRY

DE SCHÖNBERG,

SEIGNEUR DE ROTH-SCHÖNBERG,
&c. &c. &c.

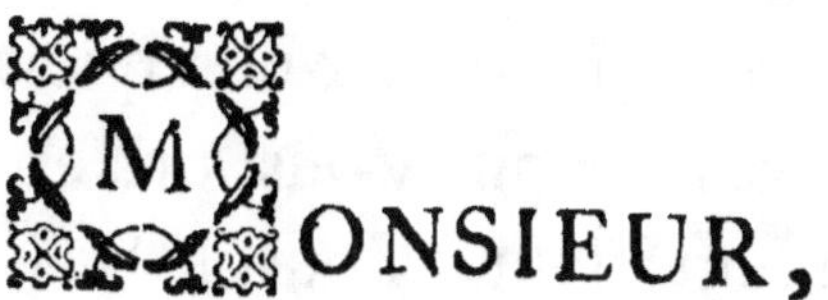 ONSIEUR,

Ceux qui connoiſſent la ſolidité de
Vos Etudes , s'étonneront de voir
Votre Nom à la tête d'un Livre
qui n'annonce que des *Amuſemens*.
Auſſi, MONSIEUR, ſi je n'avois conſulté que mon reſpect & Votre in-
cli-

clination, j'aurois cherché quelque
Ouvrage qui eût un rapport plus
direct à Vos occupations. Mais quels
Auteurs aurois-je pu Vous préfenter, qui euffent pour Vous le prix
de la nouveauté ? Votre empreffe-
ment pour les Livres a déja épuifé
tout ce que nos Preffes ont produit
de meilleur : elles travaillent toujours
trop lentement pour Vous, & Votre avidité nous a fouvent enlevé
le plaifir de Vous offrir nos Ouvrages les plus récens. Antiquités, Lit-
térature, Phyfique, Sciences, Beaux-
Arts, Peintures, Eftampes, rien
n'échappe à Vos recherches. Tout
ce qui s'écrit de plus pur & de
plus folide en Latin, en François,
en Anglois, en Efpagnol, en Italien, en Hollandois même, ne femble fait que pour Vous. On diroit
que le Génie de toutes ces Langues, qui vous font auffi familières
que l'Allemande, eft chargé d'ap-

porter journellement dans Votre Cabinet le tribut littéraire de ces Nations. Perſonne ne le ſait mieux
que moi, MONSIEUR, & le prodi-
gieux nombre de Livres que Vous
m'avez ordonné de placer dans Votre Bibliothèque, en eſt la moindre
preuve. Permettez que j'y ajoute
celui-ci, dans lequel Votre diſcer-
nement vous fera démêler d'utiles
Amuſemens. La modeſtie de ſon
Titre ſera relevée par l'éclat de
Votre Nom. C'eſt faire aſſurément
l'éloge d'un Ouvrage, que d'oſer
Vous le préſenter. Celui que je
Vous offre aura du moins le mérite de la nouveauté, puiſqu'il ne
ſortira de ma Preſſe que pour paſſer dans Vos mains. Daignez donc
l'accepter. L'enjouement qui Vous
eſt naturel, Vous donne un droit
ſur tous les Ouvrages d'Eſprit. Ce
Titre ſeul m'eût animé à Vous offrir celui-ci. Cependant, le motif
le

E P I T R E.

le plus puiſſant qui m'y a détermi-
né , c'eſt de mériter de plus en
plus par cet hommage l'honneur
de Votre bienveillance , & de
Vous donner un témoignage public
du zèle infiniment reſpectueux avec
lequel je ſuis,

MONSIEUR,

Votre très humble & très
obéiſſant ſerviteur,
PIERRE MORTIER.

AVER-

AVERTISSEMENT

DE

L'AUTEUR.

CEt Ouvrage est le même qui fut annon-
cé il y a deux ans, à la tête des Amusemens de Spa. Il auroit dû les suivre de
plus près, si je n'avois consulté que l'impatience des Libraires; mais je respectois
trop le jugement du Public, pour oser le
prévenir. La publication de cet Ouvrage
dépendoit de la destinée du prémier : c'est
ce qui rendoit mon engagement conditionel.
Je doute même encore, si ce Public qui a
reçu les prémiers Amusemens avec tant
de bienveillance, exigeroit bien rigoureusement l'acquit de ma promesse. Deux E-
ditions Françoises & une Traduction Hol-
landoise, dont les Amusemens de Spa ont
été honorés dans l'espace d'une année, ont
à peine rassuré ma timidité. Je croi cependant pouvoir en augurer sans présomp-
tion, quelque indulgence pour les Amuse-

mens

AVERTISSEMENT.

mens des Eaux d'Aix. Ils font écrits dans le même goût que les prémiers, & font comme eux le fruit & le remède de l'oifiveté inféparable du Régime des Eaux.

Un préjugé fi flatteur ne m'empêchera point de juftifier modeftement le Titre de cet Ouvrage. On s'attendroit peut-être à n'y trouver que des Avantures galantes, des Hiftoires badines, & des Scènes réjouiffantes. Je n'ai pas négligé ces fortes de traits, lorsqu'ils fe font préfentés; mais je n'ai pas cru devoir fupprimer tout ce qui n'étoit pas de ce genre. Le terme d'Amufement ne renferme pas toujours l'idée d'un chofe réjouiffante. Il eft vrai que tout ce qui divertit amufe; mais il ne s'enfuit pas de-là, que tout ce qui amufe doive divertir. J'entens par Amufement, une fuite de diftractions qui plaifent, parce qu'elles varient nos penfées, indépendamment des impreffions de trifteffe & de joie qu'elles laiffent dans le cœur ou dans l'efprit. Cette idée m'a paru d'autant plus jufte, que très fouvent la douceur d'un Amufement tranquille & férieux l'emporte dans nos cœurs fur le fentiment des plaifirs les plus vifs. Il eft d'ailleurs des Amufemens de toute efpèce. Perfonne n'a fi bien fenti, ni mieux exprimé cette différence, que le galant Auteur des Amufemens férieux & comiques. Sans me flatter d'avoir auffi bien que lui rempli mon Titre, je croi pouvoir le juftifier à fon exemple. Je n'ai pas cependant la préfomp-

* 5

fomp-

AVERTISSEMENT.

*ſomption de penſer que ce qui a pu m'a-
muſer, doive également amuſer les autres.
Les goûts ſont différens, chacun a le ſien;
& dans l'impoſſibilité de les réunir par la
lecture, le nom d'Amuſemens m'a ſemblé
plus modeſte.*

*J'ai recueilli ſous ce Titre, tout ce qui
a fait la matière de mes plaiſirs pendant
mon ſéjour à Aix. Hiſtoires, Confidences,
Avantures, Maladies ſingulières, Deſcrip-
tions, Curioſités naturelles, Converſations
phyſiques ou critiques, ſont autant de choſes qui entrent dans mon Plan, parce
qu'elles ont occupé mon loiſir. Ceux qui
ont été à Aix, décideront ſi elles méritoient
place dans ces Amuſemens. Il eſt vrai
que les Récits que les Malades s'y font réciproquement, n'inſpirent pas toujours la
joie: cependant ils pourront plaire malgré
leur triſteſſe, ils amuſeront du moins par
leur ſingularité. Quoique la vraiſemblan-
ce des faits en fonde la certitude, je ne
prétens garantir la plupart de ces Hiſtoires que ſur la bonne-foi de ceux qui les ont
racontées. Il n'en eſt pas de même de celles
qui ſont liées à l'Hiſtoire générale, telles
que celles du Bourguemeſtre Kalckberner,
& de la Comteſſe d'Oxenſtiern: je ne m'en
ſuis repoſé ni ſur le récit des autres, ni
ſur ma mémoire; j'ai conſulté les Hiſto-
riens publics; je les ai même cités quelquefois, autant que la nature de l'Ouvrage
a pu le ſouffrir. J'ai ſuivi la même méthode dans les converſations qui regardent*

les

AVERTISSEMENT.

les caufes de la Chaleur naturelle des Fontaines ; *moins pour faire parade d'une Erudition déplacée, que pour éviter le reproche d'avoir donné trop à l'imagination fur des points intèreffans. J'ai fcrupuleufement obfervé cette précaution, fur-tout, à l'égard de la Fondation d'Aix. C'eft un ménagement que j'ai cru devoir aux Habitans. La juftice que je me fais un plaifir de leur rendre en toute occafion, & le foin que j'ai eu de faire connoitre tout ce qui peut relever la gloire d'Aix, contrebalanceront fans doute la liberté que j'ai prife d'éclaircir, aux dépens de leurs anciens préjugés, l'origine la plus probable du nom & de la fondation de leur Ville.*

Je conviens qu'ils pourront trouver étrange, que je n'aye point marqué pour leurs Reliques autant de foi qu'ils en ont : mais je me flatte qu'ils voudront bien fe fouvenir que ce degré de foi eft un Don que tout le monde n'a pas, & que perfonne n'a le pouvoir de fe donner. Il étoit difficile à un Ecrivain Proteftant de parler de ces Pièces antiques, fans faire connoitre fa Religion. Les converfations auxquelles elles ont donné lieu, ne paroitront affeétées qu'à ceux qui n'ont point été à Aix. Il paroitra fingulier peut-être à ces mêmes perfonnes, qu'un Auteur fe foit avifé de mettre la vifite des Eglifes & des Reliques au rang de fes Amufemens. Ils ignorent peut-être que le Czar Pierre I. en fit les fiens en paffant à Aix en 1717. Sur ce point d'ail-

AVERTISSEMENT.

d'ailleurs, j'en appelle encore à ceux qui ont fait quelque féjour à Aix, aux Etrangers de tout Pays, aux Proteſtans même, qui de tous les hommes font les moins curieux de ces fortes de choſes. Chacun veut les voir, parce que chacun veut s'amuſer, & que cette curioſité remplit le vuide de quelques heures.

Je ferai la même réponſe à ceux qui fe plaindroient de trouver ici des converſations ſur des ſujets phyſiques. Ce détail étoit inévitable, dans une Ville où tout fournit à ces queſtions. L'unique reproche auquel je me ſens expoſé, c'eſt de n'y avoir pas répandu aſſez d'agrément. Un ſujet auſſi ſombre que celui de la Chaleur naturelle des Fontaines, mérite quelque indulgence. D'un autre côté, je dois avertir que je n'ai point écrit pour les Savans, qui ne trouveroient rien ici qui pût les inſtruire. Ce font des Amuſemens, que je préſente à des Malades oiſifs. Si les ſujets que l'on y traite font nouveaux pour eux, ils s'amuſeront à les lire. Si ces matières ne leur font pas inconnues, leurs lumières fuppléeront à ce qui manque à la légèreté du ſtyle, & à ce qui peut avoir échappé à la chaleur des converſations. Après tout, comme je ne ſuis point Médecin de profeſſion, s'il s'étoit gliſſé quelque Héréſie Médicale dans l'ordre du Régime & des Précautions preſcrites à ceux qui prennent les Eaux ou les Bains, j'eſpère que la Faculté me pardonnera bénignement mes erreurs. J'ai

táché

AVERTISSEMENT.

tâché cependant de les rectifier sur les avis des Docteurs les plus éclairés, tels que Vicaire, Blondel & Bresmal.

Voilà ce que j'avois à dire sur les Amusemens des Eaux d'Aix. Qu'il me soit permis d'y ajouter les paroles d'un Auteur * délicat, qui avoit pris à peu près le même Titre. Ces Amusemens, disoit-il, seront sérieux ou comiques, selon l'humeur où je me suis trouvé en les écrivant; & selon l'humeur où vous serez en les lisant, ils pourront vous divertir. . . . ou vous ennuyer.

* *Amusem. sérieux & comiques*, Préface du prémier Amusement.

A V I S
A U
L E C T E U R.

Depuis l'impreſſion de cet Ouvrage, l'Auteur s'eſt apperçu que par l'erreur de ſon Copiſte, le nom de *Granus* eſt écrit diféremment. Quelquefois on lit *Granus*, *Granus* ou *Grannus*. Le Lecteur aura la bonté de lire ordinairement *Granus*.

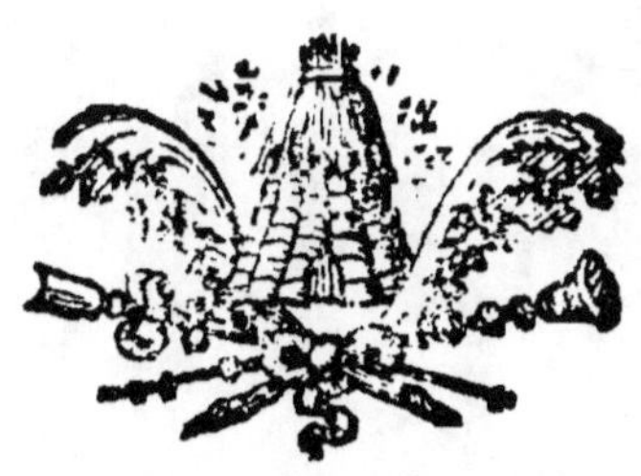

A M U.

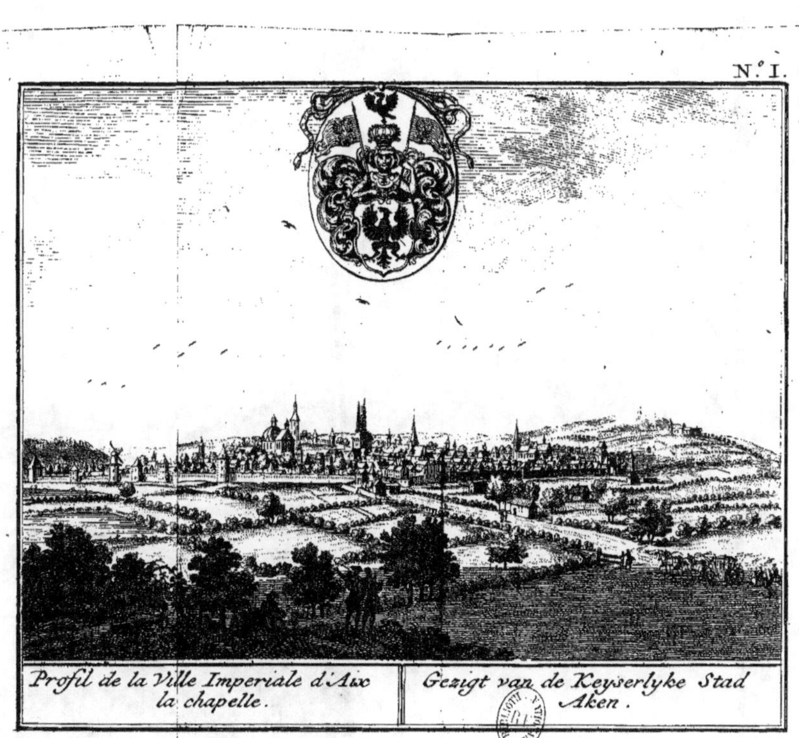

Profil de la Ville Imperiale d'Aix la chapelle.

Gezigt van de Keyserlyke Stad Aken.

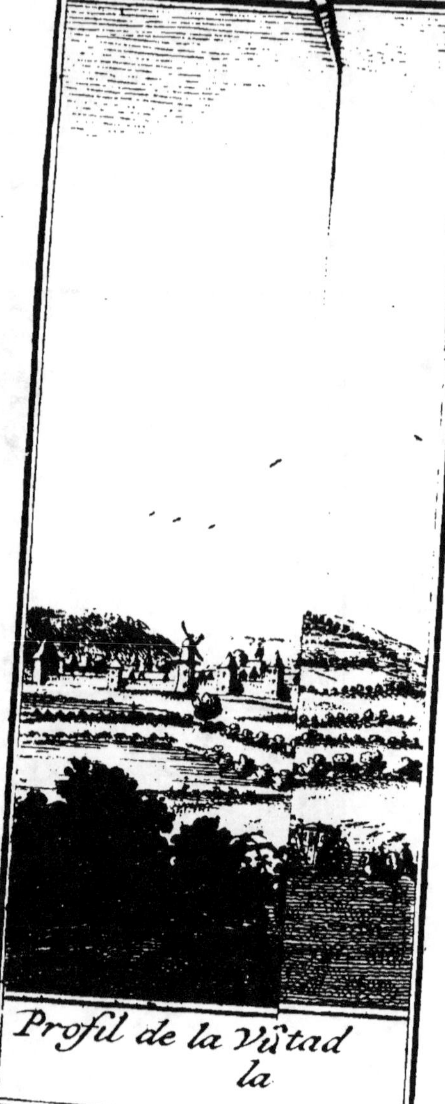

Profil de la Vûtad
la

AMUSEMENS

DES EAUX

D'AIX-LA-CHAPELLE.

E tous les Lieux célèbres dans l'Europe par quelque concours, il n'en est pas où l'on trouve une plus grande variété d'Amusemens qu'à *Aix-la-Chapelle*. Tout y paroit fait pour plaire : la situation de cette Ville, son antiquité, sa noblesse, l'abondance de ses Fontaines chaudes, la magnificence de ses Bains, les rares qualités de ses Eaux, les prodiges qu'elles opèrent, & les merveilles en tout genre que l'Art & la Nature ont placées dans son Territoire, sont capables d'exciter ou de réveiller la curiosité des plus indifférens ou des plus distraits. Les plaisirs inséparables de l'affluence des Etrangers, qui y accourent de tous côtés pendant les deux Saisons, rendent alors le séjour de cette Ville si brillant, que si elle fe reffembloit à elle-même dans les autres mois de l'année, il n'y a perfonne qui n'y voulût fixer fa demeure. La liberté qu'on fouhaite par-tout ailleurs, & fans laquelle les plus délicieux momens font importuns, fe trouve à Aix comme dans fon centre. La facilité qu'on y a de faire des connoiffances à titre de Malade, ou d'Etranger, a quelque chofe de bien aimable, fans doute; mais ce qui y eft unique, & qui m'a paru infiniment commode, c'eft que l'on peut rompre ou quitter fes prémières connoiffances, fans que perfonne s'en offenfe, & fuivre abfolument fon goût dans l'ordre & le choix des plaifirs & des fociétés. Quoiqu'on ait à peu près les mêmes privilèges aux Eaux de Spa qui n'en font éloignées que de fix lieues, ces avantages font fans comparaifon plus étendus à Aix. Cette belle Ville étant fort vafte, & fes Bains étant diftribués en différens quartiers, il eft beaucoup plus aifé de s'y confondre dans la foule des Etrangers & des Habitans, que dans un Bourg auffi refferré que celui de Spa.

Cet avantage ne fert pas peu à l'agrément de ceux qui viennent à Aix. Comme on aime fouvent à cacher fes maux pour mille raifons, on fe plait auffi quelquefois à obfcurcir fes plaifirs. Chacun n'aime pas également le tumulte, & l'on peut en cette Ville fe répandre dans le monde, ou y vivre auffi folitaire que

l'on

l'on veut. A cet égard on peut confidèrer la Ville d'Aix, comme un Lieu ef-
fentiellement confacré au plaifir & à la
fanté. Quels que foient les motifs qui y
raffemblent tant d'Etrangers, on peut
s'affurer qu'il n'eft point de caractère qui
n'y trouve à fe fatisfaire. Les Malades
trouvent dans fes Fontaines falutaires
des remèdes aux maux les plus invété-
rés: les corps les plus cacochimes y reprennent la vigueur : les maladies les
plus rebelles aux remèdes ordinaires,
cèdent à la vertu de ces Eaux bienfai-
fantes, & cette Médecine naturelle ra-
mène la joie avec la fanté. Les Convalefcens n'y refpirent que la gaieté :
on entend par-tout la Symphonie; ils
effayent continuellement leurs forces
renaiffantes, dans les joyeux exercices du Jeu & de la Danfe. On croiroit quelquefois, à les voir, qu'ils font
tous piqués de la *Tarantule*. La Galanterie paroit tenir fa Cour en cette Ville: chacun y fubit fes loix; Princes, Marquis, Comtes, jeunes & vieux,
Prêtres, Moines & Moineffes, perfonne n'en eft exemt; & il femble qu'à
Aix être malade, ou galant, foit une
même chofe. Les plaifirs y font affortis à tous les goûts. Les génies les plus
bizarres y peuvent trouver dequoi s'a-
mufer felon leurs caprices. Ceux qui fe
bornent au feul plaifir de la converfation, ont un champ plus vafte d'amufe-

A 2

nicns :

mens : tous les objets qui fe trouvent en cette Ville, leur fourniffent naturellement de continuels fujets d'entretiens, d'autant plus agréables, que parmi le grand nombre d'Infirmes que le defir de la fanté y amène, on trouve toujours d'illuftres Malades, & des perfonnes d'un mérite & d'un rang diftingués, dont le commerce ne peut être qu'infiniment utile. En un mot, le Jeu, la Bonne-chère, la Mufique, la Promenade, la Converfation, & tout ce qui peut lier une aimable Société, font des plaifirs qui n'y manquent jamais dans la Saifon ; & la belle compagnie qui s'y trouve ordinairement, feroit feule capable de guérir les maux les plus obftinés.

Une Ville fi féconde en reffources pour les Malades, & fi abondante en plaifirs pour ceux qui n'y viennent que pour fe divertir, devroit être plus fréquentée qu'aucune autre. Il y a cependant fujet de s'étonner que dans un fiècle où les Voyages font fi fort à la mode, il faille être malade, & prefque accablé de maux defefpérés, pour pouvoir fe réfoudre à celui d'Aix. Il eft vrai qu'on eft alors plus à portée de fe convaincre des merveilles qu'on en raconte. Mais s'il eft doux à l'infirmité humaine d'y trouver cette reffource, il eft fans comparaifon plus heureux d'y porter un tempérament qui difpenfe de cette

te

te épreuve. Graces à la bonté du mien,
le plaisir & la curiosité ont été les seuls
motifs du voyage & du séjour que j'y
ai fait. Quelques petits ennuis domestiques y donnèrent la prémière occasion,
& je ne crus pouvoir mieux m'y soustrai-
re, ni y faire une distraction plus aimable, qu'en allant à Aix. L'amusement &
la bonne compagnie que j'y trouvai, ne
trompèrent point mon attente. J'oubliai
bientôt les prémières raisons de mon
voyage: je ne trouvai pas même le tems
d'y penser. Comme je n'avois aucun mal
à guérir, je n'étois soumis à aucun régime. Je n'allois au Bain que par plaisir, & à la Fontaine que par cérémonie;
& je ne prenois de l'un & de l'autre,
qu'autant qu'ils pouvoient contribuer à
mon divertissement. De cette façon je
goûtai tous les plaisirs d'Aix, sans en é-
prouver les incommodités. Quelque a-
doucissement en effet que les Médecins
du pays aient apporté au régime des
Eaux, on ne peut disconvenir qu'il est
toujours triste de vivre selon les règles
de la Faculté, soit par besoin, soit par
précaution. Pour cette raison, j'évitai
de me loger dans aucune de ces maisons
où l'on prend les Bains, quelque magnifiques qu'elles soient, pour m'épargner
le triste spectacle des Malades de toute
espèce qui s'y font baigner ; parce, que
cette rencontre a toujours quelque chose de gênant, à cause des égards que la

A 3

po-

politeſſe & l'humanité preſcrivent. D'ailleurs, tout le monde ne s'accommode
pas des vapeurs qui s'exhalent continuellement des Bains, à meſure qu'on les
remplit, ou qu'on les vuide. L'odeur
de ſouphre qu'on y reſpire uniquement,
& qui ſe communique même aux maiſons voiſines, révolte d'abord tous ceux
qui y logent; & pour s'y accoutumer, il
ne faut pas moins qu'être malade, au
point de ne pouvoir traverſer la rue
pour aller au Bain. Je fus en effet frappé de cette odeur ſouphrée, en entrant
dans la Ville, & je fus bon gré à un de
mes Amis de m'avoir conſeillé de loger
chez le *Florentin, au Dragon d'or.* Cette Auberge, qui eſt une des meilleures,
des plus propres, & des plus commodes,
eſt à l'un des coins de la Place où l'on
ſe raſſemble pour prendre les Eaux, & ſe
trouve preſque vis-à-vis des principaux
Bains. Quoique ſa ſituation ait quelque
choſe de ſombre, à cauſe que ſes bâtimens ſont enfoncés dans une grande
Cour, je m'y trouvai cependant très
commodément logé. On y eſt à portée
de tout: la Fontaine chaude, la Gallerie, l'Eſplanade où l'on ſe promène,
les Bains les plus fréquentés, les Caffés
& la Salle du Bal, n'en ſont éloignés
que de quarante à cinquante pas. Cependant on n'y eſt aucunement incom-
modé, ni du bruit de la Place, ni de
l'odeur des Eaux. Avec tous ces avan-
ta-

tages, on y trouve le meilleur vin de
la Ville : l'Hôte & l'Hôtesse , qui l'aiment & s'y connoiffent, font à merveilles les honneurs de leur cave & de leur
cuifine.

J'y arrivai le 18 de Mai , c'eft à dire ,
au commencement de la prémière Saifon, qui pour l'ordinaire eft la plus fréquentée.   Elle ne me le parut pourtant
pas beaucoup en arrivant : outre que les
pluyes continuelles qui étoient tombées
dans le Printems , avoient retardé le
départ des Etrangers , la plupart avoient
différé exprès leur voyage , afin de pouvoir encore fe trouver à Aix dans le
tems que l'on y montre *les grandes Reliques*.   Cette cérémonie, qui ne fe fait
que tous les fept ans , (apparemment
pour la rendre plus merveilleufe) y at-
tire des Curieux & des Dévots , non-
feulement des Provinces voifines , mais
auffi du fond de la Hongrie & de la
Bohème.

Comme je n'avois aucune habitude à
Aix, j'y fus d'abord affez defœuvré. Il
y avoit peu de monde chez le *Florentin*,
& la compagnie que j'y trouvai n'avoit
pas le coup d'œil fort réjouiffant. Elle
confiftoit en quatre perfonnes affez mal
afforties. L'un étoit un gros Abbé très
infirme : quoique jeune , il pouvoit à
peine fe foutenir : fes valets étoient o-
bligés de l'apporter à table dans une
chaife à bras. Il y faifoit trifte figure :

il n'avoit presque aucun usage de ses mains, un de ses gens étoit obligé de lui couper la viande & le pain sur son assiette, & de lui soutenir le bras lorsqu'il vouloit boire. Le regret qu'il marquoit de ne pouvoir plus s'acquitter de ce devoir comme autrefois, me fit juger trop témérairement, qu'à tout le moins les plaisirs de la table avoient eu quelque part à sa paralysie, & qu'il avoit été du nombre de ces gens qui se hâtent de vivre. Sa fréquentation me détrompa ; & je me reprochai dans la suite un jugement si précipité, qui n'étoit fondé que sur son air libre & naturel. Malgré ses maux, il avoit effectivement l'esprit gai , & l'humeur joyeuse. Cependant, soit compassion, soit que je ne fusse pas encore accoutumé au contraste bizarre que forme la gaieté dans un corps cacochime, sa compagnie ne me réjouissoit pas. Je ne fus pas d'abord plus satisfait du second, qui étoit un Espagnol nommé *Don Nugnez*, homme grave , Philosophe & très silencieux. La seule chose qui pouvoit m'en consoler, c'est qu'il y avoit aussi une fort aimable Dame , jeune & jolie : mais malheureusement, elle étoit muette, au moins pour nous tous ; car elle n'étoit entendue que d'un Gentilhomme François qui paroissoit fort bien avec elle, & qu'on appelloit Mr. *d'Art* … Il étoit homme d'esprit, & d'une aimable

mable figure. Quoiqu'il fût Officier,
je le pris d'abord pour un Médecin,
parce qu'on me dit qu'il se flattoit de
pouvoir rendre la parole à cette Dame.
Je le saluai, & comme il étoit d'un caractère assez ouvert, il m'apprit que cette Dame étoit d'une des meilleures Maisons de sa Province, qu'elle s'appelloit
la Baronne *d'A* . . .; qu'elle n'étoit pas
née muette, mais que cet accident lui
étoit resté d'une couche malheureuse,
au sortir de laquelle elle s'étoit trouvée comme percluse; & qu'enfin sa paralysie s'étoit fixée sur sa langue. La maladie étoit singulière pour une personne
de son sexe, & sa guérison le fut aussi.
Le mal, & la cure, ténoient également
du miracle. Elle ne parloit pas, à la vérité, mais elle avoit retenu une espece de
murmure assez grotesque, qui ressembloit
plus au gazouillement d'un jeune Per-
roquet, qu'à la voix d'une Femme. Cependant, comme il lui échappoit d'arti-
culer quelquefois des mots assez clairement, & que Mr. *d'Art* . . . prétendoit entendre son langage & lui répondoit à propos, je ne tardai point à soupçonner du mystère dans cette paralysie,
& à penser que toute la Médecine de
l'Officier n'étoit que le voile d'une galanterie rafinée. La suite me l'éclaircit,
& cette compagnie qui me déplaisoit
d'abord, me donna beaucoup plus de
A 5				plai-

plaifir que je ne me l'étois imaginé les prémiers jours.

J'avoue que le prémier afpeɛt de cette Société me parut bizarre, & me frappa. Un homme en effet qui ne cherche qu'à fe réjouir, fe trouve peu régalé d'un pareil affortiment de Paralyfie & de Philofophie. Auffi je balançai fi je ne changerois pas d'Auberge dès le lendemain, & je ne reftai au *Dragon d'or* que dans l'efpèrance d'y voir arriver dans peu des perfonnes capables de me dédommager du peu d'agrémens que je trouvai à notre table. Ma reffource, en attendant, fut d'aller au *Caffé du Gafcon* près la Fontaine, pour chercher à m'amufer & à faire quelques connoiffances. J'y trouvai beaucoup de monde; on y jouoit au billard, aux cartes & aux dés. Le bruit y étoit grand, à proportion de la foule. On y entendoit confufément toutes fortes de Langues : on y parloit Allemand, François, Flamand, Italien, & Anglois; & ce bruit confus avoit plus l'air d'une cohue, que d'une Affemblée d'honnêtes-gens. Je m'y arrêtai cependant à obferver tous ceux qui y étoient; j'examinai tous les vifages, je m'approchai de toutes les tab'es de Jeu, pour chercher quelqu'une de ces phyfionomies prévenantes & de facile abord. Je paffai près d'une heure dans cette obfervation, fans pouvoir me déterminer à joindre l'un.
plu-

plutôt que l'autre, me contentant de raifonner du Jeu avec le premier-venu.

Je commençois à m'y ennuyer déja
beaucoup, lorſque je vis entrer un homme bien mis & de fort bonne mine, qui
après avoir fait quelques tours dans la
Salle, vint prendre une taſſe de Caffé
fur un coin de la table où j'étois, après
m'avoir fait fur cela un compliment. Il
me parut homme de condition; je fus
frappé de ſes manières, & je reconnus à la Croix qu'il portoit à la bouton-
nière, qu'il étoit Chevalier de Malthe.
Nous liames converſation; elle me parut
fort douce, & nous n'eumes pas cauſé
une demi-heure, que je le regardai comme un homme qui me convenoit. Son
tour d'expreſſion avoit tout l'air d'un
homme dont l'eſprit étoit très cultivé.
Je crus remarquer d'ailleurs qu'il aimoit
le plaiſir, mais il me parut qu'il ne s'y
livroit pas fans choix & en étourdi. Auſſi
étoit-il à Ajx en qualité de Malade: un
coup de Soleil qu'il avoit reçu, à ce
qu'il me dit, en faifant ſes Caravanes,
l'avoit obligé de venir prendre les Bains.
Il y avoit déja pluſieurs jours qu'il étoit
aux Eaux: cependant il y avoit encore
aſſez peu de connoiſſances. La nôtre ne
tarda pas à ſe faire. Il me demanda où
je logeois, je le lui dis; il m'apprit qu'il
étoit au Bain de *la Roſe*, & fur le champ
nous nous promimes de nous voir. Son
air, ſes manières nobles & aiſées, ſon

A 6   tour

tour d'efprit ouvert & franc, m'en donnèrent une idée fort avantageufc. En un
mot, il me parut galant-homme. J'en
jugeai ainfi dès la prémière vue, & je ne
me trompai pas. Cependant, comme les
perfonnes les plus équivoques ont fouvent l'apparence des plus aimables caractères, je réfolus de ne me pas livrer fi vîte. Son mérite vainquit ma réferve.

Après les prémières civilités, notre
converfation roula fur la Ville, & les
Bains, & je marquai quelque envie d'aller les voir. Le Chevalier s'offrit à m'y
accompagner, & il me conduifit à ceux
de *la Rofe* où il logeoit. Nous y rencontrames un Comte Allemand fur la porte; il y étoit logé auffi, & le Chevalier
avoit déja fait connoiffance avec lui. Ce
Comte le joignit, & lui aida à faire les
honneurs du Bain : il vit bien que j'étois
nouveau-venu, & il s'empreffa à me faire des honnêtetés. Il me parut d'un caractère mùr & férieux; cependant, quoiqu'il n'eût pas la vivacité du Chevalier,
il étoit inftruit de mille chofes qui regardoient l'Hiftoire de la Ville d'Aix
relativement à l'Hiftoire générale d'Allemagne, que fans lui nous aurions eu
de la peine à démêler. Il étoit d'ailleurs
fort officieux, & nous allames voir enfemble le grand Bain de *la Rofe*, que
l'on rempliffoit alors. La vapeur & l'o-
deur de ces Eaux, auxquelles je n'étois
pas

pas encore accoutumé, me portèrent ſi
violemment à la tête, que je m'en ſentis d'abord comme enivré. J'en ſortis
promtement, & je priai ces Meſſieurs de
trouver bon que je différaſſe ma curioſité à un autre tems. Ils me raillèrent
un peu ſur ma délicateſſe, & me pro-
poſèrent une promenade ſur la Place,
qui eſt grande & belle. La Maiſon de
Ville qui eſt au milieu, eſt un Edifice
très majeſtueux. La grande Egliſe qui
eſt derrière, forme un corps de bâtiment qui, tout Gothique qu'il eſt, a
quelque choſe de vénérable. Nous n'entrames cependant pour-lors ni dans
l'un, ni dans l'autre. Nous arpentames
les principales rues, pour prendre une
idée générale de la Ville, & elle me
parut fort nette. L'unique choſe qui m'y
déplut, fut l'odeur deſagréable des
Eaux, qui me ſuivoit par-tout, & que
l'on ſent preſque dans toutes les rues.
Il eſt vrai qu'on s'y familiariſe bientôt,
& que peu de jours après, je n'y étois
plus ſenſible. Quoi qu'il en ſoit, nous parcourumes pluſieurs rues, en raiſonnant
ſur les divers objets qui ſe préſentoient,
& nous nous trouvames près d'une des
portes de la Ville. Le Comte, qui étoit
déja venu à Aix, nous dit que pour
bien juger de ſon aſſiette, il faloit aller ſur une Eminence qui eſt au dehors,
& que de là nous la verrions très diſ-
tinctement. L'avis nous parut ſenſé, &

nous fumes d'autant plus charmés de faire cette promenade, que nous n'aurions peut-être pas de longtems occafion d'y revenir; parce que dès que les Etrangers feroient arrivés, & que les plaifirs feroient en train, on pafferoit tout le tems en vifites, au Bal & au Jeu. Le Comte eut la bonté de nous conduire fur cette Hauteur; nous y montames fans beaucoup de peine, & nous découvrimes la Ville très diftinctement. La vue en eft très riante de ce côté-là: la perfpective en eft charmante, & la campagne qui l'environne fait un payfage des plus agréables. L'air qu'on y refpire eft extrêmement pur, & pourroit feul opérer la guérifon de quantité de maux. On prétend même que la pureté de l'air contribua autant que la vertu de fes Fontaines chaudes, au choix que *Charlemagne* en fit pour y fixer fa demeure, y établir fa Cour, & y fonder la Capitale de l'Empire d'Occident au-delà des Monts. Cette Ville, qui eft enclavée dans le Duché de Juliers, à l'extrémité du Duché de Limbourg, quoique fituée au pied des Montagnes qui l'environnent prefque de toutes parts, eft dans un terrein très agréable. Ces Montagnes mêmes, qui par-tout ailleurs auroient quelque chofe d'affreux, femblent placées exprès pour la défenfe & l'ornement d'Aix. Elles n'ont rien de précipité, leur cime s'élève infenfiblement, leur

pen-

pente eſt douce, & forme d'agréables
côteaux preſque tous cultivés & très
fertiles. Ces Collines , abondamment
chargées de grains & de fruits, condui-
ſent les yeux comme par degrés, juſqu'au haut des Montagnes qui ſont couvertes de bois , & qui paroiſſent ſe perdre dans les nues. La Nature les a ſi
bien ménagées , qu'elles enferment la
Ville ſans la reſſerrer , & qu'elles forment naturellement l'enclos de ſon territoire. Le Vallon dans lequel la Ville
eſt bâtie , forme une Plaine aſſez large
& aſſez étendue ; & cette campagne contient des pâturages très abondans. Rien,
ce me ſemble , ne manqueroit à cette
Ville , ſi elle étoit arroſée de quelque
Rivière, ou ſi celle qui la traverſe, &
qui n'eſt qu'un très petit Ruiſſeau , étoit
aſſez forte pour la rafraichir, & ſervir
au tranſport des marchandiſes. Il eſt
vrai qu'à cet-égard le voiſinage de la
Meuſe & du Rhin y ſuppléent, & que
l'une & l'autre lui fourniſſent abondamment tout ce qui eſt néceſſaire à la vie
& au commerce.

Comme l'endroit où nous étions domine ſur toute la Ville, il nous fut aiſé ◆ voir ſon étendue & ſa forme. Elle nous parut plus vaſte qu'habitée. Il
y a divers quartiers employés en Jardins potagers, & beaucoup de places
déſertes. La Ville eſt ronde, ou plutôt
un peu ovale. Notre Guide nous fit re-
mar-

marquer l'enceinte de la vieille Cité, bâtie par Charlemagne, & qui conserve encore ses Fossés, ses anciennes Portes, & le nom de son Fondateur, *Urbs Carolina*, la *Ville Caroline*. Cette partie, que l'on nomme *Cité*, est parfaitement ronde, & précisément au milieu de la Ville ; les bâtimens qu'on a ajoutés depuis à l'entour, & qui la rendent deux fois plus grande qu'elle n'étoit dans son origine, aiant été faits sur le prémier alignement, & dans le même goût. Le Dôme de la grande Eglise, la Maison de Ville, & ses deux Tours qui sont au centre, font de loin un effet charmant. Ce coup d'œil, quoique simple, nous donna pourtant une idée de la grandeur & de la majesté de son Fondateur. En effet, quelle que soit aujourd'hui cette Ville autrefois si célèbre, si elle n'est plus le Siège de l'Empire, on peut au moins la regarder encore comme la plus belle des Pays voisins. Excepté Liège, peut-être, il n'en est pas dans la même distance qui lui soit comparable, soit pour la bonté de l'air, soit pour la magnificence des bâtimens, soit pour l'étendue. Quand on la regarde de profil & sur la plus grande longueur, & qu'on voit de loin la pointe des Clochers de toutes les Eglises & des Cloitres qu'elle renferme, on la prendroit pour une des plus grandes Villes de l'Europe. Aussi Charlemagne

gne en la fondant, ou plutôt en la ré-
parant, n'oublia rien pour en faire la
Capitale des Gaules. Il en fit le Siège
de fon Empire au-delà des Alpes, & lui
donna les titres pompeux de Métropole
de l'Empire, de Ville Royale & Impériale, de Chef & de Centre de toutes
les autres Villes. L'abrègé de ces titres
fuperbes fe trouvoit dans une Infcription, qui fe lifoit autrefois fur une des
principales portes du Palais que Charlemagne s'y étoit fait bâtir. *Hic Sedes Re-
gni trans Alpes habeatur, Caput omnium
Civitatum & Provinciarum Galliæ.* (C'*eft
ici le Siège de l'Empire au-delà des Alpes,
la Capitale de toutes les Villes & Provinces
des Gaules.*)

Avec tous ces grands noms, elle devoit pourtant alors être fort peu de
chofe, à en juger par fa vieille enceinte, & en mefurant fa grandeur & fa magnificence fur nos idées modernes. On
eft même furpris de lire que ce grand
Empereur y ait logé avec toute fa Cour,
& celle d'un Pape ; qu'il s'y foit tenu
divers Conciles nombreux ; & qu'à la
confécration de la fameufe Eglife de
Notre-Dame, il y ait eu trois cens foi-
xante-cinq Evêques affiftans, (fi l'on en
croit le Martyrologe de *Canifius*). Sans
doute que le train des Princes de ces
fiècles, des Empereurs les plus puiffans,
des Papes même & des Evêques, étoit
fort différent de celui qu'ils mènent de
nos

nos jours. Et l'on en doit conclurre,
que toute la splendeur que les Hiftoriens
vantent tant, n'étoit qu'une étincelle
de l'éclat & de la magnificence que les
fiècles fuivans ont vus, dans les Eccléfiaftiques fur-tout.

Cependant, fi ces réflexions font hu-
miliantes d'une part pour la Ville d'Aix,
elles ont encore un côté fort honorant
pour elle. Soit que l'on regarde fa fondation comme l'ouvrage de Charlemagne, foit qu'on l'attribue avec les Annales du pays, & la Chronique de *Beck*,
à un Prince ou Sénateur Romain fous
l'empire de Néron, elle ne doit fon origine qu'à fon propre mérite, & aux
bienfaits du Créateur. Elle eft plus glo-
rieufe à cet égard que l'ancienne Rome,
jadis Maitreffe du Monde entier, qui
ne dut fa naiffance qu'au crime de fon
Fondateur, & fon élévation qu'à l'ambition démefurée de fes habitans. La
Ville d'Aix ne fortit du néant, & ne
s'éleva au point de fplendeur que fes
Hiftoriens nous décrivent, qu'à titre de
Bienfaitrice. Ce fut la réflexion du Chevalier, qui me fit obferver avec beaucoup de jufteffe, que la Nature toute
fimple devoit être regardée comme la
Mère & la Fondatrice de cette Ville,
en admettant même la fuppofition des
Hiftoriens les plus outrés en faveur de
fon antiquité. Comme je n'étois pas fort
au fait de ce qui regarde cette Ville, &
que

que je n'en avois que des notions fort imparfaites, la penſée du Chevalier m'étonna, d'autant que j'avois toujours cru que Charlemagne étoit l'unique Fondateur d'Aix-la-Chapelle. Je marquai au Chevalier quelque empreſſement d'en apprendre davantage. Il s'engagea poliment à me communiquer ce qu'il en ſavoit, & me dit des choſes aſſez curieuſes qu'il avoit appriſes d'un Echevin de la Ville d'Aix, avec qui il avoit fait le voyage depuis Maſtricht. Si ce ne ſont point des faits certains, ce ſont au moins les conjectures les plus probables, & les idées communes des perſonnes du pays les mieux informées. Quelles qu'elles ſoient, elles firent la matière de notre converſation pendant le reſte de notre promenade, & donnèrent lieu à de curieuſes réflexions.

J'avois toujours cru comme vous, me dit le Chevalier, que Charlemagne étoit le prémier & l'unique Fondateur de cette Ville, & je fondois mon préjugé ſur la vénération extrème des Habitans pour la mémoire de cet Empereur. Cependant, ajouta-t-il, ſelon les Chroniques de la Ville, & je ne ſai quel Diplome de Charlemagne lui-même, que l'Echevin m'a cité, il paroit conſtant que la Ville d'Aix exiſtoit déja pluſieurs ſiècles avant cet Empereur, mais ſous un autre nom; & que Charlemagne n'a fait que la rebâtir, l'agrandir, l'embellir, &
l'ano-

l'anoblir par son séjour. La tradition commune du pays, (que ses Ecrivains font valoir avec plus de zèle que de certitude,) est que cette Ville fut fondée par un certain *Granus*, ou *Granius*, Seigneur Romain, que quelques-uns font Sénateur. On prétend que ce *Granius* étant venu dans la Gaule Belgique vers l'an du Seigneur 53, y auroit découvert les Sources d'Eaux chaudes; & qu'étonné de ce phénomène, il y avoit fixé sa demeure, & bâti un Palais, dont on voit encore les restes. On débite aussi comme une vérité incontestable, continua le Chevalier, qu'à l'occasion de ces Eaux salutaires, plusieurs personnes vinrent s'établir auprès du Château de ce Romain, & y bâtirent une petite Ville qui subsista jusques au ravage des Troupes d'Attila, qui la ruïnèrent. Ce qu'il y a de sûr, c'est que les Habitans d'Aix ont grand soin de montrer aux Etrangers une des Tours de la Maison de Ville, qui porte encore aujourd'hui le nom de *Tour de Gran*, comme un monument du Château de ce *Granius*.

Les Auteurs ne conviennent pourtant pas entre eux, continua le Chevalier, de la qualité de ce *Granius*; ceux qui le font Sénateur Romain, prétendent sur je ne sai quel fondement, que ce Seigneur auroit été du nombre de ceux que Néron maltraita, & qu'il auroit été exilé en ce lieu avec sa Femme & ses Enfans.

fans. Et comme une fable une fois com-
mencée ne coûte plus rien à broder,
ils racontent que ce Profcrit fe promenant un jour, pour charmer fes ennuis,
dans ces lieux alors déferts, y avoit
trouvé une Source d'Eau bouillante,
auprès de laquelle il avoit fixé fon exil,
& elevé ce Château dont on montre les
reftes. Ils ajoutent même, que cet illuftre Exilé y avoit bâti des Bains à la
manière des Romains, qui ont toujours
retenu fon nom, *Aquæ Granii*, comme
qui diroit, *les Bains* ou *les Eaux de
Granius*. D'autres plus hardis font ce
Seigneur frère de *Néron* lui-même, ou
d'un *Agrippa*. Mais pour moi, dit le
Chevalier, je n'en croi rien du tout…
.. Ni moi, lui repliquai-je. Car outre
que *Suétone* & *Tacite* font entrés dans
un affez grand détail des perfécutions
que Néron fit à fa propre famille, &
aux plus illuftres Romains, fans parler
ce me femble de ce *Granius*; c'eft qu'il
eft difficile de prouver par l'Hiftoire,
qu'il fut frère de Néron ou d'Agrippa.
Le prémier, fi je m'en fouviens bien,
lui dis-je, n'eut pas de frère; & fi ce
Granius doit avoir été le frère d'un A-
grippa, ce ne peut être que de *Marcus
Vipfanius Agrippa* l'ancien, gendre &
Favori de l'Empereur Augufte. En ce
cas, l'époque qu'on allègue feroit fauffe, & incompatible avec la vérité des
tems; vu que ce *Marc. Vipf. Agrippa*
étoit

étoit bifayeul de Néron par Agrippine fa mère. *Granius* ne pouvoit point par conféquent être tout à la fois frère de Néron & d'Agrippa; puisque s'il exifta jamais, il a dû être un des Ancêtres de Néron, & non pas fon frère. D'ailleurs, le fecond Agrippa fils de *Marcus Vipfanius*, & de la galante Julie fille d'Augufte, n'eut d'autres frères, ce me femble, que *Lucius* mort dans les Gaules, & *Caius* mort en Lycie. Le Chevalier, qui favoit fort bien l'Hiftoire Romaine, s'en rappella plufieurs traits qui confirmoient ma réflexion, & convint avec moi du ridicule de ces fuppofitions. Il infinua cependant, que par les termes de *frère* de *Néron* & d'*Agrippa*, on pourroit dans un fens plus étendu, entendre un coufin-germain, ou un proche parent. Il faudroit, lui repliquai-je, qu'en ce cas-là l'Hiftoire ne nous eût pas fait connoitre tous les enfans de *Julie* & d'*Agrippine*. Elles étoient à la vérité l'une & l'autre affez décriées, pour que l'on puiffe fans témérité les foupçonner d'avoir augmenté la Famille Impériale de quelque petit Céfar de contrebande. Dans cette fuppofition, ce feroit à cet illuftre Bâtard que la Ville d'Aix devroit fon origine, & lui-même n'auroit dû fon exil qu'à fa naiffance. Mais quelle apparence qu'aucun Hiftorien n'eût révélé ce fait? Tout ceci, lui dis-je, n'eft donc encore

core qu'une ingénicuse fuppofition.

Soit, reprit le Chevalier, (qui affecta de foutenir le parti de *Granus*, pour
engager la converfation, & la rendre in-
tèreflante;) foit dit-il: mais fi vous ne
voulez pas que le Fondateur d'Aix - la-
Chapelle foit frère de Néron & d'Agrippa, il faut donc chercher dans l'Hiftoire quelque autre perfonnage de ce nom,
dont celui d'*Aquis-Granum*, les *Eaux
de Granius*, ait été dérivé. Auffi, Meffieurs d'Aix font prêts à vous prouver
l'exiftence d'un autre *Granus*, qui étoit
à la vérité plus jeune d'un fiècle que le
précédent; & l'Echevin m'a montré divers Extraits qui favorifent cette prétention. Il m'a cité un *M. Serenus Granus*, qu'il prétend avoir été envoyé
dans ces quartiers en qualité de Proconful par l'Empereur Adrien , & qui, par
des raifons de plaifir ou de fanté, auroit
bâti près de la Source chaude un petit
Fort, un Palais, ou un Château qui donna naiffance à cette Ville. Ce fait quoique brodé, ajouta t-il, eft moins defti
tué de vraifemblance que le prémier; il
eft fûr au moins que ce *Serenus Granus*
a exifté. Ce nom même, au rapport de
Walfemhurg dont l'Echevin m'a montré
les témoignages , étoit fréquent chez
Romains, parmi lefquels on trouve plufieurs Officiers qui l'ont porté. Ce cu'il y a
de fûr au moins, c'eft que la XXX. Lé-
gion Romaine avoit fon quartier entre la
Meu-

Meufe & le Rhin , dans un endroit connu chez les Anciens fous les noms fynonymes de *Nuagerra* , *Vegerra* , & *Veterra* , que prefque tous les Géographes modernes ont pris pour la Ville d'Aix , fuivant la remarque d'*Ortelius*. Eft-il donc incroyable , pourfuivit le Chevalier, qu'un de ces Officiers, charmé de retrouver dans ce pays des Bains chauds, dont les Romains faifoient un fi grand ufage , y ait bâti un Château qui ait confervé fon nom? Car enfin, il n'eft pas poffible que tous les Auteurs fe foient conjointement opiniâtrés à lui donner fans raifon le nom d'*Aquis-Granum* , à la réferve peut-être du feul *Sylburg* , qui veut que le vrai nom d'Aix foit *Aquæ Gratianæ* , les *Eaux de Gratien*.   Il faut furement qu'elle ait eu des obligations marquées à quelque Romain nommé *Granus* , dont j'avoue , dit le Chevalier , que j'ignore l'hiftoire & l'époque.

Il me femble , dit agréablement le Comte , qui nous avoit écoutés jufques-là fort tranquillement, il me femble que Mrs. d'Aix ne pourroient choifir un meilleur Avocat de l'antiquité de leur Ville, que Mr. le Chevalier. Ils lui devroient affurément accorder le droit de Bourgeoifie, pour défendre fi bien leurs prétentions; & fi l'Echevin fait bien des Profélytes comme lui, la fondation d'Aix par *Granus* ne fera bientôt plus douteufe.   Par mal-

malheur cependant, un de nos favans Allemands a propofé fur le fecond *Granus* une difficulté un peu fâcheufe pour Aix. C'eft le célèbre *Gundeling*, qui dans fa *Differtation* * *fur les Privilèges de cette Ville*, traite de fable l'un & l'autre *Granus*. Quant au prémier, la fable eft démontrée. Il convient à la vérité, de l'exiftence du fecond, & cite un paffage qui prouve que ce *M. Serenus Granus* avoit été Proconful en Afie du tems de l'Empereur Adrien : mais il doute que ce Romain ait jamais vu les Gaules. Il déclare au moins qu'il n'a rien trouvé qui en infinue la moindre chofe. Je conviens, ajouta le Comte en riant, que le coup eft traitre.

Affurément, reprit le Chevalier ; mais felon les apparences, votre Auteur ne fait que détruire une fable, pour en fubftituer une autre. Peut-être eft-il de ceux qui attribuent la fondation d'Aix à Apollon, fondés fur le rapport du mot *Aquis - Granum*, avec un des furnoms fous lequel ce Dieu eft connu dans la Fable, qui l'appelle quelquefois *Grynæus*, du nom d'une Ville, où d'une forêt de l'*Æolide*, dans laquelle, au rapport de *Strabon*, ce Dieu avoit un Temple célèbre où il rendoit des Oracles, témoin la fixième Eglogue de Virgile :

His

---

* *Gundeling. in Gundelingian.* Tom. 17. Diff. 2.

His tibi Grinæi nemoris dicatur origo,

Ne quis sit lucus, quo se plus jactet Apollo.

Auffi cette idée a été adoptée par le fameux *Conrad Celtes*, que l'on peut appeller le Virgile Allemand, puifqu'il fut couronné Poëte par l'Empereur Frédéric IV. En parlant d'Aix, il en exprime la gloire par ces vers:

Fumat Aquis calidis Granno urbs ab Apolline dicta,

Corpora quæ morbis tacta liquore lavant, &c.

Permettez, Monfieur le Chevalier, reprit le Comte, que je vous affure que ni *Celtes*, ni *Gundeling* n'ont pas prétendu attribuer la fondation d'Aix à Apollon. Cette fable eût été bonne au tems d'Homère, auquel les Dieux s'amufoient à bâtir des Villes. Mais penfez-vous, continua-t-il, que ces Auteurs s'éloigneroient beaucoup de la vraifemblance, en croyant que cette Ville, & fon nom d'*Aquis - granum*, viennent de quelque Autel dreffé en ce lieu, ou de quelque culte rendu en l'honneur de cette Divinité dans le lieu où l'on bâtit depuis la Ville d'Aix? On fait à n'en pouvoir douter, que les Romains auffi-bien que les Grecs confacroient les Bains chauds, & les Fontaines médicinales, au Soleil & à Apollon, de qui ils penfoient que ces Eaux tiroient leur chaleur & leurs

ver-

vertus ; & cette croyance s'accommodoit fort avec leur Mythologie , parce
qu'ils regardoient le Soleil comme le
Père de la Nature , & Apollon comme
le Dieu de la Médecine. On fait encore que leurs Divinités empruntoient leurs
furnoms des Lieux célèbres par leur
culte , & les confervoient dans les endroits les plus éloignés de leurs Temples, comme l'Apollon *Delphien* , & l'A-
pollon *Grynéen*, à caufe des Temples de
Delphes & de *Grynée* &c. Or l'Apollon
Grynéen un peu latinifé reffemble beaucoup à l'Apollon *Grannien* , dont le culte a été fort célèbre dans l'Allemagne.
Seroit-il donc impoffible qu'il y ait eu
dans les prémiers tems un Autel à Aix
ou près d'Aix, dreffé à l'Apollon *Gryné-
en*, à qui quelqu'un en auroit confacré
les Fontaines?

Un Allemand encore , (c'eft *Velferus* *)
pourfuivit le Comte ; un Allemand ,
dont le favoir eft très refpectable , dé-
crivant les Antiquités de la Ville d'Auf-
bourg , dont il étoit Confeiller, rapporte plufieurs Infcriptions antiques qui
prouvent combien le culte d'*Apollon
Grannus* a été répandu en Allemagne. Il
en cite trois que l'on a trouvées à *Laugingen* près d'Ausbourg , une à *Fénin-
gen*, & l'autre à *Rome* même. Toutes
font

* *Rerum Vindelic. Auguftan. Commentar.* Francof.
ad Man. 1594. *pag.* 206.

B 2

font dédiées au même *Apollon Grannus*, quoique trouvées en des pays fort éloignés les uns des autres :

APOLLINI GRANNO &c.

Gruter, autre favant Allemand, en rapporte un grand nombre d'autres avec la même Infcription. Bien plus, dit le Comte, l'on en trouva une pareille près de *Colmar* en Alface en l'an 1726, qui portoit ces mots :

APOLLINI GRAN-
NO MOGOUNO
Q. LICINIUS TRIO.

D. S. D.

Les Savans furent invités à l'expliquer par Mr. le Préfident *Corberon*, & elle leur fut communiquée dans un Journal public intitulé *la Clef du Cabinet*. Un Académicien François nommé Mr. *de Mautour* publia une Differtation à ce fujet ; & un de nos Allemands nommé *Eckard* fe mit aufli fur les rangs, & l'expliqua comme un Vœu de *Q. Licinius* à l'*Apollon Grannus* de Mayence *. Il fe fondoit fur ce que *Wisbaden*, célèbre par fes Bains chauds, n'eft qu'à quelques

mil-

* Ces deux Differtations fe trouvent parmi les *Acta Erudit.* de *Leipfic*, au Tom. IX. du *Supplément.*

milles de cette Ville & qu'elle étoit jadis foumife au Préfet que les Romains entretenoient à Mayence. Cette Infcription réveilla les idées que *Velferus* avoit eues, quoiqu'il n'eût ofé décider quel étoit cet *Apollon Grannus*, ni fi la Ville d'Aix avoit pris fon nom de cette Divinité. Cependant *Velfer* avoit provifionellement déclaré que la Généalogie de *Grannus* Prince Romain, frère de Néron & d'Agrippa, étoit une fable toute pure, & des plus mal concertées; & fon fentiment a été fuivi dans la fuite de prefque tous les Savans. *Eckard*, qui a le plus approfondi la matière, paroit perfuadé que le culte de cet *Apollon Grannus* étoit particulier à la Ville d'Aix, & que cette Ville a pris fon nom de cet Apollon, ou que cette Divinité a pris le fien de cette Ville.

Cependant, Monfieur, reprit le Chevalier, fi ce culte avoit été particulier à la Ville d'Aix, on devroit y en trouver des veftiges; & ceux qu'on trouve a *Laugingen*, à *Colmar*, à *Rome*, & ailleurs ne prouvent, ce me femble, rien par rapport à Aix. Voilà, dit le Comte, l'objection de Mr. *de Mautour*. Mais, outre que ce qu'on appelle à Aix la *Tour de Grannus*, peut être auffi bien un refte d'un Temple dédié à Apollon, que d'un Château Romain; *Eckard* y répond, & prouve par maints exemples, que les Dieux prenoient les noms des Lieux où

ils

ils étoient honorés, & les confervoient
ailleurs. Qui fe feroit attendu, dit-il,
à trouver par exemple à Rome un Autel, un Prêtre, & une Infcription à la
Diane des Ardennes, *Dianæ Arduinnæ*,
& quantité d'autres pareilles? Vous m'a-
vouerez qu'il y a moins loin d'Ausbourg
& de Colmar à Aix, que de la Forêt des
Ardennes à Rome. Auffi, dit ce Savant,
l'Infcription de Diane étoit un Vœu fans
doute de quelque Romain, qui s'étoit
cru favorifé dans la Forêt des Ardennes par la Divinité de Diane, foit à la
chaffe, foit dans quelque danger; & qui
à fon retour a voulu éternifer fa reconnoiffance chez lui. De même il eft très
probable que les Romains qui ont érigé
ce monument à *Apollon Grannus*, avoient
éprouvé l'effet falutaire des Fontaines
chaudes d'Aix qui étoient confacrées à
cette Divinité. Cet ufage n'a rien que
de fort ordinaire encore aujourd'hui dans
l'Eglife Romaine, qui a adopté prefque
tous ceux des Paiens. Ses Saints & Sain-
tes Tutélaires ont fuccèdé aux Dieux du
Paganifme. Chaque Pays, chaque Profeffion, chaque Particulier a fes Patrons.
Les Maladies, fans en excepter même
les plus vilaines, ont leurs Saints à part;
la Fièvre, la Lèpre, la Migraine ont les
leurs : chaque Saint en un mot a fon Dé-
partement, comme les Dieux avoient
leurs Diftricts. Ces Saints locaux font u-
niques, la plupart; & cependant on leur
dref-

dreſſe des Autels & des Chapelles en des lieux où ils ne ſont ſouvent connus que de ceux qui en font les frais. Il n'y a, par exemple, qu'une *Notre-Dame de Lorette* en Italie, une *Notre-Dame de Lieſſe* en Picardie, une *Ste. Larme* à Vendôme &c. néanmoins tout eſt plein d'Images, d'Autels, de Chapelles & d'Inſcriptions en leur honneur, ſelon que la pieté de leurs Dévots a cru devoir multiplier le culte de ces Images, ou de ces Reliques, relativement aux bienfaits qu'ils s'imaginent en avoir reçus, & dont ils veulent publier la reconnoiſſance dans leurs pays, ſouvent très éloignés du Lieu conſacré à l'Image bienfaitrice. *Eckard* raiſonnant ſur ces principes, ſe croit fondé à penſer que *Licinius* aiant d'abord recouvré la ſanté aux Eaux d'Aix, avoit éprouvé auſſi le bon effet des Eaux de *Wisbaden*, qui aiant à peu près les mêmes qualités que celles d'Aix, étoient également du reſſort d'Apollon; & que par reconnoiſſance de ce double bienfait, il avoit conſacré ce monument à l'*Apollon Grannus de Mayence*, ſon bienfaiteur. *Eckard* enfin, ſuivant les traces de *Velſerus*, met nettement l'hiſtoire de *Grannus* frère de Néron au rang des fables. Il croit que ce conte n'eſt qu'une charlatanerie inventée pour achalander ou illuſtrer les Eaux d'Aix; & que comme on admiroit à Rome les Bains de Néron, les Habitans d'Aix auront cru fai-

faire valoir les leurs, en attribuant la
découverte de leurs Bains, & leur conftruction, à un frère de Néron. Le nom
même d'*Aquis-granum* n'a été donné à
Aix que fort tard, & dans le dixième
Siècle. *Luitprand* & *Rheginon* font les
prémiers Auteurs qui en parlent fous les
noms de *Bains* & de *Palais* de *Grannus* :
preuve qu'avant ce tems-là, on n'avoit
pas encore fongé au *Grannus* de Rome.

Je vois bien, dit le Chevalier, qu'il
faut l'abandonner, & que Mr. le Comte
ne veut pas fouffrir que cette Ville doive fa fondation à un frère de Néron.
J'efpère au moins qu'il en laiffera la gloire à Charlemagne, à qui on ne peut pas
la contefter : quoiqu'à parler franchement, dit-il, la manière dont on raconte ici ce fait, a quelque chofe de bien
romanefque . . . J'avoue que je ne le favois qu'en gros, & comme les vieilles
fables me divertiffent, & que j'aime fur-
tout à entendre fur les lieux celles qui
regardent la fondation des Villes ou des
Edifices confidèrables, je le priai de
m'apprendre ce qu'il en favoit. Le Chevalier, qui commençoit à redouter Mr.
le Comte, le fit en nous donnant fon
Echevin pour garant de l'hiftoire. On
affure ici, dit-il, par une tradition con-
ftante, que Charlemagne, qui paffoit tous
les ans dans ces quartiers une partie de
l'Automne à prendre le plaifir de la chaffe, s'y étant un jour livré avec plus d'ardeur,

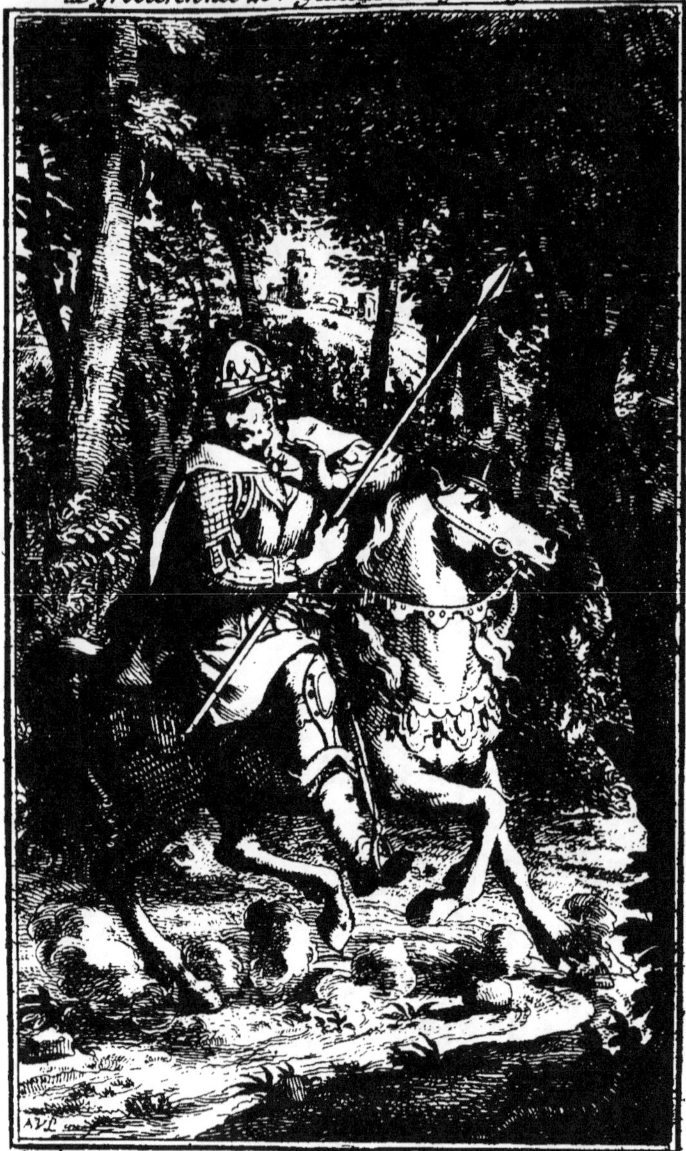

Charles magne egaré a la Chasse   Carel de groote verdwaalt op de
decouvre les fontaines   Jagt ontdekt de Bronnen.

r, perdit son monde & s'égara. On
le vit dans cet embarras, incertain de
la route qu'il devoit prendre, il s'aban-
donna à son cheval; mais que ne trouvant que des Bois & des Montagnes sans
aucune habitation, il s'arrêta quelque
tems sur un Côteau pour s'orienter. On
prétend qu'il découvrit de là quelque
fumée dans le fond du prochain Vallon,
& que soupçonnant qu'il y auroit quelques maisons, il piqua son cheval vers
cet endroit. On veut enfin, que dans le
fort de sa course, son cheval se soit par
hazard enfoncé dans un ruisseau d'eau
chaude & fumante; que l'Empereur
effrayé aiant mis pied à terre, & dégagé son cheval, ait suivi ce ruisseau
fumant; & qu'en remontant jusqu'à sa
Source, il y ait trouvé les débris d'un Palais antique, & des restes de Bains autrefois magnifiques, autant qu'il en put juger
par les ruïnes, qui étoient couvertes de
pierres & de brossailles. Une découverte aussi peu attendue fut regardée par ce
Prince religieux, comme un trait singu-
lier de la Providence pour sa conservation. Un Bain d'eau chaude dans ce lieu
désert, lui parut propre à le délasser de
la fatigue dont il étoit accablé: il y entra, dit-on, & s'en trouva bien; & après
être remonté à cheval sans savoir de
quel côté tourner, il erra encore quelque tems, jusqu'à ce qu'il eût rencontré son monde, qu'il retrouva peu après.

B 5

Un

Un lieu marqué par une avanture si célèbre, ne pouvoit rester inconnu. Les
plus petites choses deviennent grandes
& intèressantes, quand elles regardent
les Princes. Charlemagne crut qu'il é-
toit de sa gloire & de sa reconnoissan-
ce, autant que de l'utilité publique, de
dégager ces Bains de dessous leurs ruïnes, & de relever ce Palais. La beauté du lieu, tout inculte qu'il étoit, sa
situation agréable, & la bonté de l'air,
le déterminèrent à y fixer sa demeure.
Il y fit travailler sur le champ; & comme il étoit dévot à sa manière, il commença, dit-on, par y fonder une Eglise en l'honneur & sous le nom de la
Vierge Marie, qu'il enrichit de tout ce
qui pouvoit la rendre illustre en ces
siècles. Il n'y fit d'abord qu'une espèce
de Chapelle, qu'il avoit dessein d'ag-
grandir jusqu'au point de ne le céder à
aucune autre Eglise en splendeur & en
magnificence; il y joignit un Palais, &
résolut d'y bâtir une Ville. Il exécuta
ce dessein sans délai, & l'on place
communément cette fondation à la fin
du huitième Siècle, dans l'Automne de
l'an 777, sept-cens ans environ après
sa prémière fondation par *Grannus* le
Romain.

Je vous avoue, dis-je au Chevalier,
que cet heureux hazard sent un peu le
Roman. Il ne me paroit nullement cro-
yable qu'un Prince aussi savant que l'é-

toit

toit Charlemagne , ait ignoré qu'il y
eût en ces lieux des Bains d'Eau chaude , & que cet endroit avoit été une
Station Romaine , fi , comme *Ortelius* le
croit, la Ville d'Aix a fuccédé à l'ancienne *Nuagerra*. Je gagerois enfin , lui
dis-je , que Mr. le Comte n'eft pas plus
perfuadé de cette découverte, que de
la Généalogie de *Grannus*. Je le vois à
fon air ... Non en vérité, dit le Comte en riant ; & j'en demande pardon à
Mr. le Chevalier, qui va me prendre
pour un Difputeur & un Pédant. Il fe
défendit même d'alléguer les raifons de
fon incrédulité ; mais le Chevalier l'en
preffa tant, qu'il nous propofa fes objections, tirées des Auteurs qu'il avoit
déja cités. Il eft démontré, nous dit-il,
que cette Ville fubfiftoit même fous le
nom d'Aix , en Latin *Aquæ*, avant la
naiffance de Charlemagne ; c'eft donc
faire tort à fon antiquité , que d'en rapporter purement & fimplement la fondation à cet Empereur. On voit par les
Annales des VIII. & IX. Siècles , qu'elle avoit déja un Palais & des Bains. On
montre même dans le Cabinet du Roi
de France , une Médaille d'or de Pepin père de Charlemagne, frappée à Aix
(*Aquis*). Le favant *Eckard* prétend en
avoir vu une pareille avec la même Infcription. On fait encore , que le même
Pepin étant parvenu à la Couronne ,
paffa en ce lieu les Fêtes de Pâques de

l'an 765, avec toute fa Cour; qu'il y célébra encore une autre fois la Pâque, & y paffa tout un Hiver, & qu'il y prit les Bains. Le P. *Mabillon* en donne des preuves inconteftables, dans fa *Diplomatique*. Il faloit donc que cette Ville fubfiftât dès avant le tems de Pepin, & qu'elle fût dès-lors affez grande pour y contenir fa Cour; car il n'eft pas vraifemblable que Pepin eût pu la bâtir en fi peu de tems.

Je conviens, dit le Chevalier, que ces preuves font très fortes contre la fondation primordiale d'Aix attribuée à Charlemagne, & je ne comprens pas pourquoi l'on s'opiniâtre fi fort à foutenir ici cette Tradition. Il faut que l'on en ait des raifons que j'ignore. Il fe peut, repliqua le Comte, que les prémiers Auteurs en aient eu quelque raifon fecrette; mais je doute que l'on puiffe les appuyer fur des preuves auffi fortes que les objections. On ne peut même foupçonner les Ecrivains Proteftans d'avoir répandu ces doutes par malignité pour la Ville & fon Fondateur. *Aubert le Mire*, Prêtre & Doyen d'Anvers, Auteur très Catholique & refpecté dans toutes les Communions, n'a pas été plus crédule que les autres fur cet article. Sans s'arrêter à combattre cette Tradition, il la démonte par les propres armes que Mrs. d'Aix lui ont fournies. Il rapporte *

en

* *Aub. Mir. Donat. Belg.* pag. 496. Edit. Bruxel. 1723.

en entier un Diplome de Charlemagne donné à *Herſtall* l'an 779, par lequel cet Empereur confirme des Dona-
tions faites par ſon biſaieul Pepin à l'E-
gliſe de Notre-Dame de *Novo-Caſtello*,
qui eſt la même que celle de N. D.
d'Aix-la-Chapelle. L'authenticité de ce
Diplome eſt fondée ſur une autre Charte de l'Empereur Lothaire *, datée de
ſon Palais de *Longalare* aux *Ardennes* en
l'an 844. Cet Empereur y confirme de
nouveau les Conceſſions faites par Charlemagne & Louis le Débonnaire ſes
Prédéceſſeurs, à la même Egliſe de *Novo-Caſtello*.　Or cette Egliſe eſt ſi bien la
même que celle de Notre-Dame d'Aix,
qu'elle jouit encore aujourd'hui, ou du
moins qu'elle a joui longtems, des biens
mentionnés dans ces deux Chartes. C'eſt,
dit le Comte, la réflexion d'*Aubert le
Mire*, qui avertit par une Note exprès,
que *la Charte de Lothaire eſt dans les Archives de l'Egliſe Royale d'Aix*; & qui ap-
prend au Lecteur, que longtems avant
Charlemagne, le Lieu appellé *Neufcha-
tel* ou *Novum-Caſtellum*, qui depuis a
pris le nom d'*Aix*, étoit un des Lieux
de plaiſance de Pepin de Hériſtal, &
des autres Princes. La concluſion eſt aiſée à tirer: Donc Charlemagne n'en
eſt pas le prémier Fondateur, mais ſeulement le Reſtaurateur.

La

---

* *Aub. Mir. Donat. Belg.* pag. 337.

B 7

La conséquence eft jufte, repris-je,
& me paroit fans replique. Mais, où les
Auteurs de cette hiftoire ont-ils été la
chercher? N'étoit-ce point affez de la
fable de *Grannus*, fans y ajouter une a-
vanture auffi contradiĉtoire que celle
qu'ils ont imaginée par rapport à Charlemagne? Je vous dirai pourtant, répondit le Comte, qu'*Eckard* que je vous
ai cité, rapporte un trait qui femble
découvrir l'origine de la fable de *Grannus*. Il le tire des Ecrits d'un Moine
nommé *Notker Balbulus*, Ecrivain du X.
Siècle. Ce Moine raconte qu'avant le
tems de Charlemagne, on croyoit qu'il
y avoit dans les Eaux d'Aix un Lutin qui
nuifoit à ceux qui s'y baignoient, & que
perfonne n'ofoit en approcher : mais que
Pepin un peu moins crédule s'y étant
baigné, & aiant reconnu la vertu falutaire de ces Eaux, avoit rebâti ces Bains,
que fon fils Charlemagne avoit ornés
depuis avec magnificence. Quoique l'hiftoire de ce Démon foit encore une fable, on peut en tirer cette vérité, que
cent ans environ après la mort de Charlemagne, on étoit perfuadé que la Ville
d'Aix exiftoit avant cet Empereur ; &
par-là tombe du même coup tout le Roman de fon égarement à la chaffe &c.
Il eft vrai que ce trait fuperftitieux, rapporté par *Notker*, donne lieu au favant
Eckard de hazarder une conjeĉture plus
curieufe, à mon avis, que folide. Il fe

rap-

rappelle qu'il y eut autrefois en Angleterre un fameux Lutin nommé *Grandt*,
dont les anciens Auteurs racontent de
terribles merveilles. Ce nom a tant d'af-
finité avec celui de *Grannus*, qu'il lui
paroit probable que les Gaulois, & les
Flamands leurs voilins, avec les Habitans
de la Balle Allemagne, auroient pu dans
ces tems d'ignorance donner le nom du
Lutin Anglois, à celui qu'ils croyoient
préfider aux Bains d'Aix, ou les confondre tous les deux. Cela vaut bien, dit-
il en riant, l'hiltoire de Néron & d'A-
grippa, & je croi qu'*Eckard* n'a donné
cette conjecture que pour confoler Mr.
le Chevalier de ce qu'on lui ôte abfolument fon *Grannus* de Rome.

Mais, à ce que je vois, dis-je au Comte, vous lui enlevez aulli Charlemagne,
à qui vous conteltez la Fondation pri-
mitive de la Ville d'Aix. S'il elt vrai,
comme je n'en doute pas fur les témoignages que Mr. le Comte vient de nous
apporter, qu'elle ait exilté du tems de
Pepin, l'hiltoire de fa fondation par
Charlemagne ne peut fubfilter. Ce feroit
taxer ce favant Empereur d'une ignorance injurieufe à fa mémoire, & incompatible avec l'Hiltoire. Les Ecrivains de fa Vie remarquent prefque tous
qu'il fe faifoit lire alfiduement pendant
fes repas les Annales des Rois fes Pré-
décelleurs : comment donc auroit-il pu
ne pas favoir que Pepin fon père y a-
voit

voit tenu fa Cour, & pris les Bains? &
par quelle étrange cataftrophe cette Ville, ce Château & ces Bains auroient-
ils pu dans un fi court efpace de tems
être renverfés, mis en oubli, & couverts d'arbres & de broffailles? Convenons, lui dis-je, mon cher Chevalier,
que fans ôter à la Ville d'Aix l'honneur
d'avoir Charlemagne pour fon Reftaura-
teur, il y a de la fable & de la brode-
rie, dans la manière dont on prétend
qu'il découvrit ces Fontaines chaudes.
Cette tradition reffemble beaucoup à
celle des bonnes gens de Spa par rapport à leur Fontaine *Sauvenière*, dont
ils prétendent dériver le nom de celui
d'un Général Romain nommé *Sabinus*,
qui la découvrit.

Le Chevalier fe rendit aux raifons du
Comte, & convint que de toutes les
conjectures que nous avions examinées,
la plus vraifemblable étoit celle qui dé-
rivoit le nom d'Aix, *Aquis-granum*,
d'un Autel ou d'un culte d'*Apollon Grannus*, ou *Grynœus*, anciennement établi
en ce lieu-là, & dont par la fuite des
tems on n'avoit plus que des idées con-
fufes, que chacun aura habillé à fa mode. Ce fentiment eft en effet le plus fou-
tenable, puifqu'il eft fondé fur des Infcriptions antiques. C'eft auffi le plus
honorant à la Ville d'Aix, & je croi
que fes Habitans feront auffi flattés de
devoir leur origine au culte de cette
Di-

Divinité Paienne, qu'à l'exil d'un frère de Néron. Ils n'y perdent rien au
moins, du côté de l'antiquité. Auſſi,
Monſieur, reprit auſſi-tôt le Chevalier,
je paſſe condamnation, & je vous pro-
mets qu'à l'aide de vos raiſons, je vais
battre en ruïne celles de mon Echevin.

Mais quel qu'ait été le Fondateur de
cette Ville, j'en reviens, continua-t-il,
à ma prémière propoſition, qui eſt peut-
être l'unique choſe ſur ce point, qui ne
ſoit pas équivoque : c'eſt que la Ville
d'Aix doit ſa naiſſance au mérite de ſes
Fontaines, & que qui que ce ſoit qui
l'ait bâtie, on eſt aſſez d'accord que
ce n'eſt qu'à l'occaſion de ſes Eaux
chaudes & médicinales qu'elle a été
connue, & que ſes prémiers Habitans
s'y ſont aſſemblés. Le nom qui lui eſt
reſté dans toutes les Langues, en eſt u-
ne preuve ſuffiſante. Les Latins la connoiſſent ſous le nom d'*Aquæ*, *Aquis-
granum*, *Aquæ Grani*, *Aquæ Graniæ* : comme qui diroit, *les Eaux* ſimplement & par
excellence, ou les *Eaux de Grannus*. Les
Allemands l'appellent *Ack*; les Flamands
Aken, auſſi à cauſe de ſes Eaux; & les
François pour la même raiſon *Aix*,
nom qu'ils donnent encore à preſque
toutes les Villes connues par des Eaux
célèbres, comme *Aix* en Provence,
Acqs ſur l'Adour, & *Aix* en Savoye entre Annecy & Chamberry, & d'autres
qui ſont renommées pour leurs Bains
chauds.

chauds. Il est vrai que les François, frappés peut-être de la figure de l'Eglise Royale de N. Dame d'Aix, qui ressembloit assez à une Chapelle & qui étoit proprement celle de l'Empereur, ou des richesses & des Reliques dont Charlemagne l'avoit ornée, autant que de la vertu de ses Bains chauds, ont donné à cette Ville, à cause de ce double objet, le nom d'*Aix-la-Chapelle*, comme qui diroit, la *Ville* & les *Eaux* où est *la Chapelle* par excellence.

Je conviens à mon tour, ajouta le Comte, que si les Bains chauds ont donné la naissance à cette Ville, elle doit tout son lustre à Charlemagne. Son renouvellement & son agrandissement par cet Empereur, est évidemment prouvé par des Monumens publics. Sa Chapelle, son Palais, son Tombeau qui sont ici, en sont des preuves parlantes. Le Palais Royal qu'il y bâtit, le Bain magnifique qu'il y fit construire & qui subsiste encore, & enfin l'éclat de la Cour qui étoit alors la plus splendide de l'Europe, y attirèrent des habitans en quantité. La dévotion aveugle que l'on avoit en ces siècles grossiers pour toutes les Reliques qui venoient de l'Orient, & dont cet Empereur avoit si bien pourvu son Eglise, étoit seule capable d'y former une ample Colonie. Ce Prince d'ailleurs n'épargnant ni dépenses, ni privilèges, vit en en peu d'années cette Habitation figurer comme une Ville fameuſe. Il la fit alors fortifier à la manière de ce temslà, d'une muraille que l'on voit encore, avec dix portes, des herſes, & un foſſé profond tout autour de ſes murs. J'en fis hier le tour en me promenant, nous dit le Comte; j'y employai trois quarts d'heure; & s'il n'étoit pas ſi tard, je me ferois un plaiſir de vous y accompagner. Mais je ſens le ſérain, & il eſt dangèreux à ceux qui ſe baignent.

Nous étions inſenſiblement revenus ſur la Place, & je les remerciai l'un & l'autre de la complaiſance qu'ils avoient eue pour moi. Le Comte rentra à l'Auberge, & nous reſtames un moment dans la rue, à repaſſer tout ce qu'il nous avoit dit. Nous admirames l'un & l'autre la connoiſſance qu'il avoit de tant de points hiſtoriques, & la juſteſſe des raiſonnemens qu'il avoit faits. Je me ſentis pris dès-lors d'un mouvement d'eſtime pour ſa perſonne, & je réſolus de faire plus ample connoiſſance avec lui. Le Chevalier, qui s'en apperçut peutétre, m'invita de venir prendre le lendemain une taſſe de chocolat avec eux. Je l'en remerciai, ſous prétexte que j'avois quelques Lettres à écrire, & à l'expédition desquelles je comptois employer la matinée. Ce n'étoit au fond que pour avoir le tems de m'informer plus particulièrement qui ils étoient, avant de lier

avec

avec eux un commerce plus étroit. Leur air ouvert & prévenant me donnoit quelque défiance. J'avoue que, tout injuste qu'elle étoit par rapport à eux, on ne peut dans ces sortes d'endroits être trop réservé en connoiſſances. Le Chevalier accepta mes excuſes pour le chocolat, parce qu'elles étoient plauſibles; mais il me fit tant d'inſtances pour venir diner avec eux, que je ne pus me diſpenſer honnêtement de le lui promettre. Leur converſation & leurs manières m'avoient tellement charmé, que malgré la réſolution que j'avois priſe de ne me pas lier ſi vîte, je me ſentis entrainer par la force de leur mérite, & par l'eſtime que j'avois déja conçue pour eux.

Je n'eus pas lieu de me repentir de ma facilité: j'eus même intérieurement quelque honte de ma défiance, à l'égard de deux perſonnes qui la méritoient ſi peu, quand j'eus appris par Mr. *d'Art* ... qui les connoiſſoit, que l'un étoit le Chevalier de *M.* ... d'une des prémières Maiſons de Bretagne. Sa Croix, & ſes manières polies, m'avoient bien fait penſer qu'il étoit homme de condition; & je l'aurois jugé tel ſur ſa converſation : elle étoit douce, agréable, ſolide & très ornée; & ſes expreſſions étoient toutes d'un homme qui a beaucoup d'uſage du monde. L'autre étoit, à ce qu'il avoit ouï dire, le Comte de *Wol* ... Seigneur très diſtingué

dans

dans fon Pays. Il joignoit à des manières fimples & aifées, un efprit très orné; & je lui ai obligation de mille faits
curieux qu'il nous apprit dans la converfation, & que j'aurois peut-être igno-
rés fans lui, par le peu d'ufage que j'a-
vois de la Langue Allemande. Il aimoit
les Antiquités de fon Pays, & avoit u-
ne mémoire prodigieufe. Je me félicitai d'autant plus de cette connoiffance,
que Mr. *d'Art* ... me dit qu'ils fe com-
muniquoient fort peu l'un & l'autre, &
que depuis qu'il étoit arrivé, il ne les
avoit vus avec perfonne. Je fus fenfible à cette diftinction à mon égard, &
je compris dans la fuite qu'elle étoit fondée fur des préjugés très honorans pour
moi, quoique peu mérités de ma part.
Comme je n'étois plus, auffi-bien qu'eux,
dans la prémière jeuneffe, & qu'ils me
virent affez réfervé, ils s'imaginèrent,
à ce qu'ils m'ont dit depuis, que j'aurois
du goût pour des plaifirs plus folides que
ceux qui occupent ordinairement les jeunes-gens ; & cette i'ée fut la bafe du
commerce étroit que nous liames enfemble.

Mr. *d'Art* . . . . étoit lui-même homme de naiffance & de mérite: mais les
foins qu'il rendoit à fa Baronne muette
l'occupoient tellement, qu'on ne pouvoit le trouver qu'avec elle. Ils étoient
inféparables; il la menoit au Bain, à la
Fontaine , au Bal, à la Promenade, &
à l'Af-

à l'Affemblée ; & tout propre qu'il étoit
à contribuer aux plaifirs publics, il ne
s'y prêtoit qu'autant qu'ils fervoient à
divertir fa Muette. C'étoit une vraie
perte pour ceux qui étoient aux Eaux:
car quand il pouvoit s'arracher à fa Baronne, il étoit l'homme du monde le
plus aimable. Je lui demandai s'il ne favoit pas quand commenceroient les plaifirs ordinaires. Il me répondit, que la
Comteffe de *Golfteyn* lui avoit dit qu'elle verroit du monde dès le lendemain,
qu'elle tiendroit Affemblée, & qu'il y
auroit outre cela alternativement Bal &
Affemblée tous les jours chez *Bougy* près
la Fontaine. Il me peignit la Comteffe
comme une femme aimable, qui entendoit fon monde & le recevoit noble-
ment ; & m'affura que tous les Etrangers
de diftinction étoient bien reçus chez
elle ; & qu'il croyoit que l'Affemblée y
feroit nombreufe & belle, parce qu'il
étoit arrivé plufieurs Dames Allemandes,
& quelques compagnies Françoifes, qui
paroiffoient gens de confidèration, à en
juger par leurs équipages.

Notre Auberge eut fa part des nouveaux-venus, mais ce ne fut pas ce qu'il
y avoit de plus amufant. C'étoient deux
jeunes Parifiens, qui fortoient pour la
prémière fois de chez eux ; vrais Ba-
dauds, uniquement prévenus du mérite
de leurs perfonnes, & de l'excellence
de Paris, dont la moindre petite rue

nous

nous étoit citée à tout propos comme l'une des sept Merveilles. Ils étoient fils, à ce qu'ils nous dirent, d'un Sécrétaire du Roi, fort riche ; & nous faifoient extrèmement valoir ce titre , dont nous connoiffions le jufte prix. Mr. *d'Art.* me dit même affez haut, que cette Charge s'appelloit à la Cour, *la Savonette à Villain*, parce qu'elle annoblifloit tous ceux qui l'achetoient. Quoi qu'il en foit, ces deux eunes-gens avoient affez d'efprit ; mais ils étoient fi neufs, fi grands parleurs , & avoient fi peu d'ufage du monde, que nous les trouvames très incommodes. Avant qu'on fe fût mis à table, ils nous avoient déja raconté mille exploits de Collège, qui ne réjouifloient qu'eux-mêmes. Auffi en rioient - ils tous feuls, en s'applaudiffant de leurs Efpiègleries. Comme ils étoient fort étourdis, & qu'ils n'avoient vu le monde qu'à la Foire de *Bezons*, & peut-être à *Paffy*, où l'on ne manque pas d'Avanturières & de Grifettes, ils paroifloient perfuadés que tout ce qu'ils verroient de Dames à Aix, feroient des femmes à bonnes fortunes. La Baronne leur parut telle apparemment , & elle effuya leur prémier feu. Ils lui débitèrent cent folies, & quoiqu'ils fuffent frères, ils paroifloient vouloir lui en conter à fraix communs: Ils trouvoient fa figure aimable, fon jargon joli : elle ne leur répondoit cependant qu'en femme muette , & avec un
air

air de dépit affez fignificatif pour leur faire comprendre que leurs impertinentes fleurettes ne lui plaifoient guères. Ses fignes, fon filence, & la gravité de l'Efpagnol qui les regardoit avec compaffion, firent pendant quelques momens un contrafte affez agréable à notre table. Mr. *d'Art* ... ennuyé comme moi de leur caquet, propofa d'envoyer chercher des Inftrumens, pour leur impofer honnêtement filence.

L'invention étoit merveilleufe, & nous fournit un prétexte de demander un peu de trève à leurs impertinences. Je fus en mon particulier fort bon gré à Mr. *d'Art* . . . de l'avoir imaginée. Dès que les Inftrumens furent arrivés, il ne fut plus queftion que d'écouter la fymphonie. Elle déconcerta le babil de nos deux jeunes Etourdis, & nous en fumes quittes pour quelques comparaifons avec l'Opéra de Paris; mais comme nous ne prenions d'intèrêt à cette Mufique, qu'autant qu'elle nous délivroit de la fotte converfation de ces Ecoliers, la Differtation ne fut pas longue. Il me parut d'ailleurs que Mr. *d'Art* . . . en propofant ce petit Concert, avoit autant penfé à fes intèrêts qu'à ceux de la compagnie. Je le vis en effet entretenir fa Muette à l'abri de la fymphonie, & je crus remarquer au mouvement des lèvres de cette Dame, qu'elle articuloit fes mots fans peine. Cet-

te

te obſervation , un peu maligne peut-
être, confirma l'idée que je m'étois faite de ſa paralyſie. Je croi qu'elle s'en apperçut , car elle rougit ; & Mr. *d'Art*...
s'en défiant, chercha à renouer converſation avec moi. Elle ne fut pas longue ;
il étoit déja tard, & chacun ſongea à ſe
retirer. Le gros Abbé ſe fit reporter à
ſa chambre , nos Pariſiens étoient déja
partis, & je me retirai auſſi.

Le lendemain je m'occupai à écrire
mes Lettres, & je m'habillai pour aller
trouver le Chevalier. Comme j'allois
ſortir, je trouvai dans la Cour de l'Auberge *Don Nugnez* qui rentroit du Bain.
Je le ſaluai ; il me le rendit civilement,
ſans pourtant rien rabattre de la gravité
naturelle à ſa Nation. A cela près, ſon
compliment étoit poli, & ne ſe reſſentoit pas de l'orgueil & des formalités de
ſon pays. Il me parut même que ſa gravité étoit plutôt chez lui un ſérieux
d'habitude , que de tempérament ou
d'inclination. Il me fit pluſieurs questions ſur le ſéjour d'Aix, ſur les motifs
de mon voyage, & ſur la part que je
prendrois aux plaiſirs publics. Il m'a-
voua qu'il s'y ennuyoit beaucoup, qu'il
étoit preſque ſeul à la Fontaine, que
l'on n'y voyoit que des Bourgeoiſes &
des Moines, & que la compagnie de notre Auberge lui plaiſoit auſſi peu. Il me
marqua enfin qu'il ſeroit ravi de faire
quelques connoiſſances en ville , pour

l'aider à passer la Saison agréablement. Il me demanda, si j'irois le soir à l'Assemblée chez la Comtesse, & s'il pourroit en ce cas s'y présenter avec moi. Je lui répondis que sa compagnie me feroit beaucoup d'honneur, mais qu'étant invité au Bain de *la Rose* chez Mr. le Chevalier de M. . . ., il me feroit difficile de le quitter, & qu'apparemment nous irions ensemble.

Cette ouverture de cœur, si rare dans les Espagnols ordinairement resserrés, & l'air de confiance avec lequel Don Nugnez m'avoit parlé, me donna envie de le connoitre plus particulièrement, ne fût-ce que pour me guérir de la prévention que nous avons ordinairement contre les gens de cette Nation. Comme l'heure de diner ne pressoit pas encore, j'acceptai la proposition qu'il me fit d'aller faire un tour sous la Gallerie. Je m'y engageai d'autant plus volontiers, que Don Nugnez me paroissoit un Seigneur distingué. Il avoit l'Ordre de *Calatrava*, dont presque tous les Grands d'Espagne se font honneur d'être Chevaliers. Ses manières nobles répondoient assez à l'idée que j'avois de sa naissance. Il avoit d'ailleurs plusieurs Domestiques, & par tout ce qui l'environnoit, je jugeai que ce n'étoit pas un homme du commun. Cette idée me donna occasion de lui dire, que je m'étonnois qu'aiant à faire un aussi long voyage, il

fût

fût venu feul, & fans amener quelques
Amis pour fa compagnie. Hélas! me
répondit-il en foupirant, je n'avois pas
cru en partant d'Efpagne être auffi feul
que vous me voyez ici; je ne croyois
pas même venir à Aix: mais le Ciel en
a décidé autrement. Sa réponfe me fit
faire attention à fon air trifte & à fes
foupirs, & je compris qu'il avoit perdu en route quelque perfonne chère.
Cependant, comme je n'avois pas bien
le tems pour-lors d'entrer dans le détail de fes avantures, quoique je le viffe
s'attendrir & difpofé à me raconter fon
Hiftoire, je feignis de n'avoir pas remarqué ce foupir; & rentrant dans le
prémier fujet de notre converfation, je
lui demandai s'il étoit feul de fa Nation à Aix, & s'il n'y avoit pas quelques Cavaliers Efpagnols. Non, Monfieur, me dit-il; je vous dirai même que
nos Gentilshommes font généralement
prévenus contre le voyage d'Aix-la-Chapelle, & qu'outre l'antipathie qui fe trouve entre les Allemands & notre Nation,
les principales Maifons d'Efpagne ont
une dent particulière contre cette Ville,
pour un fujet, au fond, bien ridicule.
Je lui marquai quelque envie d'en apprendre la raifon, & il me fatisfit très
civilement. Vous n'ignorez pas, me dit-
il, le cas qu'on fait en Efpagne du Titre de *Grandeffe*, & c'eft avec raifon,
puifque celui qui en eft revêtu, a droit

C 2

de

de se couvrir devant le Roi, & de parler & de répondre à Sa Majesté, le chapeau sur la tête. Ce droit, que nous appellons *la Cubertura*, n'aiant été accordé d'abord qu'à un très petit nombre de Familles illustres & puissantes, devint bientôt l'objet de l'ambition de tous les Seigneurs titrés, c'est à dire, des Ducs, des Comtes, & des Marquis. Plusieurs d'entre eux en aiant été gratifiés en divers tems par la faveur de nos Princes, les autres l'usurpèrent insensiblement, & le nombre des *Grands* se multiplia presque à l'infini, sur-tout sous le Règne de l'Archiduc Philippe, & la Minorité de Charles-Quint son fils. L'Espagne en étoit alors tellement remplie, que ce Titre paroissoit inséparable des Chefs de Familles un peu riches; & les trois Classes de *Grandesse* étoient absolument confondues. Les vrais Grands qui l'étoient à bon titre, s'en plaignoient, & gémissoient entre eux de l'avilissement de leur rang; comme font aujourd'hui les anciennes Maisons Françoises, qui voyent usurper impunément les titres de Comte, de Marquis & de Baron par des fils de Fermiers, & des petits-fils de Marchands. L'absence & l'éloignement de nos Rois, qui se plaisoient dans les Pays-Bas plus qu'en Espagne, favorisoit encore cette usurpation. Cependant Charles-Quint y mit ordre à son avènement à l'Empire, & dans un tems où on ne s'y

at-

attendoit plus. Son prémier Couronnement, continua D. Nugnez, qui se fit
en cette Ville d'Aix-la-Chapelle, lui en
fournit l'occasion. Sa Cour étoit remplie de Grands d'Espagne , & cette cérémonie en avoit attiré quantité d'autres
du fond de nos Provinces. Les Princes
& Seigneurs de l'Empire qui y étoient
aussi , & qui ne sont pas moins roides
que nous, dit l'Espagnol, sur l'Etiquette & la Cérémonie, déclarèrent au nouvel Empereur , qu'ils seroient obligés
de s'absenter de son Couronnement, si
les Grands d'Espagne qui devoient y assister, vouloient y user de leur droit de
Cubertura & se couvrir devant l'Empereur. Enfin ils demandèrent instamment
que les Espagnols se conformassent à
l'usage Allemand , ou qu'ils se retiras-
sent. Cette demande étoit raisonnable,
parce que nos Grands étoient Etrangers
par rapport à l'Empereur; & dans une
cérémonie où il ne s'agissoit pas du Roi
d'Espagne , il y auroit eu de l'indécen-
ce à voir des Seigneurs Etrangers à l'Empire, user en présence de l'Empereur,
d'un droit que n'auroient pas eu les
principaux Membres de l'Empire même.
Charles-Quint, qui savoit tirer parti de
tout, & qui avoit raison de ménager les
Seigneurs Allemands, n'étoit pas fâché
de réduire le nombre des Grands d'Espagne. Il se servit pour y réussir, du
crédit de Don *Frédéric de Tolède* Duc

    d'Ald'*Albe*, Grand-Maitre de sa Maison. Ce Seigneur assembla les Grands par son ordre, & leur fit entendre adroitement, " qu'il étoit de leur intérêt de „ plier en cette occasion, & de s'abs-„ tenir du droit de *Cubertura*, pour „ s'accommoder aux Allemands, qui „ d'ailleurs étoient les maitres ; & „ qu'Aix-la-Chapelle étant une Ville „ Impériale, étrangère par conséquent „ à la Nation Espagnole, ce qui s'y „ feroit, ne tireroit pas à conséquen-„ ce pour eux, dans une Cérémonie „ sur-tout, où il ne s'agissoit pas de „ Charles comme Roi d'Espagne, mais „ de Charles Empereur. „ Le Duc d'Albe leur représenta enfin, " que s'ils se „ roidissoient, ils irriteroient contre „ eux les Seigneurs de l'Empire, qui „ pourroient par leurs brigues les ex-„ clurre de la Cour & des Charges ". Nos *Grands*, continua Don Nugnez, s'humilièrent par ambition ; mais la plupart ne purent jamais s'en relever. L'Empereur mit leur condescendance à profit pour la Couronne d'Espagne. A son retour à Madrid, il ne rendit le Titre de *Grandesse* avec ses prérogatives, qu'à ceux à qui il étoit justement dû par leur naissance, ou par les Terres qu'ils possédoient. Il en fit une recherche exacte, il fixa le nombre des Grands, limita leurs privilèges, & s'en réserva la dispensation à lui & à ses Successeurs, avec

la

la liberté d'accorder ce Titre honorant
à ceux dont ils voudroient récompen-
ser les services ou la fidélité, sans distinction de pays. En effet, ce Titre
fut accordé depuis à plusieurs Seigneurs
& Princes Etrangers, comme au Land-
grave de *Hesse*, au Duc de *Holstein*, en
Allemagne ; aux *Farnèses*, aux *Colonnes*,
aux *Cajétans*, en Italie ; aux Princes de
Melfi, de *Castiglione*, de *Cellamare*, &
de *Salmone*, au Royaume de Naples,
aux Princes de *Ligne*, aux Ducs d'*A-
remberg*, d'*Arschot*, de *Havré*, de *Croy*,
& aux Comtes d'*Egmond*, en Flandre ;
& dans ces derniers tems au Duc de
Vendôme, au Maréchal de *Villars*, en
France ; au Duc de *Berwick*, Anglois ;
& à tant d'autres, au grand regret de
notre Nation. Il est vrai qu'on appelle
ces Etrangers *Grands d'Espagne* simplement, & que les Grands naturels du
pays s'appellent par distinction *Grands
de Castille*. Vous imaginez bien, Monsieur, continua l'Espagnol, que cette é-
poque est un peu mortifiante pour ceux
qui furent dépouillés de cet honneur :
& généralement parlant, nos Gentilshommes Espagnols regardent Aix - la-
Chapelle comme l'écueil & le tombeau
de leur *Grandesse*. L'Empereur cependant, pour consoler quelques-uns de
ceux qu'il avoit privés de ce Titre à
Aix, leur donna celui de *Primos* dans
ses Lettres, qui est comme le diminutif

C 4

de

de celui de *Grand* ; mais il n'y attacha aucune autre prérogative. Notre Nation ne pardonne point aifément tout ce qui peut intèreffer fa gloire. Ne vous étonnez donc plus, fi nos Gentilshommes, qui font les feuls Efpagnols qui peuvent commodément faire un fi long voyage, viennent ici fi rarement. Leur prévention va fi loin fur cet article, que quelque vertu qu'aient ces Eaux chaudes, la plupart aimeroient mieux périr, que de venir chercher leur fanté dans un Lieu qui fut jadis fi fatal à leur élévation.

Je ne pus m'empêcher de marquer à Don Nugnez, que la prévention de fes compatriotes me paroiffoit un peu outrée, parce que la Ville d'Aix & fes Bains n'avoient aucune part à la réforme que l'Empereur avoit commencé d'introduire dans fa Nobleffe ; quoique je convinffe avec lui, que les Familles intèreffées pouvoient ne pas aimer à s'en rappeller le fouvenir. Je ne le pouffai pourtant pas là-deffus, parce qu'il en avoit avoué lui-même le ridicule. En cela je le trouvai très galant-homme, parce qu'il me paroit que l'amour qu'on doit à fa Patrie, ne doit jamais aveugler perfonne fur les défauts généraux de fon pays. Je m'apperçus d'ailleurs que le Valet du Chevalier venoit me chercher pour diner. Je pris alors congé de l'Efpagnol, que je remerciai des éclaircif-
fe-

femens qu'il m'avoit donnés fur un point
affez peu connu hors de l'Efpagne.

Quand j'entrai chez le Chevalier, il
me fit quelques reproches fur ce que
j'avois tant tardé à venir, & me demanda quel avoit été le fujet de mon entretien avec D. Nugnez. Je lui dis ce que
j'en avois retenu, & il m'avoua qu'un
Efpagnol auffi franc & auffi ouvert lui
paroiffoit un phénomène ; & fur ce que
je lui racontai de fes bonnes manières,
il conçut le deffein de le joindre à la
prémière occafion, dans l'idée que nous
pourrions paffer avec lui d'agréables momens, parce qu'il étoit perfuadé que le
commerce avec les Etrangers eft le fruit
le plus précieux que l'on puiffe retirer
des Voyages. Je lui répondis, que rien
n'étoit plus aifé, parce qu'il avoit envie
d'aller l'après-midi chez la Comteffe de
Golftein ; mais qu'au cas que nous ne
l'y trouvaffions pas, nous nous join-
drions infailliblement, fi Mr. le Chevalier
vouloit me faire l'honneur de venir diner ou fouper le lendemain à mon Auberge avec lui. Il l'accepta, mais il en
remit la partie à quelques jours de-là.
Nous allames nous mettre à table. Le
Comte de *Wol* ... s'y trouva en même
tems avec Mylord *M.* .. & deux Anglois
qui logeoient dans la même Auberge.
Notre converfation roula d'abord fur les
queftions ordinaires, fur le Régime des
Malades d'Aix, la manière de s'y ré-
C 5 jouir,

jouir, & fur les divers motifs qui raffemblent tous les Etés tant d'Etrangers
dans cette Ville. Je dis à ce fujet, que
je logeois avec un Efpagnol qui paroiffoit n'y être pas venu pour fes plaifirs,
& qu'un foupir qui lui étoit échapé en
me parlant en général des raifons de
fon voyage , m'avoit fait comprendre
que quelque accident des plus funeftes
l'y avoit amené. Le Comte répondit
auffi-tôt, que rien n'étoit plus commun que
de voir des gens venir dans ces Lieux
fi fréquentés , par des motifs de pure
galanterie & d'amufement, payer enfuite bien chèrement les plaifirs qu'ils y
étoient venus chercher. Il paroiffoit en
parler en homme expert, & il me fem-
bla qu'il ne demandoit pas mieux que
d'entrer en preuves. Perfonne ne le
preffa fur cet article, parce que nous
nous connoiffions encore trop peu pour
exiger des confidences. Un moment a-
près cependant, il nous en fournit lui-
même l'occafion. Nous parlions des
Bains & de la manière de les prendre,
& de différentes chofes qui regardoient
la Ville d'Aix. Le Comte en raifon-
noit avec un fi grand air de connoiffance, que je pris la liberté de lui demander s'il y étoit déja venu autrefois.
Hèlas! oui, Monfieur, me dit-il, & je
m'en fouviendrai toute ma vie! Il y a
dix ans que j'y paffai tout un Eté. J'y
étois venu fort fain & fort gai ; & ce
voya-

voyage fut pour moi une source éternelle de soupirs & de larmes : il m'a
fait perdre tout ce que mon cœur a-
voit de plus cher, sans espoir de voir
jamais soulager mes ennuis. Ce bras,
dit-il en nous montrant son bras gauche qui étoit sans mouvement, est la
moindre des pertes que j'ai faites. Les
Médecins m'ont ordonné la *Douche* pour
essayer de le ranimer, & quoique ce soit
ici la source de mes malheurs, je suis
condamné à revenir y chercher une partie de la santé que j'y ai perdue. Cependant le souvenir des autres pertes
que j'ai faites, me rend fort indifférent
à ma guérison.

Nous inférames tous de ce prélude,
que ce Gentilhomme avoit eû quelque
querelle ou quelque affaire d'honneur,
dans laquelle il auroit eu le malheur de
recevoir un coup fâcheux ; & nous raisonnames avec lui conformément à cette idée. Le Comte s'en apperçut, &
comme les Malades, les Plaideurs & les
Malheureux éprouvent une consolation
singulière à raconter leurs maux & leurs
avantures, il ne se fit pas prier pour
nous faire son Histoire. Nous fumes
charmés de la facilité avec laquelle il
s'y engagea, parce que nous étions curieux de l'apprendre. L'infirmité qu'il
nous avoit fait remarquer, excitoit également notre compassion & notre curiosité ; mais la discrétion nous empéchoit

de

de lui faire fur cela aucunes queſtions. Sa franchiſe nous les épargna ; nous étions au deſſert, quelques verres de vin ſuppléèrent peut-être à ce qui pouvoit nous mériter cette confidence. Nous renvoyames donc nos Valets, & dès qu'ils furent retirés, le Comte nous fit ce récit.

HISTOIRE

DU COMTE DE WOL...

LE Fait que j'ai à vous raconter, Meſſieurs, nous dit le Comte, n'a rien de fort intèreſſant pour des perſonnes dont je n'ai pas l'honneur d'être connu. Une bleſſure dans un homme de mon âge, n'eſt pas même un évènement bien merveilleux : le ſeul endroit par où il pourroit m'attirer quelque attention, c'eſt qu'il m'arriva à la ſuite d'un voyage de plaiſir que je fis ici , & dans une circonſtance qui a empoiſonné toute la douceur de mes jours, & préciſément en des conjonctures qui me préſageoient la vie la plus heureuſe & la plus tranquille. Auſſi cette bleſſure n'eſt que le moindre des maux dont je me plains. Le coup dont mon cœur fut atteint dans le moment où je la reçus, a eu pour moi des ſuites bien plus douloureuſes. Quoique le tems ait modèré mes tranſports, je crains que le récit que je vais

vous

vous faire, ne vous paroisse encore trop vif ; mais je vous demande grace pour les expressions d'un cœur blessé dans ce qu'il eut de plus cher, & pour un détail nécessaire à la connoissance des maux qui me ramènent ici, & qui me procurent la triste consolation de vous les raconter. Mon prémier voyage en cette Ville eut des motifs bien doux ; l'Amour seul m'y engagea : mais je suis obligé d'en reprendre l'histoire de plus loin.

J'aimois dès l'enfance une jeune *Frelle* * de notre voisinage, dont la famille avoit été longtems brouillée avec la mienne. La proximité de nos Terres, & le mélange de nos Domaines, avoient d'abord occasionné ces divisions. L'opiniâtreté de nos familles à soutenir réciproquement leurs prétentions, avoit tellement perpétué ces contestations, que nos parens étoient irréconciliables. Il en avoit même couté la vie à nos Ayeux, qui voulant abréger les procédures, & terminer leurs différends en Gentilshommes, s'étoient tués tous deux dans un combat particulier. Cette double mort n'avoit pas servi à réunir leurs Héritiers. Mon Père, & le Baron de H . . . (dont je suivis l'aimable Fille à Aix) étoient sur le point de venger l'un sur l'autre la mort de leurs Pères, lorsque

* Mot corrompu de l'Allemand *Freulyn.* C'est un Titre de distinction que l'on donne en Allemagne aux Filles de qualité.

que les ravages du Palatinat où nos Terres font fituées, fufpendirent leurs querelles pour fervir la Patrie. Ils en partagèrent les malheurs, & périrent tous
deux en la défendant contre les fureurs
des Soldats François. Le Baron de H...
fut mis en pièces, en voulant venger fur
l'un d'eux la barbarie avec laquelle ils
exhumoient les corps des anciens Electeurs, & fut affommé avec les offemens
mêmes de ces auguftes Princes. Son
Epoufe qui étoit alors enceinte, accoucha environ un mois après, d'une Fille
qui devint l'objet de ma tendreffe. Mon
Père fut tué dans le même tems, auprès de Manheim. J'avois alors deux
ans, & j'étois l'unique fruit de fon mariage. Mon enfance m'épargna le fentiment de cette perte, dont ma Mère
foutint feule tout le poids. Les malheurs du Palatinat l'avoient obligée de
chercher un afyle ailleurs, & par un
heureux hazard, la Baronne de H...
s'étoit auffi réfugiée au même lieu, &
avoit pris un quartier tout voifin de celui que ma Mère avoit loué. La trifte
nouvelle de la mort de leurs Epoux y
arriva en même tems. Ce funefte évènement les mettant en commerce de
larmes, fervit à éteindre en elles l'animofité de leurs familles. L'affliction de
ma Mère ne la rendit pas infenfible aux
malheurs de fa voifine, qui étoit dans
un état encore plus trifte. Ma Mère
                                    alla

alla la voir, & oubliant les querelles qui avoient divisé leurs Epoux, elle rendit à la Baronne tous les services qu'elle auroit pu attendre d'une ancienne Amie, & reçut sur ses genoux la jeune Frelle dont elle accoucha. Une conduite aussi généreuse toucha sensiblement cette Dame; & ces jeunes Veuves lièrent dès-lors une amitié qui a duré jusqu'à la mort. Elles se servirent mutuellement de consolation dans les desastres de leur Patrie, & les malheurs communs de leurs Maisons. La Paix de Ryswick aiant rendu le calme à nos pays désolés, elles retournèrent chacune sur leurs Terres, pour tâcher d'en réparer les dommages. Nos Châteaux n'étoient éloignés l'un de l'autre que de deux lieues, & ce voisinage qui avoit été si fatal à nos Pères, servit à affermir l'amitié des Mères. Elles se voyoient régulièrement, ma Mère me menoit toujours avec elle dans les visites qu'elle rendoit à son Amie, & la Baronne ne manquoit pas d'amener aussi sa petite Fille. Comme elle n'avoit que deux ans moins que moi, on nous laissoit jouer ensemble, & je me plaisois uniquement avec elle. Rien en effet n'étoit plus aimable que cette jeune Frelle; elle étoit vive, spirituelle, enjouée, en un mot toute charmante. Parce qu'elle étoit unique, on l'appelloit *Delphine*, d'un nom que les François avoient mis à la mode dans le pays. Une certaine

taine émulation , fondée peut-être fur
ces reſſorts ſecrets qui lient les cœurs
ſouvent même avant qu'ils ſe connoiſſent , nous attachoit à l'envi l'un de
l'autre aux Exercices de notre âge. La
Danſe , le Deſſein, l'étude des Langues
Françoiſe & Italienne , étoient des jeux
pour nous.   Il me ſuffiſoit de ſavoir que
Delphine s'appliquoit à l'une ou à l'autre de ces choſes , pour que je n'euſſe
d'autre paſſion que d'y exceller. La vivacité de ſon eſprit m'ôtoit ſouvent cette gloire , malgré la ſupériorité de mon
âge , ſans que cette petite jalouſie trou-
blât notre innocente amitié.   Sa Mère &
la mienne, attentives à profiter de nos
diſpoſitions , s'en ſervoient ſagement
pour exciter notre application.   Quand
je négligeois mes Exercices , il ne faloit
que me dire que la jeune Frelle , que
j'appellois déja ma petite Maitreſſe, faiſoit mieux que moi ; & l'on venoit toujours à bout de me rendre docile & aſſidu , dès que l'on me menaçoit de l'informer de mes caprices.   Qui croiroit,
Meſſieurs , continua le Comte, qu'à cet
âge l'amour fût ſi puiſſant , & que le
ſeul nom de Delphine fût capable de
m'animer à mon devoir ? Son pouvoir
ſur mon jeune cœur , mon aſſiduité à
lui plaire , mes attentions à lui obéir ,
mes ennuis lorſqu'elle étoit abſente ,
mes impatiences pour la rejoindre , é-
toient ſans doute les ſymptomes d'un

amour

amour très violent dans ſa naiſſance. Ce n'étoient cependant que des ſentimens confus dont j'ignorois la cauſe, & que je ne penſois pas encore à démêler. La Baronne & ma Mère, qui nous obſervoient de près, s'applaudiſſoient entre elles de ces commencemens de tendreſ- ſe, & les regardant comme les préſages d'une plus heureuſe deſtinée, elles ne ſongeoient qu'à les cultiver & les accroi- tre. Dès le commencement de leur Veuvage, elles avoient ſacrifié le ſouve- nir du paſſé, & la prémière penſée qui leur étoit venue au moment de la naiſ- ſance de Delphine, c'eſt que cet aima- ble enfant ſerviroit peut-être à réunir les deux familles, en confondant les droits de l'une & de l'autre par notre mariage. J'ignorois leurs vues ſur nous; j'agiſſois cependant comme ſi j'en euſſe été le confident. Quelque imparfaites que fuſſent alors les idées que je pouvois avoir de l'amour & du mariage, je for- mois dans mon cœur le même projet; & je n'enviſageois ma félicité que dans la poſſeſſion future de ma chère Del- phine. Elle croiſſoit inſenſiblement; ſa beauté, ſes charmes, ſon eſprit ſe dé- veloppoient auſſi. Mais l'âge la rendant plus retenue, me rendoit auſſi plus ſen- ſible à ſes attraits; tandis qu'elle-même commençoit de l'être à ma tendreſſe. Je la voyois ſouvent rougir quand je lui parlois; il me ſembloit même qu'elle m'é-

m'évitoit quelquefois ; & comme je l'aimois uniquement, cette retenue m'affli-
geoit, parce que j'ignorois que ce font-
là les routes ordinaires du véritable A-
mour. Le nôtre n'avoit été jusques-là
qu'un amour d'inftinct & de fympathie,
ou peut-être un aveugle penchant. L'âge
ne tarda point à me defiiller les yeux : je
connus bientôt ce qui fe pafloit dans
mon cœur. J'éprouvai à mon tour ces
tendres émotions, ce trouble charmant,
ces foupirs confus, ces douces rêveries,
ces craintes, ces inquiétudes, & ces
defirs inconnus jusques-là, qui caufoient
l'embarras de la jeune Delphine toutes
les fois que nous nous trouvions enfemble. Je pafai cependant un an entier
fans ofer m'en expliquer avec elle, parce
que le refpect avoit pris dans mon cœur
la place de ces mouvemens inconfidérés
que l'enfance autorife.

J'avois dix-fept ans alors, & j'étois
prêt à partir pour Univerfité de Leipfic,
où ma Mère avoit réfolu de m'envoyer
préférablement à celle de Heydelberg,
qui étoit remplie de Profefleurs & d'É-
tudians Catholiques - Romains. L'idée
de cet éloignement m'expliqua bien
mieux encore le myftère de mon cœur.
Je ne pouvois penfer fans frémir, que
j'allois m'éloigner de Delphine. Il le faloit pourtant, & je ne devois la revoir
que pour lui dire adieu; ma vifite devoit ê-
tre courte, & fuivant la coutume, je devois

vois la voir dans la compagnie de ma
Mère. Que je me reprochai alors ma timidité, qui m'avoit empêché de marquer au moins une fois mes sentimens à
l'aimable Frelle ! Je diſſimulai ce qui ſe
paſſoit au dedans de moi ; car on aime
le myſtère, des qu'on devient Amant.
J'allai donc avec ma Mère au Château
de H. . . . . pour prendre congé de la
Baronne ; & j'étois ſi fort attendri, qu'à
peine oſai-je lever les yeux ſur la Frelle
pendant le diner. Quand je la regardai,
elle me parut triſte & penſive : ſa rêverie augmenta mon trouble. Je réſolus
cependant de l'entretenir de ma paſſion.
La promenade que les Dames propoſè-
rent après le repas , m'en fournit commodément le moyen. Je donnai la main
à Delphine, & nous nous promenames
dans l'Avenue du Château, ſous les yeux
de ſa Mère & de la mienne , qui s'étoient
aſſiſes ſur un banc. Je m'eloignai vers le
bout de l'Allée , & là je ſis à l'aimable
Frelle l'aveu de ma tendreſſe. Je la lui
peignis avec des expreſſions ſi fortes &
ſi énergiques, que l'amour ſeul pouvoit
les inſpirer. Jamais je ne fus plus éloquent, & je me ſuis plus d'une fois é-
tonné depuis , de tout ce que je lui dis
dans ce moment. Ce langage nouveau
étonna la jeune Delphine. Elle en fut
interdite : une aimable rougeur couvrit
ſon teint , elle baiſſa les yeux , elle me
regarda tendrement ; elle me répondit
                                    même

même, mais ce ne fut que par un soupir. Je la preſſai de s'expliquer ſur l'offre de mon cœur, en lui repréſentant
que le ſien étoit l'unique choſe qui pourroit me rendre notre ſéparation ſupportable, dans l'éloignement douloureux
auquel j'étois condamné. Je lui dis mille choſes, ſans pouvoir l'obliger à rompre le ſilence. Elle ſoupiroit toujours, &
comme les ſoupirs ſont contagieux entre
les Amans, je me tus, & je me mis à
ſoupirer auſſi. Nous étions vis à vis une
barrière, ſur laquelle nous nous appuya-
mes en ſilence. Delphine levoit quelquefois les yeux ſur moi, & les baiſ-
ſoit auſſi-tôt : elle ſembloit vouloir parler, mais ſa pudeur lui fermoit la bouche.
Quelques larmes enfin, dont je vis ſes beaux
yeux ſe mouiller, irritèrent ſi violemment ma tendreſſe, qu'oubliant que j'é-
tois en préſence de nos Mères, je me
jettai à ſes pieds, & la conjurai de
m'expliquer le trouble où je la voyois,
& de prononcer l'Arrêt de ma vie ou de
ma mort. Delphine, effrayée d'une poſture ſi preſſante, m'ordonna de me relever promtement, & me faiſant ſouvenir que nous étions ſous les yeux des
Dames, elle voulut s'échaper pour les
rejoindre.

Je me relevai auſſi-tôt ; mais comme
en tournant la tête je ne vis plus les
Dames, que je crus rentrées au Château, j'arrêtai ma chère Delphine, qui
ſe

se croyant en liberté , rompit enfin ce
silence opiniâtre qui me desespéroit. „
„ Comte, me dit-elle, que dois-je pen-
„ ser de vous ? L'aveu que vous me fai-
„ tes , n'est propre qu'à troubler mon
„ repos. Vous lassez-vous de l'innocen-
„ te estime que je vous ai marquée jus-
„ qu'à présent ? Le nom d'Amour of-
„ fense mon devoir & mon âge.   Le
„ sang de mon Aieul versé par le vô-
„ tre , m'interdit jusqu'au moindre
„ soupir pour vous ; & peut-être que no-
„ tre mutuelle amitié est déja un crime.
„ Songez, cher Comte, ajouta-t-elle, que
„ nous sommes d'un sang trop malheu-
„ reux & trop ennemi, pour parler de
„ tendresse. . . . . Voilà ce qui retient
„ la mienne , que vous avez peut-être
„ déja toute entière sous un autre nom,
„ malgré ce que je dois à la mémoire
„ de mon Grand père." Cette réponse
étoit une prédiction, dont elle ne com-
prenoit peut-être pas alors toute la force! L'opiniâtreté de nos malheurs ne l'a
que trop vérifiée , & je m'en suis sou-
venu souvent dans mes disgraces. Je ne
fis cependant attention alors , qu'à ce
qui pouvoit y flatter ma passion. Tout
jeune que j'étois , j'y reconnus tant de
délicatesse & d'honneur , que ces sentimens ne firent que m'enflâmer davantage.

Je me jettai de nouveau à ses pieds,
pour la presser d'agréer au moins mon
amour,

amour, si elle me refusoit le sien. Delphine craignant mes transports, s'échapa d'auprès de moi, & tournant tout à coup vers l'Allée, elle y trouva sa Mère & la mienne qui étoient venu écouter notre conversation, à l'abri d'une Allée double qui nous empêchoit de les appercevoir. La timide Frelle, effrayée de cette rencontre imprévue, jetta un cri perçant, & demeura comme immobile auprès d'un arbre. Je ne pouvois en imaginer la cause, lorsque je vis avancer la Baronne, qui feignant d'ignorer ce qui se passoit, sourit en me voyant relever, & dit à sa Fille qu'elle étoit bien cruelle, de se refuser à un Cavalier de mon âge. Quoique je sentisse toute l'ironie de son compliment, je profitai de l'occasion pour lui avouer l'ardeur & l'innocence de mes feux pour son aimable Fille. Je lui peignis vivement tous les maux que notre séparation m'alloit causer. J'exagèrai la dureté de Delphine, je priai la Baronne de s'intéresser en ma faveur, je pressai ma Mère de seconder mes vœux, j'employai naturellement les larmes, les soupirs, les expressions passionnées, en un mot toutes les armes dont un amour vif & sincère fait user si à propos. Je me servis des scrupules mêmes de ma chère Delphine, comme d'un motif pressant, par la considèration de la réunion des deux familles. Tant il est vrai, Messieurs,

nous

nous dit le Comte, que l'Amour eſt un grand Maitre ! Il me fournit en cet inſtant plus de raiſons, qu'une longue méditation n'eût pu m'en ſuggèrer. La Baronne, en femme habile, m'écouta tranquillement, perſuadée qu'en laiſſant exhaler mes ſentimens, ils en ſeroient moins vifs & plus aiſés à modèrer. Après que j'eus tout dit, elle m'aſſura qu'elle m'étoit obligée de ma tendreſſe pour ſa Fille ; mais elle me dit avec bonté, que nous étions encore trop jeunes l'un & l'autre pour ſonger ſerieuſement à un engagement. Ma Mère ajouta, que ſans blâmer une paſſion ſi vive, il faloit en prouver la ſincérité par une conſtance de quelques années ; & que nous avions d'ailleurs des parens à ménager, à qui il étoit important de cacher cette inclination, jusqu'à ce que nous fuſſions en âge de diſpoſer de nous.

Ces Dames en cette occaſion ſuivirent la méthode qu'elles avoient conſtamment tenue dans notre éducation : elles nous parlèrent comme à des perſonnes d'un âge plus mûr, afin de nous accoutumer à nous guider par la Raiſon. Ma Mère appuya beaucoup ſur la néceſſité d'aller faire mes Exercices, pour me rendre digne de Delphine ; & conclut enfin, que je devois partir pour Leipſic. Tout étoit déja préparé, & deux jours après il falut obéir. Que cet Arrêt me parut cruel ! Il n'eſt pas poſſible d'imaginer

giner tout ce que je fouffris en ce mo‑
ment. Ma douleur fut fi vive, que je
parus hors de moi‑même quand il fa‑
lut quitter Delphine. Cependant, l'at‑
tendriffement qu'elle fit paroitre fous une
apparente indifférence, auroit dû calmer
mes tranfports, fi j'avois été capable de
réflexions. ,, Adieu, Comte, me dit‑
,, elle en verfant quelques larmes ; j'ef‑
,, père que vous reviendrez un peu plus
,, fage, & que vous ne m'expoferez plus
,, au trouble que vous m'avez caufé. ,,
Je lui baifai la main en préfence de fa
Mère, fans pouvoir lui répondre un
mot ; & après avoir pris congé des
Dames, je montai en chaife tout baigné
de pleurs. Je fentois mon cœur fe déchi‑
rer à mefure que je m'éloignois du Châ‑
teau ; & l'idée d'une abfence de trois
ans, au moins, ne faifoit qu'augmenter
mon amour. L'image de Delphine me
fuivoit par‑tout : c'étoit l'Idole de mon
cœur. Quelque chofe que mon Gouver‑
neur pût imaginer pour m'en diftraire,
je ne penfois qu'à elle ; & quand j'étois
forcé de prendre quelque part aux Exer‑
cices, ou aux plaifirs de l'Académie,
ce n'étoit qu'à regret. Ma Mère, in‑
formée de l'excès de ma paffion, & crai‑
gnant tout de ma vivacité, pria la Baronne
de permettre à fa Fille de répondre à
mes Lettres, pour amufer mon amour
pendant quelque tems. Nous établimes
donc un commerce régulier ; mais Del‑
phine

phine étant aussi spirituelle qu'elle étoit charmante, m'enflâmoit autant par ses Lettres que par son entretien ; & quoiqu'elle m'y raillât toujours sur ma tendresse, elle ne faisoit que l'augmenter. Son absence enfin me devint tellement insupportable, que ne pouvant obtenir de revenir au pays, je quittai secrettement Leipsic au bout de deux ans, & je vins seul au Château de H... pour revoir l'Objet de mes soupirs. Ma Mère, qui fut informée aussi-tôt de ma fuite par les Lettres de mon Gouverneur, arriva le lendemain chez la Baronne. J'eus beaucoup de peine à faire ma paix avec elle, & l'on ne put m'obliger à m'éloigner qu'après avoir vu Delphine, que l'on m'avoit refusée jusques-là.

Il me seroit difficile, Messieurs, continua le Comte, de vous exprimer l'impression que fit sur moi cette entrevue. Delphine me parut toute autre encore, que quand je l'avois quittée. Quelque ingénieux que soit l'Amour à se peindre un Objet qu'il adore, je trouvai la Belle infiniment au dessus de l'idée que j'en avois emportée. Qu'elle me parut aimable ! Toute sa personne étoit charmante : ses traits étoient réguliers, sa taille étoit formée, sa vivacité tempérée par un air de pudeur qui eût donné du prix à de moindres attraits. Quoique née dans les larmes, l'enjouement de son esprit étoit incomparable. Les graces de son viſage, la nobleſſe de ſes manières, & l'agrément de ſa converſation me remplirent d'un ſentiment de reſpect & d'admiration, dont tout autre qu'un Amant même n'eût pu ſe défendre. Delphine enfin me parut ſi charmante, que je fus tout interdit à ſon abord. Elle me fit à la vérité de tendres reproches ſur ma vivacité. Je n'apportai d'autres excuſes, que mon penchant invincible qui me rappelloit inceſſamment vers elle; j'ajoutai ſeulement de nouvelles aſſurances d'une tendreſſe auſſi longue que ma vie. Je rentrai dans mes prémiers raiſonnemens ſur la néceſſité de notre union, pour aſſurer la paix des deux familles, en proteſtant que la mienne finiroit en moi, ſi l'on me refuſoit Delphine; & qu'enfin, s'il faloit éteindre mon amour, ce ne ſeroit que dans mon ſang. Je dis tant de choſes de cette force, que mon deſeſpoir, joint au ſouvenir des malheurs de la famille, attendrit les deux Dames. Ma Mère ſe tournant alors vers la Baronne, lui dit qu'elle ne pouvoit plus longtems s'oppoſer à mes ſentimens, qu'elle y reconnoiſſoit la force du Deſtin, & qu'elle la prioit de me donner quelque eſpoir. La tendre Baronne en remit la déciſion à Delphine. Auſſi-tôt je me jettai à ſes genoux, & la conjurai de prononcer cet Arrêt, qui devoit décider du bonheur de mes jours. Delphine toute émue me donna la main

pour

pour me relever, & s'approcha de faMère,
en l'affurant qu'elle ne feroit rien que
par fes ordres. Mad. de H.... qui s'é-
toit auparavant bien affurée du cœur de
fa Fille, voulant lui épargner un tendre
aveu en ma préfence, me dit que Delphine n'étoit pas infenfible à ma paffion,
qu'elle lui permettoit d'écouter mes foupirs; mais à condition que je ferois plus
retenu dans mes démarches, de la prudence desquelles dépendoit tout le fuccès de mon amour. Ma joie fut extrème:
on me permit d'embraffer la Frelle; je
lui préfentai un Diamant que j'avois au
doigt, & fa Mère me donna de fa part
ce petit Anneau que je porte encore,
& qui devoit être le figne de notre inviolable engagement. Ce jour, dont
nous fimes une Fête, fut, je vous l'a-
voue, le plus doux de ma vie, & le feul
peut-être qui ne fut mêlé d'aucune amer-
tume. Ici donc commença mon bonheur; mais il expira presque en naiffant,
& je n'ai plus que des disgraces à vous
raconter.

Il ne fut plus queftion de retourner
à Leipfic après cet engagement. Comme l'Objet de mes defirs m'étoit affuré,
je me défis de cette inquiétude qui trou-
bloit toutes les vues qu'on avoit fur moi.
Je pris un air mûr, & je parus un tout
autre homme. Ma Mère cependant, fe
défiant toujours de mon ardeur, convint
avec la Baronne de me faire voyager

D 2   pen-

pendant deux ans, & d'employer ce
tems à dispoſer les parens des deux familles à conſentir à notre mariage. Quelque rude que ce parti me parût, je me
vis forcé de le prendre pour l'intérêt
de mon cœur. Delphine, en me l'ordonnant, en adoucit la rigueur par l'a-
veu de la peine qu'elle en reſſentoit
elle-même. Elle ne me diſſimula point
qu'elle avoit été également ſenſible à
mon départ pour Leipſic, & que l'ap-
probation que ſa Mère avoit donnée à
ma tendreſſe, n'avoit ajouté à la ſienne
pour moi que la liberté de me la témoi-
gner avec bienſéance. Nous paſſames
près de deux mois enſemble, tant chez
elle que chez ma Mère, à nous entretenir des douceurs d'une union, qui
n'exiſta preſque jamais qu'en idée.

La ſituation des affaires de l'Europe
ne me permettant pas de faire un long
tour, il fut réſolu que j'irois à la Cour
de Berlin, & de là en Hollande & en
Angleterre. Quelque brillant que fut le
ſéjour de ces pays, je m'y regardois
comme en exil, & je n'y paſſai de beaux
jours que ceux dans lesquels je recevois
des nouvelles de ma chère Delphine. Je
preſſois continuellement ma Mère de
fixer notre hymen. Elle prit ſon tems
pour ſonder nos parens : mais la notifica-
tion ne leur en fut pas plutôt faite, que
les deux familles par haine & par intérêt conſpirèrent pour traverſer notre
union.

union. Ces parens injuſtes employèrent
tout, juſqu'aux menaces & aux violences. Ils formèrent pourtant ſous divers
prétextes des oppoſitions juridiques, qui
dans le fond étoient ſi frivoles, qu'elles ne pouvoient aboutir qu'à gagner du
tems. De pareilles épreuves ſont triſtes, à la vérité ; mais rarement elles dé-
couragent des Amans. Il eſt de l'eſſence
de l'Amour, qu'il ſe nourriſſe de traverſes : les contradictions lui ſervent d'aliment. Il s'irrite à meſure qu'on le contraint, & les efforts que l'on fait pour
l'éteindre, ne ſervent qu'à l'enflâmer davantage. Je croi même qu'il ſuffiroit de
s'oppoſer à la plus foible paſſion dans ſa
naiſſance, pour la porter tout d'un coup
au point de ne pouvoir la guérir.

Quoique la mienne n'eût pas beſoin
de ces ſecours, j'en reſſentis cependant
l'effet ; & voyant qu'on ne gardoit aucune meſure avec moi, je quittai l'Angleterre, & je revins chez ma Mère,
dans l'idée que ma préſence pourroit
peut-être y apporter quelque changem-
ment. Hèlas ! Meſſieurs, dit triſtement
le Comte, je venois former de nouveaux
obſtacles à mon bonheur ! J'appris en
arrivant, qu'outre les motifs généraux qui faiſoient agir contre moi les
deux familles, un parent de la Baronne
en avoit de particuliers qui regardoient
un de ſes Fils, qu'il s'étoit flatté de faire
épouſer à Delphine. Quoique l'intèrêt

D 3

fût

fût l'unique reſſort de la paſſion de ce
jeune-homme, elle ne s'irrita pas moins
de ma conſtance, que des refus & des
mépris de la Frelle. Ils furent ſi mar-
qués, qu'il perdit toute espérance de la
fléchir & de m'écarter. Comme il n'a-
voit de noble que le Nom qu'il des-
honoroit, il crut ſe venger ſuffiſamment
de ſa parente, en publiant que Mad. de
H.... par les intrigues de ma Mère, for-
çoit la jeune Frelle à recevoir ma main,
& donna à la conduite de ces Dames
en cette affaire le tour le plus odieux
qu'il put imaginer. Elles mépriſèrent à
la vérité des calomnies qui ſe détrui-
ſoient d'elles-mêmes; mais il ne me fut pas
poſſible d'être auſſi indifférent qu'elles:
il me ſuffit d'apprendre qu'il en rejailliſſoit
quelque choſe ſur ma chère Delphine,
pour vouloir venger au prix de ma vie
ſon innocence & mon honneur. Dès ce
moment, celui que la bienſéance ne m'a-
voit permis de regarder que comme un
Rival, devint à mes yeux un ennemi déclaré. Ce que je devois au repos de ma
Mère, ne me permit pas d'éclater en
menaces. J'épiai l'occaſion de joindre
mon homme, & je la trouvai bientôt.
Un jour que j'allois diner à l'ordinaire
chez Mad. la Baronne, je rencontrai
ſon indigne Parent, ſuivi d'un ſeul Valet.
Je l'approchai, pour lui demander raiſon
de l'injurieux procédé qu'il gardoit avec
ma Mère & avec la Frelle de H..., &
por-

portant la main fur mes piftolets, je le priai de vuider fur le champ notre querelle. Il parut furpris de mon compliment, s'excufa de répondre fur l'heure à mon défi, & me pria de différer l'éclairciffement jufqu'au lendemain, à caufe d'une affaire importante qu'il devoit règler ce jour-là, & qu'il ne pouvoit, difoit-il, remettre, dans l'incertitude du fuccès de notre entrevue. Quoique j'euffe lieu de penfer que c'étoit une défaite, je crus qu'il étoit d'un galant-homme de lui accorder ce délai ; & nous nous féparames , après être convenus de l'heure & du lieu. Il me marqua le coin d'un Bois-taillis à une lieue de là, & m'y donna rendez-vous pour le lendemain à fix heures du foir.

Cet intervalle me parut un fiècle , parce qu'uniquement occupé du défir de venger mon adorable Delphine, j'étois impatient de voir arriver l'heure qui devoit lui prouver mon amour. La crainte de voir échaper l'occafion par les délais de mon Rival , m'engagea à lui écrire un Cartel en forme, que je lui envoyai fecrettement dès le point du jour, pour le faire fouvenir de fa parole. Je cachai foigneufement ma réfolution à ma Mère, & je n'en fis confidence qu'à mon Valet de chambre. Je partis avec lui feul au tems marqué , & malgré les inquiétudes que la tendreffe infpire en ces momens critiques , je

D 4

m'é-

m'éblouiſſois ſur l'incertitude du ſort, &
je courois en aveugle au précipice que
l'Amour & l'Honneur me creuſoient.
J'arrivai à l'heure marquée au rendez-
vous. J'y trouvai déja mon Champion.
Nous nous ſaluames, je lui donnai le
choix des armes. Le traitre préféra
l'épée, & deſcendit de cheval. Je donnai le mien à tenir à mon Valet, & a-
près l'accolade ordinaire, il m'attira
vers le coin du Bois. J'étois à peine
en garde, qu'un coup de mouſquet vint
me friſer la perruque, un ſecond paſſe
dans le bas de mon habit & le met en
pièces. Cependant je pouſſe mon homme & le perce, dans le moment qu'u-
ne balle m'effleura la cuiſſe & m'y fit
une légère bleſſure. Je devois naturellement périr dans cet aſſaſſinat ; mais
mon bonheur, aidé par le changement
continuel de ſituation, me fit éviter les
balles. Au prémier coup de fuſil, mon
Valet effrayé de la trahiſon étoit ac-
couru à l'entrée du Bois, & y aiant attaché mes chevaux, y étoit entré malgré le feu qu'on faiſoit ſur moi. J'y
cours moi-même tout furieux, & je
découvre deux Valets de mon lâche Rival. J'en tuai un qui me couchoit en
joue, & je laiſſai la vie au ſecond qui
me la demanda, d'autant qu'il n'étoit
plus en état de me nuire, mon Valet
lui aiant fracaſſé un bras d'un coup de
piſtolet. Ma pitié fit mon malheur : il
                                                    eſt

eſt quelquefois dangèreux d'être trop humain. Après ce triſte exploit, je vins
droit au Château de la Baronne, informer Delphine de la mort de ſon Perſé-
cuteur, & du lâche complot qu'il avoit
tramé contre moi. J'y trouvai ma Mère, que cette nouvelle replongea dans les
larmes, par le preſſentiment des ſuites fu-
neſtes de cette affaire, qui lui faiſoient blâmer ma vivacité. Mad. de H…. prit mon
parti contre elle, en lui repréſentant toute
la noirceur de la conduite indigne de
mon malheureux Rival, & les loix que
l'Honneur & l'Amour me preſcrivoient
dans ce cas. La Frelle ne s'arrêtant
qu'au danger qui me menaçoit, fondoit
en larmes & me preſſoit de fuir & de
me mettre en lieu de ſureté, ne doutant
point qu'on ne prît occaſion de ce combat pour me perdre, ou du moins pour
traverſer notre mariage. J'en compris
moi-même toute la néceſſité, & je réſolus de me retirer au-plutôt, ne fût-ce
que pour tranquilliſer ma chère Delphine, qui trembloit pour mes jours. Il
me falut donc quitter encore une fois
cet Objet ſi cher à mon cœur: mais ce
n'étoit pas le dernier coup que ce malheureux cœur devoit recevoir !

A peine fus-je parti, que le Père de
mon Rival apprenant par le Valet que
j'avois épargné, le ſort de ſon Fils, jura ma perte & celle de Delphine. Il
jetta ſur moi toute l'horreur de l'aſſaſſinat que ſon lâche Fils avoit médité.

D 5

On pouffa même l'injuftice jufqu'à accu-
fer Delphine , fa Mère , & la mienne,
d'en être complices ; & comme telles,
elles furent arrêtées dans leur Château,
à caufe que je m'y étois retiré après l'action. Ces nouvelles affligeantes me per-
cèrent le cœur, & dans la douleur que
j'en reffentis, je fus prêt d'aller venger
encore cette cruelle injure fur celui qui
en étoit l'auteur. C'eût été multiplier
nos malheurs, fans prouver mon innocence ; & ce que je devois à celle de
Delphine , m'obligea à règler malgré
moi mes démarches, pour n'augmenter
pas nos difgraces. Il m'étoit même affez difficile de rentrer dans le Palatinat
fans être arrêté, parce que la famille de
mon Rival aiant fuivi la Religion de l'E-
lecteur, y occupoit les prémiers Poftes.
D'ailleurs, quoique le Prince y laiffât
liberté de confcience, le Nom Proteftant y étoit odieux à fes Officiers, qui
étoient ravis d'avoir occafion de le flétrir fous le moindre prétexte. En un
mot, ma perte étoit jurée ; & je me vis
obligé par les ordres réitérés de ma Mère & de la tendre Delphine, de me condamner à une vie errante.

Si vous avez jamais aimé , Meffieurs,
continua le Cómte , vous devez fentir
tout ce qu'il en dut couter à mon cœur
dans cette cruelle fituation, & vous vous
étonnerez moins de la vive peinture que
je vous fais de mes douleurs. Une Mère
& une Amante captives , mon amour
tra-

traverſé, notre union reculée, mon nom flétri d'une tache odieuſe, furent pour moi tout autant de ſources d'ennuis & de deſeſpoir. Le croiriez - vous ? ces traverſes étoient les moindres de celles que j'avois encore à eſſuyer, & je doute que vous preniez plaiſir à en apprendre le reſte. . . Le Chevalier dit alors au Comte, qu'il étoit impatient d'en ſavoir la ſuite, & qu'il étoit perſuadé que la compagnie en étoit auſſi curieuſe. Chacun de nous en aſſura le Comte; nous bumes quelques verres de vin, & après cette petite pauſe, il pourſuivit ainſi ſon Hiſtoire.

Incertain de ce que je devois faire, j'allai me jetter dans l'Armée d'Allemagne, dans l'eſpérance d'y trouver une mort glorieuſe. Je ne tardai pas du moins à y avoir de l'emploi; je fus fait Capitaine au Régiment de . . . à la recommandation du Comte de *Herberſtein*, alors Vice-Préſident du Conſeil de Guerre. Quelques actions que j'y fis, me procurèrent la connoiſſance, & ſi je l'oſe dire, l'amitié de Mr. *de St*. . . . Officier diſtingué au ſervice de l'Empereur. Ce Seigneur, informé du fond de mes affaires, m'avoit promis d'intéreſſer le Prince Eugène dans mes malheurs, & de ſaiſir l'occaſion de les adoucir. Cinq ans s'étoient paſſés ſans rien produire. J'étois même ſans eſpérance de revoir ma chère Amante qui s'allarmoit pour moi des dangers de la Guerre, dont les risques seuls faisoient ma consolation. Je n'espèrois plus rien que de la mort, & de mon desespoir. Pour surcroît de douleur, je perdis ma Mère, dont la mort m'affligea d'autant plus vivement, que ses conseils & sa prudence soutenoient merveilleusement Mad. de H... & la timide Delphine. L'une & l'autre partagèrent ma douleur sur la mort d'une personne qu'elles chérissoient tendrement. Leur amitié s'étoit formée, comme j'ai eu l'honneur de vous le dire, dans les malheurs communs de leurs familles, & elle s'étoit cimentée par des disgraces suivies. Il n'est guères de société plus douce, que celle que forme la Vertu malheureuse, & il n'en est pas surement de moins sujette aux caprices du tems. Si quelque chose fut capable d'adoucir la perte que j'avois faite, c'est qu'elle fut suivie de près par la mort du principal Auteur de nos disgraces, qui marqua quelque regret en mourant, des maux qu'il nous avoit causés. Son Confesseur, Jésuite pourtant, & le seul peut-être de cet Ordre qui ât jamais du bien à des Protestans, obligea ce Gentilhomme moribond à se désister de ses poursuites injustes sur la mort de son Fils. Delphine, en me mandant cette nouvelle, me donna quelque espérance de nous revoir bientôt, & de voir finir mon exil & sa captivité. Ce Parent é-

toit en effet le plus puissant & le plus riche
d'entre nos Parties, & il étoit apparent
que les autres suivroient son exemple &
nous abandonneroient à notre destinée.
Ces idées cependant me parurent trop fla-
teuses, pour m'y livrer. Mon cœur, accoutumé à gémir & à soupirer, n'osoit
plus rien espérer d'heureux; & comme
ceux qui sont dans le malheur, ne sont
que trop ingénieux à se tourmenter, je
ne regardois tout ce que la Frelle me
mandoit, que comme des raisons générales de consolation pour adoucir mes
ennuis. Je me trompois, & j'éprouvai
peu après le contraire. Mr. *de St...* me
tint parole, au moment que j'y pensois
le moins. La mort de l'Empereur lui
en fournit l'occasion. Le Prince Eugène, qui en reçut la nouvelle en - deçà
de Nuremberg, continua sa route vers
le Haut Rhin, & vint s'aboucher avec
les trois Electeurs, de Trèves, Mayence & Palatin. Mr. *de St....* qui l'accompagnoit & qui en étoit très consi-
déré, saisit cet instant pour demander
lui-même ma grace à Mr. l'Electeur. La
déclaration & la mort du Père de mon
Rivail en facilitoit les voies. Mr. l'E-
lecteur, occupé en ce moment d'affaires
plus importantes, eut la bonté de finir
la mienne, & de signer ma Grace. Les
Dames furent mises en liberté, & les
procédures anéanties. J'étois encore à
l'Armée, quand j'en appris la nouvelle.

D 7

El-

Elle me combla de joie , & je brulois
d'impatience de revoir ma chère Delphine , ravi d'ajouter à ma tendreſſe
pour elle , le mérite de tant d'années
d'exil pour lui prouver ma conſtance
& ma fidélité. Ce que je devois à mon
amour & à mon emploi, excita en moi
des ſentimens ſi oppoſés, qu'il m'étoit
difficile de les concilier. L'intèrêt de
mon cœur me rappelloit auprès de mon
Amante ; l'Honneur & la Gloire me re-
tenoient au Camp ; & quelque vive que
fût ma tendreſſe, je ne croyois pas pouvoir demander mon congé. Mon Ami
me tira de cet embarras. Il me préſenta au Prince Eugène , lorſqu'il fit la
revue des Troupes à Raſtad , & m'obtint la permiſſion de quitter le ſervice
après la Campagne , pour aller mettre
ordre à mes affaires. Elles demandoient
effectivement ma préſence ; la détention
de ma Mère, ſa mort, & l'arrêt qui a-
voit été mis ſur la plupart de mes Terres pour l'aſſurance des fraix de la pour-
ſuite intentée contre moi , y avoient
cauſé un grand dérangement : mais ce
qui m'occupoit le plus , étoit le deſir
de revoir mon aimable Frelle.

Dès que je me vis libre, j'allai droit
au Château de H.... qui étoit la demeure ordinaire de la Baronne. J'y fus
reçu avec la tendreſſe la plus vive, &
j'éprouvai encore, qu'un amour malheureux a bien ſes dédommagemens & ſes
dou-

douceurs, quand la conſtance en fait le
lien. Les obſtacles ne ſervent qu'à en
reſſerrer les nœuds, & le ſouvenir des
maux que l'on a ſoufferts, donne un
nouveau prix aux ſoupirs des Amans.
Delphine me tint un compte exact des
dangers que j'avois courus, & me fit
un tendre récit des allarmes que ſon
cœur avoit éprouvées dans les occaſions
périlleuſes où mon amour m'avoit expoſé. Nous paſſions les jours à nous raconter tout ce qui s'étoit paſſé dans nos
cœurs, depuis le moment fatal de notre ſéparation, & nous trouvions une
douceur infinie dans les pleurs que ce
cruel ſouvenir nous faiſoit verſer encore. Celui de ma Mère qui avoit ſuc-
combé à ſes ennuis, nous fit répandre
des larmes plus amères. Cependant la
Baronne, après avoir donné quelque
tems à nos tranſports, fixa notre hymen, & nous le fit enviſager comme
prochain. J'allai ſur mes Terres, mettre quelque ordre à mes affaires, afin
de n'avoir plus à m'occuper que de ma
tendreſſe. Hélas ! Meſſieurs, je n'étois
pas encore ſi près du terme de mes
ſoupirs; & il étoit décidé qu'il s'éloi-
gneroit, à meſure que je paroîtrois y
toucher !

Madame de H... qui juſques-là avoit
ſupporté tant de disgraces ſans que ſa
ſanté en eût ſouffert, tomba tout à coup
dans une maladie ſi violente, qu'elle nous
ſit

fit craindre pour fa vie dès les prémiers
jours. Son mal fe calma pourtant, &
dégénéra dans une langueur mortelle :
une fièvre lente qui ne la quittoit pas,
acheva de détruire fa fanté, & fixa l'humeur fur la moitié de fon corps ; en forte que depuis la ceinture jufqu'aux pieds,
elle fe vit attaquée d'une efpèce d'Hydropifie qui la rendoit comme paralytique. Elle paffa tout l'Hiver dans cet état,
fans qu'aucun remède pût la foulager. Il
eft aifé de comprendre quelles furent
les allarmes de la Frelle pour une Mère
qu'elle adoroit. Le fentiment de fa tendreffe pour elle, l'emporta fur ceux de
fon amour, & il ne fut plus queftion
d'autre chofe que du foin de cette Mère
fi chère. Notre hymen par-là fe vit encore reculé, & quoique la Baronne parût le fouhaiter, fa Fille ne crut pas qu'il
lui fût permis d'y penfer dans ces triftes
circonftances. Uniquement attentive au
rétabliffement de fa tendre Mère, elle
confulta tous les Médecins de l'Empire
fur fon mal. La plupart d'entre eux lui
ordonnèrent les Bains d'Aix, comme u-
nique & dernier remède. L'état de la
Malade ne permettoit pas ce voyage
alors. Le Printems néanmoins adou-
ciffant fes maux, elle réfolut de l'entre-
prendre, & partit avec fa Fille. Il étoit
naturel que je les accompagnaffe : la
Baronne cependant ne put y confentir,
quelque inftance que je fiffe ; & foit fcru-
pule,

pule, ou pressentiment de sa part, je
fus obligé de céder à ses répugnances;
bien résolu toutefois d'aller les rejoindre incessamment.

La Malade n'y eut pas été huit jours,
qu'elle se trouva mieux. L'effet des prémiers Bains lui fut si salutaire, qu'elle ne
desespéra plus de guérir. Cette nouvelle si chère à mon amour, me combla
de joie, & j'en pris occasion de me rendre aussi-tôt en cette Ville pour l'en
féliciter. Je voulus même me donner
le plaisir de surprendre les Dames. Elles furent en effet étonnées de me voir
arriver. La Frelle en fut émue & pâlit en me voyant, par un pressentiment
peut-être du malheur qui nous menaçoit
tous deux. Car enfin, Messieurs, poursuivit le Comte, j'approche de l'évè-
ment fatal qui troubla pour toujours le
bonheur de ma vie. Etoit-il naturel
que je le prévisse dans un lieu où tout
respire la joie, & dans une circonstan-
ce qui ranimoit en moi l'espoir le plus
doux? Je me voyois auprès de mon A-
mante, sans que rien partageât notre
tendresse. Chaque jour augmentoit mes
espérances. La santé de la Baronne é-
toit considérablement changée; elle
commençoit à marcher; son Hydropisie
se dissipoit à vue d'œil; & elle, qui depuis six mois n'avoit pu faire un pas,
pouvoit en s'appuyant sur quelqu'un aller jusqu'à la Fontaine qui est de l'autre
côté

côté de cette Place. Nous logions, dit le Comte, en cette même maison où nous sommes, & il y avoit fort bonne compagnie. Le jeune Prince de .'. . . y logeoit aussi, & quoique peu riche, & Cadet de fa Maison, il y faisoit une assez belle dépense. J'eus l'honneur de le saluer dès le lendemain de mon arrivée, & il m'invita à le voir souvent. Il avoit avec lui un Ecuyer qui paroissoit homme de mérite, & dont la conversation étoit exrèmement séduisante. Le Prince avoit fait plusieurs politesses à la Baronne, qui s'étoit excusée de recevoir fa visite, à cause de ses infirmités. Le prétexte cessant lorsqu'elle vint à fe trouver mieux, elle ne put s'en défendre avec bienséance. Le Prince sachant qu'elle étoit descendue à la table commune, y vint aussi manger; il lui donna la main pour rentrer dans son apartement, & comme il faisoit mauvais tems ce jour-là, on lui proposa une partie de Jeu, & il fut si satisfait de la compagnie, qu'il demanda la permission d'y revenir. Il paroissoit charmé de l'esprit de la Mère, & ne l'étoit pas moins des traits & des manières nobles de la Frelle. Elle lui parut mériter des attentions particulières, & malgre l'usage établi ici d'en conter à toutes les Dames, il distingua si fort la Frelle de toutes celles qui étoient aux Eaux avec nous, que les autres fe plaignirent de la froideur du Prince.

ce. Pour moi, bien sûr du cœur de mon Amante, je ne m'avisai point d'en prendre le moindre ombrage ; & bien loin d'en être jaloux, je m'applaudissois de la jalousie des autres Dames, dont le dépit relevoit à mes yeux le triomphe de Delphine. Je vous avouerai même, que par un caprice assez rare aux Amans, je me sentois intérieurement flatté de la distinction que le Prince marquoit à la Frelle ; & ce sentiment, qui eût été en d'autres l'effet d'une coupable indifférence, étoit en moi la suite d'une tendresse également délicate & violente. Le véritable Amour est infini dans ses dédommagemens !

Il est vrai que les manières du Prince à l'égard de Delphine étoient si mesurées, que l'on auroit eu peine à distinguer à qui, de la Mère ou de la Fille, il s'attachoit le plus. Ses assiduités avoient tout l'air d'un homme qui cherchoit à s'amuser agréablement, & qui bornoit ses plaisirs à celui de la conversation. Cependant, comme il étoit naturellement galant, il se faisoit une étude de divertir tout ce qui l'environnoit. Sa naissance d'ailleurs & son nom le mettant au-dessus de tout ce qu'il y avoit alors à Aix, il s'étoit en quelque sorte rendu maitre des plaisirs, & les avoit comme enchainés auprès de lui. Outre les Bals publics, il en donnoit de particuliers, & c'étoit presque chaque jour une Fête

nouvelle. La Baronne y paroiſſoit quelquefois avec ſa Fille , & le Prince ne
manquoit jamais de les diſtinguer & de les
entretenir. Il offrit même pluſieurs fois
le Bal à Delphine, qui le refuſa toujours
ſous prétexte de l'indiſpoſition de ſa
Mère. La délicateſſe , ou plutôt la vertu ſévère de la Frelle refuſa auſſi toutes
les Fêtes que j'aurois voulu lui donner ;
quoique les engagemens connus que nous
avions l'un & l'autre, euſſent pu autoriſer cette préférence à mon égard. La
prudente Frelle , qui connoiſſoit mieux
que moi le Prince par les aveux qu'il lui
avoit faits , & qu'elle me cachoit par
diſcrétion , demeura ferme dans la réſolution de n'accepter aucun Bal. Elle ne paroiſſoit même qu'à regret dans
les Aſſemblées. Le Prince étoit fort réſervé de ſon côté , mais toujours fort
aſſidu chez la Baronne , ne manquant jamais de ſe trouver à la Gallerie & ſur
l'Eſplanade, quand la Frelle y étoit avec
nous, pour avoir occaſion de l'entretenir : tandis que pour ne pas paroitre jaloux , je m'arrêtois quelquefois avec
l'Ecuyer, dont la converſation étoit bien
la plus amuſante que j'aye jamais trouvée.

La Baronne n'ignoroit pas l'inclination
du Prince pour ſa Fille ; mais elle la regardoit du même œil que moi, & plutôt comme une galanterie paſſagère, que
comme une paſſion ſérieuſe. Elle en

com-

comprit même fi peu le danger, que quoique fon Hydropifie fût entièrement diffipée au bout de cinq femaines de féjour à Aix, elle réfolut d'y refter encore un mois, par l'avis des Médecins, pour affurer mieux fa guérifon. Ce parti ne plut ni à la Frelle, ni à moi, malgré l'ardeur avec laquelle nous fouhaitions tous deux fon rétabliffement. Je ne defirois rien tant que fon retour, parce qu'il devoit être le terme de mes foupirs ; & il ne faloit pas une raifon moins puiffante pour vouloir quitter un féjour, où tout m'eût retenu fi j'avois eu le cœur libre, moi fur-tout qui avois vécu jusques-là dans l'exil & les ennuis. Delphine avoit auffi une impatience extrême de quitter Aix, parce que, comme elle me l'a depuis avoué, elle voyoit bien que la paffion du Prince étoit beaucoup plus vive qu'elle ne paroiffoit. Elle n'ofoit pourtant en marquer fa défiance, foit par la crainte de m'allarmer, foit de peur que fa Mère n'attribuât fes fcrupules à fon impatience. En effet, je la voyois quelquefois s'affliger de la prolongation de notre féjour. J'avois befoin moi-même de tous les égards que je devois à Made. de H . . . pour ne pas trop lui marquer combien je defirois fon retour. J'étois fortifié dans ces fentimens par l'adroit Écuyer, qui fe plaignoit fouvent à moi du tems que fon Maître perdoit à Aix, tandis que

ce

ce Prince avoit des affaires preffantes
à Mayence; & nous nous en confolions
en maudiffant la Charlatanerie des Médecins, qui voudroient retenir ici leurs
Malades toute l'année. Le Prince partit cependant quinze jours avant nous,
& invita les Dames à paffer à Mayence, où il feroit, offrant de leur procura tous les plaifirs de cette Ville, & de
les préfenter à la Cour. Elles l'en remercièrent ; mais il me fit promettre de
le voir en paffant, & fon Ecuyer m'en
preffa avec des inftances fi particulières, que je crus que les honnêtetés que
j'en avois reçues, m'engageoient à cette civilité   Hélas! que les gens fincères font fouvent les dupes de leur politeffe !

Quoique le départ du Prince eût presque éteint à Aix tous les plaifirs, qui
languiffoient déja beaucoup parce que
la prémiere Saifon étoit paffée, & qu'il
y reftoit peu de monde ; il me parut que
Delphine étoit plus libre & plus gaie.
Comme les Amans fe rapportent tout à
eux-mêmes, je crus bonnement qu'elle
vouloit me cacher fes ennuis, pour ne
pas augmenter mes impatiences. Il eft
vrai que fa Mère voyant fa fanté parfaitement rétablie, avoit enfin fixé fon
départ pour le commencement du mois
d'Aôut. L'Ecuyer du Prince m'écrivit
fur la fin de Juillet, pour me prier de
lui mander précifément quand je pour-

rois

rois paſſer à Mayence , parce que la vivacité de ſon Prince qui formoit tous les jours de nouvelles parties, pourroit le priver du plaiſir de nous revoir, ſi je ne lui en mandois exactement le jour. Je lui marquai celui de notre départ, & l'ordre de notre route, en l'aſſurant que je ne pourrois être à Mayence que quelques heures, parce que je devois rejoindre les Dames à Francfort.

Conſéquemment à ce projet, nous primes la route de Coblentz, où nous nous arrêtames deux jours, pour voir en paſſant les jolies Fontaines de *Tuniſlène*, qui ſont fort célèbres par leurs Eaux minérales L'Ecuyer y arriva deux heures après nous, & vint faire mille politeſſes aux Dames de la part du Prince ſon Maitre , qui les invitoit fort de paſſer à Mayence. Elles l'en remercièrent civilement, & la Frelle ſur-tout marqua un vif empreſſement d'arriver chez elle. L'Ecuyer ne partit qu'avec nous, & quand nous fumes prêts à quitter la route qui pouvoit nous mener à Mayence, il renouvella ſes inſtances. Il trouva les Dames inflexibles, & me preſſa du moins de venir ſaluer le Prince. Je voulus m'en défendre auſſi ; mais par une fatalité inexplicable, Delphine & ſa Mère me firent voir la néceſſité de cette démarche, qui fit notre malheur. Je m'y ſoumis à regret ; je leur laiſſai mon Valet de chambre pour les accompagner , & je
pris

pris en toute diligence la route de Mayence avec l'Ecuyer. Nous ne trouvames
point le Prince chez lui, quoique l'E-
cuyer eût dépêché son Valet la veille
pour l'informer de la route des Dames,
& de ma visite. Son absence me fit
croire qu'il s'étoit piqué de leur refus,
& qu'il vouloit s'en venger sur moi en
refusant à son tour de me voir. Je n'y
fus cependant que médiocrement sensible ; car quelque chose que son Ecuyer
fît pour m'ôter cette idée, & me retenir
dans l'espèrance que le Prince arriveroit
incessamment, je voulus repartir sur
l'heure. Je ne sai quel secret pressentiment me faisoit compter & regretter les
momens que je perdois en cette Ville.
Tout m'y paroissoit triste & lugubre ;
j'étois distrait & pensif, & le trouble de
mon imagination me permettoit à peine
de chercher la cause de la tristesse involontaire qui m'accabloit. Un frémisse-
ment intérieur vint m'annoncer plus clairement le coup affreux que mon cœur
alloit recevoir. Je ne sai, Messieurs, si
vous n'avez jamais éprouvé de ces troubles prophétiques, que l'on sent quelquefois à la veille d'un évènement malheureux. Pour moi, sans vouloir décider
si ce sont les effets de la Nature ou de
l'Instinct, ou si ce sont des avis d'une
Intelligence bienfaisante, je sai du moins
par une funeste expérience, qu'ils sont
rarement trompeurs. Aussi ne tardai-je
pas

pas à demander mes chevaux pour reprendre la route de Francfort, & rejoindre l'Objet de mon amour. L'Ecuyer, qui s'apperçut de mon trouble par
l'altèration de mon visage, ne sachant
qu'en penser, s'offrit à m'accompagner,
pour prolonger , disoit-il, par ce moyen une visite que j'abrègeois trop. Ma
tristesse me suivit dans la route ; je parlai peu : j'avois le cœur serré, & je ne
tardai pas à voir expliquer ses justes allarmes.

Quand nous eumes marché environ
une heure , je priai l'Ecuyer de ne pas
s'eloigner davantage, & je le remerciai
de sa politesse. Je m'arrêtai même pour
prendre congé de lui, afin de pouvoir avancer plus vite. Dans le moment que nous
nous faisions des civilités réciproques,
mon Valet me fit remarquer des voitures arrêtées dans un fond , & des Cavaliers autour qui paroissoient fort occupés. La prémière idée qui me vint,
fut que c'étoit peut-être une troupe de
Voleurs qui insultoient des païsans.
L'Ecuyer me confirma dans cette idée,
& voulut me persuader de retourner sur
nos pas pour ne pas nous exposer. " Non,
,, non, lui dis-je en piquant mon cheval;
,, il faut aller secourir ces malheureux
,, quels qu'ils soient ; " & je continuai
ma route. L'Ecuyer, qui avoit des raisons
également fortes pour m'arrêter & pour
me suivre, me crioit que j'allois peut-

Tome I.   E   être

être à la mort. Il ignoroit, hèlas! qu'il fût si proche de la sienne! J'avançai toujours, & ce que je ne faisois d'abord que par un sentiment de générosité, je le fis bientôt par le sentiment de la plus vive tendresse. Je n'eus pas fait dix pas, que je vis distinctement une Dame que l'on tiroit avec violence d'un carosse, & je crus reconnoitre la livrée de la Baronne. L'amour éclairant tout à coup le trouble de mon cœur, me fit craindre pour ma chère Delphine. ” Ciel! m'é-
,, criai-je, serois-je donc trahi? mes
,, yeux ne me trompent-ils pas, & se-
,, roit-ce bien Delphine? Ah! mon cœur
,, ne me le dit que trop! Allons, dis-je
,, à l'Ecuyer, allons, Monsieur, venez
,, m'aider à sauver mon Amante. ” Et sans attendre sa réponse, je pousse mon cheval, je cours à toute bride, suivi de mon Valet; & porté pour ainsi dire sur les ailes de l'amour, j'arrive auprès des voitures. Mais quel spectacle pour un Amant! Je vois la Baronne évanouïe sur l'herbe, son Cocher arrêté, un Valet tué, & l'aimable Frelle entre les mains de trois hommes qui se disputoient sa possession. Mon Valet de chambre, garçon fort & résolu, la tenoit entre ses bras, tandis que deux autres tâchoient de la lui arracher pour la jetter dans une voiture qui étoit auprès d'eux. Mon prémier mouvement fut de tirer mes pistolets; mais la crainte de blesser l'Objet de mon amour, suspen-
dant

dant ma fureur , je laiſſe mes armes , je me jette dans la mêléc , & j'implore le ſecours de l'Ecuyer , qui arrivoit dans l'inſtant. Quelle fut ma ſurpriſe , quand je vis le traitre tourner contre moi , & ſe joindre aux Raviſſeurs ? Je reconnus alors le Prince , & j'en fus outré. Cependant, moins attentif à la perfidie de l'un & de l'autre , qu'aux moyens de ſauver Delphine , je lutte contre eux , je jure de n'épargner ni mon ſang ni le leur , pour conſerver mon Amante ; je menace le Prince même , je viens à bout de l'écarter , quoiqu'il fût le plus ardent ; & à l'aide de mon Valet de chambre , j'enlève mon adorable Frelle , & charmé de ma victoire , j'allois la remettre à ſa Mère déſolée : le perfide Ecuyer , ſentant alors toute la noirceur & la honte d'une action que mon ardeur rendoit inutile , & craignant avec juſtice toute la vivacité de mon reſſentiment , crut devoir le prévenir. Le lâche, par le trait le plus noir qui fut peut-être jamais , tire ſon piſtolet derrière moi , me bleſſe à la tête , & me fracaſſe l'épaule. Ce coup me renverſa ; & comme je tenois encore Delphine entre mes bras , je l'entrainai dans ma chute. Elle tomba ſous moi toute évanouïe , & fut dans un moment toute couverte de mon ſang. Le Prince qui l'aimoit véritablement , la croyant ſans vie, fut au deſeſpoir de ce funeſte coup; & dans la fureur que lui cauſa l'idée de notre

E 2

mort,

mort, il court fur fon Ecuyer , le perce fur le champ , le tue, & m'épargna
par fa vengeance la honte de fouiller
quelque jour mes mains dans un auffi
lâche fang. Le fpectacle fanglant de deux
Amans dont il fe reprochoit la mort ,
avoit fans doute réveillé fa générofité ,
& l'avoit preffé de venger les funeftes
fuites de fa paffion, fur celui qui étoit l'auteur du mal. On dit qu'en effet le Prince
s'attendrit à la vue de nos malheurs ;
on le vit prêt à fe percer lui-même pour
les expier ; & fes gens eurent une peine
infinie à le defarmer. Il fe jetta même aux
pieds de la Baronne pour lui demander
la mort comme une grace, & lui marqua les regrets les plus vifs fur le desordre qu'il avoit caufé par fon imprudent amour. Confus enfin de ne pouvoir vivre avec dignité, ni mourir avec
honneur , après une action fi perfide,
il fongea à fe dérober aux reproches de
la Baronne , & aux horreurs d'un crime
qu'il n'avoit pas cru pouffer fi loin.   Il
partit en maudiffant les déteftables confeils de fon Ecuyer , dont il fit mettre
le cadavre & celui du Valet tué dans la
chaife qui avoit été deftinée à Delphine :
il les fit apparemment reporter à Mayence, où il s'enfuit à toute bride, dans
l'idée de notre mort.

Mes gens , occupés à me fecourir, ne
fongèrent pas même à l'arrêter.   Mon
évanouiffement duroit toujours , & le
fang

fang que j'avois perdu augmentoit ma foiblesse. On me transporta dans le carosse de la Baronne jusqu'au prochain village, & les douleurs que l'on me fit souffrir pour m'y porter, rappellèrent ma connoissance. Le prémier usage que j'en fis fut de demander Delphine, que je ne trouvois plus entre mes bras ; & comme le desordre de mes sens étoit extrème, je fus longtems à la reconnoitre, quoique je fusse appuyé sur ses genoux. Le plaisir de la revoir vainquit pour quelque tems le sentiment de mes douleurs, & adoucit celles que mon Valet de chambre, qui savoit un peu la Chirurgie, me fit souffrir, pour panser mes plaies à sa manière. Dès qu'on fut venu à bout d'arrêter le sang, on fit venir une litière de Francfort, & nous en primes la route. J'étois fort mal quand j'y arrivai. On s'apperçut pourtant quelques jours après, que mes blessures n'é-toient pas mortelles ; j'en guéris en effet au bout de trois mois. Pendant tout ce tems, ma chère Delphine & sa Mère ne me quittèrent pas un seul moment, & adoucissoient mes douleurs par l'espoir de notre union prochaine, & les marques de la plus vive tendresse. Elles n'é-toient pas moins occupées à calmer le ressentiment que j'avois contre le Prince, à qui je méditois d'envoyer un Cartel respectueux, dès que je serois rétabli. Mais soit que le Prince fût las de verser du

sang , ou qu'il se crût obligé de me faire une juste satisfaction , il me prévint par d'amples excuses , dès qu'il fut informé que nous vivions. Il envoya chez la Baronne un Gentilhomme qualifié , pour lui marquer la joie qu'il avoit d'apprendre que nous étions échapés à la barbarie de son lâche Ecuyer , & la fit prier de rejetter ces malheurs sur la passion violente que le mérite & la vertu de la Frelle lui avoient inspirée. Le Gentilhomme étoit aussi chargé d'une Lettre fort civile pour moi , dans laquelle le Prince marquoit , " qu'au cas que je ne trou-
„ vasse point ses excuses suffisantes , il
„ se croyoit obligé en honneur de m'a-
„ vouer qu'il ne prétendoit pas en me
„ les faisant , se dispenser de me don-
„ ner par-tout ailleurs la satisfaction que
„ j'exigerois de lui ; & qu'il seroit tou-
„ jours prêt à m'en faire raison , mal-
„ gré la différence de nos qualités :
„ Qu'enfin il s'estimeroit heureux de me
„ prouver au péril de sa vie , les regrets
„ infinis qu'il avoit d'avoir troublé le
„ repos & l'union de deux personnes
„ qui méritoient un sort plus doux. " Il avoit compris comme moi , que la violence qu'il nous avoit faite , étoit de nature à ne pouvoir se laver que dans son sang ou le mien. Cette cruelle extrémité faisoit trembler la tendre Delphine, qui sut se servir à propos de l'état incertain de ma plaie, pour me faire sacrifier ma vengean-

•geance aux loix du Chriftianifme. Elle tira
parole de moi, que par amour pour elle
j'oublierois l'injure du Prince. Le Gentilhomme qui étoit venu de fa part retourna
lui porter cette affurance, & il continua
d'écrire à la Baronne pour lui renouveller
fon eftime & fes regrets.

Cependant mes plaies fe guérirent,
& au bout de trois mois je me vis en é-
tat d'agir, & affez bien rétabli, excepté que mon bras étoit roide & fans mouvement, tel que vous le voyez encore.
Cette infirmité ne diminua point l'a-
mour que la tendre Delphie m'avoit juré.
Tout ce qu'il y avoit de déplaifant dans
les triftes fuites d'une bleffure que j'avois
reçue pour elle, ne fit que me rendre
plus cher à fes yeux. La Baronne, qui
de fon côté partageoit nos fentimens,
crut qu'elle devoit enfin couronner nos
foupirs, & conclut notre hymen. Il fe
célébra à Francfort même, & nous retournames fur nos Terres, où le refte de
l'Hiver fe paffa en plaifirs & en réjouif-
fances. Ma chère Epoufe m'accabloit de
careffes, & croyoit ne pouvoir jamais
m'en faire affez, pour me dédommager
des contre-tems qui avoient traverfé notre amour. Il eft aifé de comprendre
les douceurs qu'eut pour nous une u-
nion fi longtems defirée. Rien n'égaloit
nos tranfports. Chaque jour nous enflâmoit davantage, & notre tendreffe
croiffoit avec nos innocens plaifirs. Le

E 4   fou-

souvenir de tant de maux qui les avoient
retardés, sembloit en augmenter le prix.
Nos anciens soupirs, la douleur même que
ma blessure me faisoit ressentir de tems
en tems , loin d'émousser la vivacité de
notre ardeur, ne faisoit qu'en augmenter les transports. Nous réunissions la
tendresse des Amans, & les douceurs de
l'Hymen. Rien enfin ne manquoit à nos
desirs ; car avant la fin de l'année , ma
chère Comtesse me donna un Fils qui
nous combla de joie. Qui n'eût cru que
mon bonheur étoit inébranlable ? Je ne
tardai pourtant pas à prévoir qu'il finiroit bientôt. Mon Epouse eut peine à
se rétablir , & insensiblement elle tomba
dans une langueur mortelle. Malgré les
efforts qu'elle faisoit pour me cacher le
mal qui la minoit , je m'apperçus qu'elle
diminuoit tous les jours. Au bout de six
mois elle fut attaquée de divers accidens, qui la jettèrent dans une foiblesse
extrème. Tous les Médecins du pays é-
puisèrent inutilement leur Art pour la
guérir , & convinrent que son mal venoit d'un fond de mélancolie. Je fis tous
mes efforts pour l'en tirer , sans avoir
un plus heureux succès. Je mis tout en œuvre pour en découvrir au moins la cause,
& ma chère Comtesse m'avoua enfin ,
que le souvenir de son enlèvement l'af
fligeoit toujours malgré elle , & qu'elle
n'étoit point maitresse de se défaire de
la crainte qu'il n'eût quelques suites fu-
nes-

neftes pour moi. Je lui promis de nouveau de n'en jamais tirer vengeance.
Mais le mal étoit fait. On revient rarement d'une première impreſſion, ſur-tout
lorſque la tendreſſe & la mélancolie s'en
mêlent. Delphine abrègea ſes jours par
la crainte de voir troubler les miens.
Hèlas ! j'avois immolé à la tranquillité
de ſa vie jusqu'au moindre reſſentiment ; & celui des bleſſures que j'a-
vois reçues pour elle , n'étoit point capable de le réveiller. Quelque choſe enfin que je puſſe lui dire pour la raſſurer ,
il me fut impoſſible de calmer ſes inquiétudes ;& j'eus l'affliction de la perdre.
Elle expira en me conjurant encore d'oublier l'injure que le Prince m'avoit faite,
& en m'aſſurant quelle n'avoit jamais
ſoupiré que pour moi.

Vous comprenez, Meſſieurs , nous dit
le Comte en s'attendriſſant, la plaie que
cette perte irréparable fit à mon triſte
cœur. Ce coup renouvella tous ſes maux
paſſés. L'idée des plaiſirs que j'avois goû-
tés dans la poſſeſſion de mon aimable
Delphine, me devint auſſi douloureuſe
que le ſouvenir de mes traverſes eut
autrefois de douceurs , lorſqu'un plus
heureux ſort nous avoit réunis. Mon
bonheur paſſé me paroiſſoit un ſonge.
Hèlas ! il avoit ſi peu duré, que je ne
pouvois le regarder que comme une illuſion. Je ne pouvois me figurer que mon
Epouſe n'étoit plus. Je l'appellois ſouvent, je la cherchois ; & dans le des-

E 5 ordre

ordre de mon imagination, je croyois quelquefois lui parler. Le retour de ma Raison ne servit qu'à m'affliger davantage, en me rendant plus sensible à mon malheur. Cette perte trop réelle me rendit inconsolable. Ma douleur tint du desespoir, & je fus plusieurs jours sans vouloir songer à ma conservation. Je me répandis en plaintes & en regrets, je m'abandonnai aux larmes; & mon affliction dérangea tellement ma santé, que je n'ai trainé depuis qu'une vie languissante & douloureuse. L'absence éternelle de Delphine me rappellant incessamment l'évènement funeste dont le souvenir seul avoit causé sa mort, me retraçoit aussi à tous momens l'impression de mes blessures. Mon imagination fixée sur ces lugubres objets, réveille encore chaque jour mes douleurs, qui toutes vives qu'elles sont, ne sont pas comparables à tout ce que mon cœur a souffert dans cette cruelle séparation. Une si belle union devoit-elle si-tôt finir, & méritoit-elle d'être aussi malheureusement traversée par l'aveugle violence d'un jeune Prince! Triste fruit de la confiance & de la sécurité, avec lesquelles je l'avois moi-même introduit chez Mad. la Baronne de H . . . .! Voilà ce que m'a valu le voyage d'Aix, où les mouvemens de la plus innocente tendresse m'avoient amené. Mais qui pourroit éluder ou pénétrer les Arrêts du Ciel? S'il étoit décidé que je trouverois la mort dans

le

le sein des plaisirs, ma destinée me paroit bien remplie. La mort me seroit plus douce que le souvenir continuel de mes maux. N'est-il pas fatal que je sois obligé d'en venir encore chercher l'adoucissement dans un lieu où ils prirent naissance, & où tout me les retrace? Quant au Prince, je lui dois la justice de croire qu'il n'a jamais prévu les maux qu'il devoit nous causer, & j'ai su qu'il a paru presque aussi affligé que moi de la mort de mon Epouse, quand il en a appris les circonstances. Aussi lui ai-je pardonné tout, par respect pour la mémoire de ma chère Comtesse. Tant de malheurs imprévus m'ont forcé de reconnoitre qu'une Puissance supérieure les avoit ordonnés : & plût au Ciel que j'eusse été l'unique victime des sanguinaires divisions de nos Ancêtres, dont ces tristes évènemens ont été la suite, & peut-être la punition!

Je comprens, Messieurs, poursuivit le Comte, que l'Histoire de mes disgraces est un peu déplacée en ce lieu, & que quand vous avez paru souhaiter d'apprendre l'origine de la blessure qui m'amène ici, vous n'avez pas compté sur un aussi triste récit. Il est la suite d'une conversation qui n'a peut-être eu de douceurs que pour moi : car quand on est aussi malheureux que je le suis, on se console en quelque sorte à le dire.

Dès que le Comte eut cessé de par-

ler,

ler, chacun de nous lui fit fur fes malheurs des complimens très fincères ,
& nous les accompagnames d'un million
de vœux pour fon rétabliffement & fa
confolation. Comme il étoit Allemand,
nous n'épargnames pas le vin dans les
fantés que nous lui portames pour l'é-
gayer. Cependant fa touchante Avanture nous fit faire à tous de grandes réflexions fur les maux que peut caufer
l'amour, même le plus innocent. Qui
croiroit, dit le Chevalier, qu'une paffion qui n'infpire que douceur & tendreffe aux cœurs qu'elle poffède, pût
les porter à ces violentes extrémités?
On en frémit, quand on y penfe de
fang-froid; & l'on ne peut s'empêcher
de reconnoitre, pour peu que l'on ait
été fenfible, que les funeftes fuites de
l'amour deviennent presque toujours
néceffaires, par une certaine combinai-
fon de fentimens & d'évènemens. Un
homme d'honneur offenfé dans l'Objet
de fa tendreffe, n'y peut être infenfible;
& cependant le plaifir de la vengeance
s'oppofe fouvent au fuccès de fon amour.
Il faut avouer, ajouta-t-il, que le cœur
de l'Homme eft un contrafte bien inexplicable, quand l'amour l'agite ! Il eft
fûr, dit Mylord M...., que l'Amour
& l'Honneur deviennent les Tyrans de
nos cœurs, dès qu'ils y veulent domi-
ner indépendamment l'un de l'autre.
Leur harmonie même la plus defirable
n'eft

n'eſt pas toujours fort heureuſe. Mr. le Comte en fait la preuve. Il a porté l'un & l'autre au plus haut point ; ſa tendreſſe pour un Objet qui la méritoit, & ſa juſte ſenſibilité à l'injure d'un Rival, ont peu d'exemples. Il ne lui en reſte pourtant que de triſtes ſouvenirs, & ſi quelque choſe peut l'en conſoler, c'eſt qu'il a ſuivi en tout les ſentimens du plus tendre Amour, & les loix du plus ſévère Honneur . . . Dans ces réflexions le Prince ne fut pas épargné ; chacun ſe réunit à blâmer ſes excès, & ſur-tout l'air de perfidie qui avoit paru dans l'enlèvement qu'il avoit médité. Sans cela, il n'y avoit rien que de naturel dans ſa paſſion pour un Objet aimable. Il eſt vrai que ſon Ecuyer demeura ſeul chargé parmi nous de ce noir complot, & il eſt apparent qu'il étoit de ſon invention. Auſſi nous louames tous la généreuſe équité du Comte, qui avoit bien voulu ſacrifier ſon reſſentiment à cette préſomption. Enfin nous agitames cette antique queſtion, *S'il ne ſeroit pas plus heureux de ſe défendre de l'amour, que de s'expoſer à ſes perfides douceurs ?* Ce Problème reſta indécis. L'affirmative pourtant pourroit l'emporter à mon avis, s'il étoit poſſible au cœur humain d'éviter ſa deſtinée en fait de tendreſſe, qui de toutes les paſſions eſt celle qui a des droits plus abſolus ſur lui.

Cette converſation aiant un peu diſſipé

les sombres idées du Comte, nous nous levames de table pour prendre l'air. Il étoit déja trois heures & demie, & tems de difposer de l'après-midi, parce que c'eft à cette heure que commencent les Vifites & les Affemblées à Aix-la Chapelle. On y a introduit cet ufage, afin que les Malades puiffent fe divertir, fans intèreffer le régime des Eaux ou des Bains. Le Chevalier propofa une promenade; mais comme je marquai quelque envie d'aller à l'Affemblée pour voir le monde qui étoit aux Eaux, le Comte s'offrit obligeamment à nous y accompagner. Il étoit connu de la Comteffe, qu'il avoit vue dans fon prémier voyage. Il avoit eu même autrefois, à ce qu'il nous dit, quelque liaifon avec le Comte fon Fils, qui eft à Duffeldorp à la Cour de l'Electeur: enfin il fe chargea de nous préfenter chez elle. Nous profitames de fes offres, & nous fortimes tous trois pour nous y rendre. En traverfant la Place, j'apperçus Don Nugnez qui nous falua d'un air à marquer quelque envie de nous joindre. Je le fis remarquer au Chevalier, & je dis au Comte que c'étoit-là cet Efpagnol dont je lui avois parlé en dinant. Il ne falut pas lui en dire davantage: les malheureux ont un attrait incroyable les uns pour les autres; ils fe fentent un fecret penchant pour ceux qu'ils foupçonnent de l'être, & ils fe recherchent mutuelle-

fement. Le Comte me marqua quelque regret d'avoir paffé fans le joindre. Je m'offris à mon tour de l'aller inviter de venir à l'Affemblée, bien fûr que je lui ferois plaifir, felon ce qu'il avoit marqué le matin. En effet, D. Nugnez parut charmé de ma propofition, & l'accepta. Le Comte vint au-devant de lui, & après quelques honnêtetés, nous continuames notre route. Le rang & l'extérieur de Don Nugnez fuffifoient fans doute pour lui donner entrée par-tout, & la grande Croix de *Calatrava* qu'il portoit lui fervoit affez d'Introducteur, dans une maifon fur-tout, où il ne faut pour être reçu qu'être Officier, ou paroitre feulement hors du commun. C'eft auffi fur quoi roula le compliment que le Comte de Wol ... lui fit. L'Efpagnol en parut flatté; cependant il marqua qu'il étoit charmé de nous avoir cette obligation.

Nous ne fumes pas des prémiers chez la Comteffe, il y avoit déja beaucoup de monde: l'Affemblée étoit brillante & nombreufe. Le Comte nous préfenta à Mad. de Golftein, qui nous reçut avec la politeffe qui lui eft naturelle. Elle nous affura que nous étions les bien-venus, & que dans le plaifir qu'elle fe faifoit de procurer aux Etrangers de diftinction quelque amufement, elle feroit charmée d'être utile à des perfonnes qui lui étoient préfentées par un Seigneur qu'elle eftimoit autant que le Comte de Wol...

Wol.... Cette Dame nous marqua véritablement beaucoup de regret de ce
que nous étions venus un peu tard. Les
parties étoient règlées, & il n'y avoit
pas d'apparence de nous mettre tous
quatre à une même table. Elle offrit
son jeu à chacun de nous en particulier;
elle voulut même envoyer chercher
quelques Dames pour nous faire une
partie. Enfin elle nous fit toutes les politesses imaginables, & nous eumes beaucoup de peine à l'engager à garder ses
cartes, & à continuer son jeu. Avec
des manières aussi polies, il n'est pas é-
tonnant que chacun s'empresse d'aller
chez elle. Aussi son Hôtel est comme
une petite Cour, pendant la Saison.
Tous les Etrangers se font un devoir de
s'y rendre, & l'on peut dire avec vérité, qu'elle fait les honneurs de la Ville, & qu'elle les fait bien. Sa maison
fait la ressource de tous ceux qui viennent à Aix: Il seroit seulement à souhaiter que tous les Etrangers eussent la
délicatesse de Don Nugnez, pour s'y
faire annoncer par quelque personne
connue; on seroit moins exposé à s'y
voir confondu avec des Avanturiers,
qui s'y sont plus d'une fois introduits à
son insu, sous le nom & l'apparence
d'honnêtes-gens.

Nous n'eumes pourtant pas lieu de faire cette réflexion la prémière fois; tous
ceux que nous y vimes, étoient gens de
quomma de
qua-

qualité & connus pour tels. Comme nous n'y étions proprement qu'en visite, nous ne primes d'intérêt au Jeu qu'autant qu'il en faloit pour connoitre les Joueurs. Nous parcourumes toutes les tables, pour saluer les Dames & tâcher de faire quelques connoissances. J'apperçus notre Baronne muette, qui jouoit avec son cher Mr. d'Art.... Elle me salüa avec un petit air de distraction, qui lui fit presque oublier qu'elle étoit muette; & me dit deux ou trois mots si bien articulés, que je ne pus m'empêcher de lui faire compliment sur sa guérison prochaine. Elle s'en défendit pourtant, & par signes, & avec son jargon ordinaire. Mr. d'Art.... me dit en effet, que la Baronne n'étoit pas guérie, mais que l'on commençoit à espèrer que l'usage de la parole lui reviendroit, parce qu'à l'aide des Eaux, & des fomentations qu'elle prenoit tous les jours sur la gorge en forme de *Douche*, sa langue se délioit peu à peu. J'en crus tout ce qu'il voulut; & je passai à une autre table, où j'apperçus une Dame fort éveillée. C'étoit la jolie Marquise de C...qui avoit épousé un vieux Capitaine de vaisseau, Homme très qualifié, mais infirme, estropié, & réduit à marcher avec une jambe de bois. Elle ne l'avoit pris apparemment que pour avoir un titre & un rang à Paris, où elle étoit née d'une famille très opulente, mais obscure. Le

plus

plus brillant de fes titres, c'eft que fon Père avoit été Fermier-Général, & lui avoit laiffé des biens immenfes, qui fervoient à relever la Maifon du vieux Marquis. Il l'envoyoit aux Eaux, pour affurer apparemment la fucceffion, que fon âge & fes infirmités rendoient fort incertaine. Le Chevalier fit connoiffance avec elle, parce que le Marquis avoit eu un Frère dans l'Ordre de Malthe, qu'il avoit fort bien connu. Cette jeune Dame étoit venue à Aix avec fa Mère, & l'une & l'autre paroiffoient extrèmement vives & occupées à plaire. Elles jouoient avec les deux Parifiens qui logeoient chez nous, & la Mère en paroiffoit fort charmée. La fatisfaction qu'elle en témoignoit, ne nous donna point fort bonne idée de fa conduite, & de fon goût. Il en faloit un bien extraordinaire, pour pouvoir s'accommoder de l'importun caquet de ces deux Jeunes-gens, qui quoiqu'également fots, avoient pourtant chacun leur ridicule à part. L'Ainé étoit un vrai Pédant, le Cadet faifoit le Petit-maitre ; & tous deux étoient d'une vanité infupportable. On la voyoit peinte dans leurs yeux, & tout étourdis qu'ils étoient, on remarquoit fur leur vifage qu'ils étoient fort fatisfaits de leurs perfonnes. Ils jouoient de fort mauvaife grace, & faifoient enfemble plus de bruit que le refte de l'Affemblée.

L'Ai-

L'Ainé qui prétendoit au Bel - esprit, ci-
toit à tous propos des vers d'*Ovide*,
d'*Horace* & de *Virgile*, qu'il n'avoit pas
encore eu le tems d'oublier depuis qu'il
étoit sorti du Collège. Il en faisoit une
application pitoyable. S'il perdoit, il
s'en consoloit par un *Dictum* de *Sénèque*;
s'il gagnoit, c'étoit la même chose: sa
conversation n'étoit qu'un mélange mal
cousu de Poëtes Latins & François,
qu'il assembloit sans raison. Il aimoit
les mots nouveaux, & se servoit d'expressions précieuses & inusitées. Il savoit son *Boileau* par cœur, & nous lui
en entendîmes réciter en jouant des
Pièces entières, qui charmoient la vieille Dame, à qui il ne disoit que des
douceurs savantes. Le Cadet, quoique
moins fat, n'étoit pas moins ennuyeux.
Il étoit plus éveillé, mais sa vivacité
alloit jusqu'à la brusquerie: persuadé de
son mérite & de ses graces, il croyoit
qu'il étoit du bel - air de brusquer l'a-
mour auprès des Dames. Sa galanterie
consistoit en mille petites pointes, &
autant d'équivoques très libres & souvent obscènes, qu'il se croyoit permis de
débiter. Incivil par système & par réflexion, il affectoit une impolitesse gros-
sière. Il se donnoit dans ses discours &
au jeu l'air d'un homme distrait, jouant
& parlant à tort & à travers. Il savoit s'étendre sur un fauteuil, croiser
les jambes, manier le curedent, re-

muer

muer la tabatière, caresser sa perruque, & orner ses périodes de quelques juremens, mieux qu'homme du monde. Avec ces belles qualités, il se flattoit de mettre à contribution toutes les Belles d'Aix. Il nous parut à la vérité que la petite Marquise ne s'en accommodoit que médiocrement ; mais comme elle n'étoit pas maitresse, elle se croyoit obligée sans doute d'avoir quelque complaisance pour le frère du Galant de sa Mère. La vieille Coquette y prenoit beaucoup plus de goût, à ce qui nous sembla, & nous en vimes assez pour croire qu'elle auroit fort souhaité qu'ils n'eussent pas été Frères. Quand le Cadet s'émancipoit un peu trop, elle se contentoit de lui dire d'un ton doucereux : *Eh fy donc, Chevalier* ; *taisez-vous, petit badin* ; & elle accompagnoit ces tendres reproches de cent minauderies enfantines, souverainement ridicules dans une vieille femme. Ce couple de Frères me fit souvenir du portrait qu'*Epictète* fait des Ecoliers de son tems. *Un Etudiant*, disoit ce Philosophe, *est un animal dont tout le monde se moque.* Aussi, après nous être divertis pendant une demi-heure à observer ce galant Quadrille, nous passames à un coin de la chambre pour examiner les autres Dames. Nous y vimes quelques Allemandes & des Suédoises, qui jouoient avec des gens de leur pays : mais comme elles ne parloient

loient que leur Langue naturelle, il nous
fut impoſſible de les aborder. Enfin a-
près être reſtés environ une heure chez
la Comteſſe, nous en ſortimes pour é-
viter de lier imprudemment des parties
qui n'étoient pas de notre goût.

Notre entretien roula auſſi-tôt ſur les
obſervations que nous avions faites :
nous nous communiquames nos réflexions ſur les belles Malades que nous a-
vions vues, & nous convinmes que ſi
tous ceux qui étoient aux Eaux cette
année, n'étoient pas plus infirmes que
ceux que nous venions de voir, l'Amour
pourroit y faire de plus grands miracles
que la Médecine. Cette idée nous mit
en belle humeur, & quoique nous ne
fuſſions point dans le goût de chercher
des avantures, nous nous fimes tous un
plaiſir malin de les obſerver, & de nous
divertir en Philoſophes, des intrigues
des autres. Le Chevalier ſe chargea d'obſerver la Mère de la jeune Marquiſe,
je promis d'étudier ma Baronne avec D.
Nugnez, & nous chargeames le Comte
du ſoin des Allemandes. Nous nous
promimes tous quatre de nous faire un
récit exact de nos découvertes, & cette
comique occupation nous a ſouvent divertis.

Après avoir ainſi réglé nos Départe-
mens, le Chevalier qui aimoit beaucoup
la promenade, nous propoſa de faire le
tour du rempart, pour reſpirer le bon
air

air & connoître l'étendue de la Ville. Nous n'avions rien de meilleur à faire, la partie nous plut, & nous cherchames la porte la plus prochaine de la Ville, pour en commencer le tour. Il est assez long, & l'on ne peut le faire qu'en deux heures. Quand on vu la propreté des remparts des Villes de Flandre, ou la netteté de l'enceinte des plus petites Villes de Hollande que les gens du pays appellent *les Cingles*, on ne peut avoir que du dégoût pour ceux d'Aix. Il faut avoir envie de se promener, & manquer de promenades, pour choisir celle-là. Elle est même fatiguante, parce que le terrein est inégal, & que dans la construction des murailles, l'Art n'a point corrigé la Nature; on a scrupuleusement laissé les Tertres & les Eminences qui se trouvoient dans son enceinte, & quoiqu'on ait relevé considèrablement le rempart avec les terres sorties des fossés secs & profonds qui l'environnent, il y a des endroits où il est si haut qu'il semble qu'on soit sur une petite Montagne. Il est vrai que quand l'on y est parvenu, on respire un air charmant & dégagé des vapeurs sulphureuses dont les égoûts des Bains remplissent la Ville. On la voit elle-même en son entier, on en distingue les rues, les principaux édifices & les jardins qui sont innombrables. De l'autre côté l'on jouit des charmantes vues de la Campagne, qui sont in-
fini-

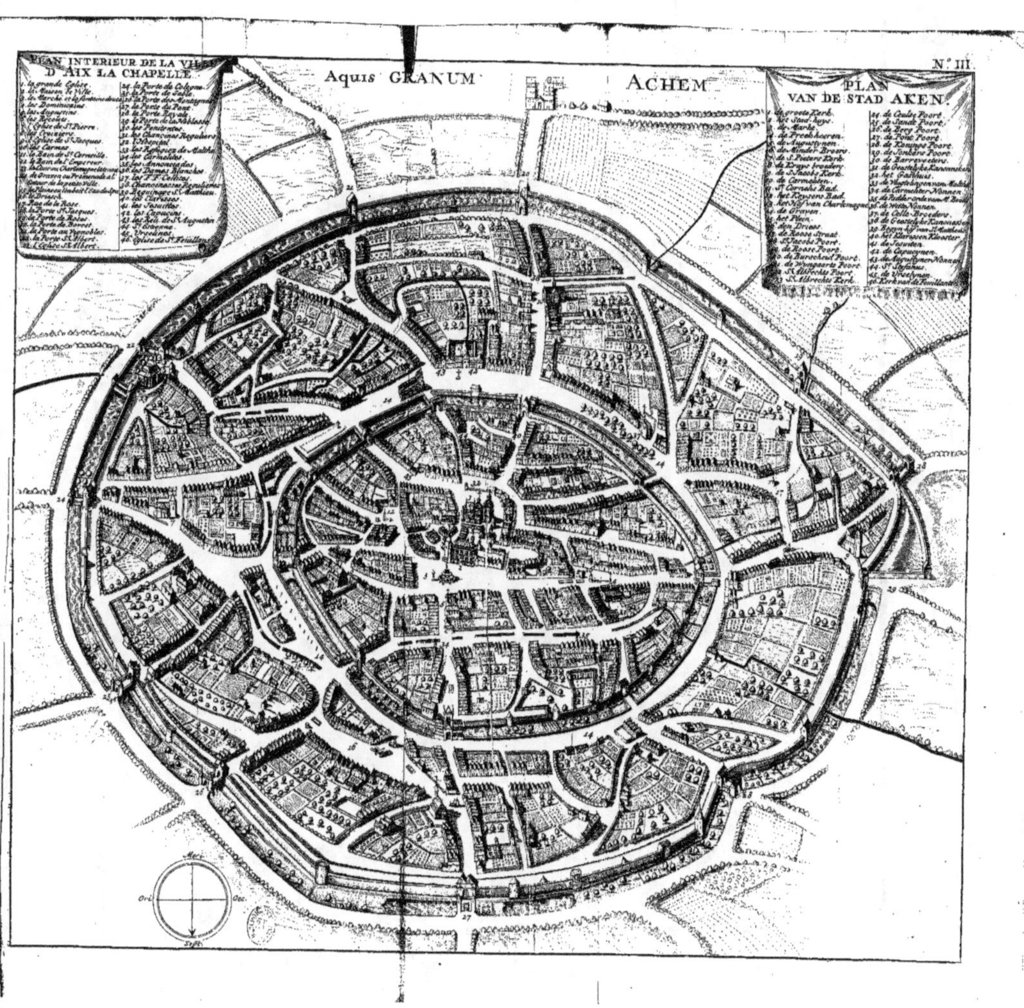

Aquis GRANUM
ACHEM
N.º III.

PLAN INTERIEUR DE LA VILLE D'AIX LA CHAPELLE.
1. la grande Eglise.
2. la Maison de Ville.
3. le Marché et la fontaine douce.
4. les Dominicains.
5. les Augustins.
6. les Récolets.
7. l'Eglise de St. Pierre.
8. les Croisiers.
9. l'Eglise de St. Jacques.
10. les Carmes.
11. le Bain de St. Corneille.
12. le Bain de l'Empereur.
13. la Cour ou Charlemagne tient...
14. de Graven ou Promenade à l'entour de la petite Ville.
15. les Pierres où boit l'eau du Spa.
16. le Driesch.
17. Rue de la Rose.
18. la Porte St. Jacques.
19. la Porte de Rose.
20. la Porte de Forest.
21. la Porte au Vignobles.
22. la Porte St. Albert.
23. l'Eglise St. Albert.
24. la Porte de Cologne.
25. la Porte de Sable.
26. la Porte des Montagnes.
27. la Porte du Pont.
28. la Porte Royale.
29. la Porte de la Noblesse.
30. les Penitentes.
31. les Chanoines Reguliers.
32. l'Hôpital.
33. les Refugiez de Malthe.
34. les Carmelites.
35. les Annonciades.
36. les Dames Blanches.
37. les PP. Cellites.
38. Chanoinesses Regulieres.
39. Beguinage St. Matthieu.
40. les Clarisses.
41. les Jesuittes.
42. les Capucins.
43. les Rel. de St. Augustin.
44. St. Etienne.
45. Urselines.
46. Eglise de St. Feuillans.

PLAN VAN DE STAD AKEN.
1. de groote Kerk.
2. het Stad-huys.
3. de Markt.
4. de Preek-heeren.
5. de Augustynen.
6. de Minder-Broers.
7. de S. Pieters Kerk.
8. de Kruys-broeders.
9. de S. Jacobs Kerk.
10. de Carmeliten.
11. St. Cornelis Bad.
12. het Keysers Bad.
13. het Hof van Charlemagne.
14. de Graven.
15. het Pleen.
16. den Driess.
17. de Roose Straat.
18. S. Jacobs Poort.
19. de Roose Poort.
20. de Burscheid Poort.
21. de Wyngaarts Poort.
22. S. Albrechts Poort.
23. S. Albrechts Kerk.
24. de Ceulse Poort.
25. de Sandt Poort.
26. de Berg Poort.
27. de Pont Poort.
28. de Konings Poort.
29. de Jonkers Poort.
30. de Barreveeters.
31. de Geestelyke Kanonikken.
32. het Gasthuys.
33. de Vluchtelingen van Malthe.
34. de Carmeliter Nonnen.
35. de Ridder-orde van M. Bruell.
36. de Witte Nonnen.
37. de Celle-Broeders.
38. de Geestelyke Kanonnessen.
39. Begyn-hof van St. Mattheus.
40. het Klarissen Klooster.
41. de Jesuiten.
42. de Capucynen.
43. de Augustynen Nonnen.
44. St. Stefanus.
45. de Urselynen.
46. Kerk van de Feuillanten.

Ori. Occ.
Sept.

N.° III.

finiment variées par les diverses Collines, les gorges qu'elles forment, & les différentes cultures du terrein, que l'on y fait mettre à profit selon ses qualités. Ces différens objets nous réjouirent, malgré le desagrément de la promenade en elle-même. La hauteur des murailles nous déroboit pourtant en quelques endroits ces agrémens extérieurs que nous ne pouvions voir qu'à travers les créneaux qui y sont, ou les crevasses qui s'y sont faites par laps de tems. Le Comte nous fit faire avec lui une petite critique de la négligence des Habitans, qui laissent remplir leurs fossés, dont on a fait des Potagers en quelques endroits; se privant ainsi par avarice, d'un moyen de défense en cas d'attaque. Sa réflexion nous parut d'autant mieux fondée, que si ces fossés étoient remplis d'eau, ils arrêteroient les fraudes qui se font aux Bureaux pour les droits d'entrée & de sortie, & épargneroient à la Régence les fraix d'une Garde, qui lui est d'autant plus incommode que pour la rendre moins nombreuse, apparemment, elle a fait murer quelques-unes des anciennes portes de la Ville. Nous remarquames en effet, dans le tour que nous en fimes, deux ou trois portes qui ne sont plus d'aucun usage: en sorte que de douze qui y étoient anciennement, il n'y en a plus, si je ne me trompe, que huit ou neuf qui servent. Don Nugnez

gnez voulut au contraire trouver de la
politique dans ce qui nous paroiſſoit négligence   Il nous fit remarquer qu'il é-
toit de l'intèrêt de la Régence de cette Ville , pour ſe conſerver ſa liberté,
d'affecter une extème ſécurité à l'égard
de ſes voiſins ; parce qu'outre que ſon
aſſiette n'eſt pas propre à faire des fortifications bien redoutables , c'eſt qu'elle
ne deviendroit pas plutôt une Place forte,
qu'au moindre mouvement de guerre elle
ſeroit alternativement la proie des victo-
rieux & la retraite des vaincus. Auſſi le
Magiſtrat a-t-il grand ſoin en ces cas d'em-
braſſer la Neutralité : c'eſt un privilège
qu'il paye ſouvent bien cher , & la Ville
n'oubliera jamais ce qu'il lui en a couté
en divers tems pour l'acheter. Le Comte
ſe rendit aux raiſons de D. Nugnez ; &
cette réflexion nous jetta naturellement
ſur l'Hiſtoire & l'origine de la Ville.
Nous rentrames inſenſiblement dans notre diſpute du jour précédent, & nous
nous livrames tellement au plaiſir .de
raiſonner , que nous étions déja proche
de la porte d'où nous étions ſortis, ſans
nous appercevoir du tour que nous avions
fait. Nous nous diſpoſions même à rentrer dans la Ville , lors que nous rencontrames deux Bourgeois , dont l'un vint
ſaluer le Chevalier. C'étoit l'Echevin
dont il nous avoit tant parlé , & de qui il
tenoit tout ce qu'il nous avoit dit des
Antiquités d'Aix. Le Chevalier ſe doutant

tant que nous ferions bien aifes de le connoitre , lui propofa de joindre la compagnie , & il nous l'amena. Tous les Habitans d'Aix en général font fort civils envers les Etrangers, qu'ils ménàgent extraordinarement ; & je ne fai pourquoi l'Hiftorien *Guicciardin* s'eft tant attaché à les décrier dans fon Article de Liège, ou il les dépeint comme *gens mélancoliques, fort rudes, févéres & difficiles à accointer.* Il a fans doute eu quelque animofité fecrette ; les reproches qu'il leur fait pourroient bien n'être fondés que fur l'établiffement de la Religion Proteftante, qui y a été longtems publique. Il en faloit bien moins à un Italien, penfionaire d'Efpagne. Quelle qu'ait été fa raifon , il faut convenir à la gloire d'Aix, que les Habitans y font très obligeans envers les Etrangers. Je les ai trouvés tels, & je me fais un plaifir de leur rendre cette juftice par un temoignage public. Les perfonnes de condition y font auffi polies qu'ailleurs, & les Artifans très courtois. Si leurs Perès ont été tels que Meffire *Guicciardin* les décrit , il faut avouer que ceux d'aujourd'hui ne leur reffemblent point fur cet article, qu'ils nont rien de farouche , & qu'ils ne méritent aucunement ce repoche. Tous aiment les Etrangers : ceux fur-tout qui ont quelque éducation , les recherchent, s'empreffent à les amufer , & fe font par-là des connoiffances agréables , & quelquefois utiles. C'étoit le goût particulier de

cet Echevin , qui nous parut d'ailleurs
homme très civil & très obligeant. Quoiqu'il montât au rempart avec son Ami
pour y faire un tour quand nous le rencontrames , il voulut rentrer avec nous
dans la Ville , pour nous accompagner.
Nous le pressâmes de continuer sa promenade , & nous prolongeames la nôtre
dans le dessein de profiter de sa compagnie. Le Chevalier lui dit agréablement pour lier la conversation , que nous
venions de faire le procès à sa Ville,
que nous avions blâmé le rempart , &
les fossés , & qu'il nous avoit paru qu'on
les négligeoit trop : mais que ce Monsieur , en montrant Don Nugnez , avoit
pris parti contre nous ; & il lui communiqua les conjectures qu'il avoit faites à ce sujet. Je croi , Messieurs , dit
l'Echevin , que la négligence a quelque
part au mauvais état de nos remparts &
de nos fossés ; mais il est sûr aussi qu'ils
nous sont si peu nécessaires , qu'il y auroit peut-être de l'imprudence à en tenter
la réparation. Outre qu'elle jetteroit la
Ville dans une dépense ruïneuse , elle
allarmeroit nos Voisins , dont la tranquill-
lité par rapport à nous ne dépend que
de notre foiblesse. C'est-là la base de
notre Liberté , & la maxime inviolable
de notre petite République , à qui la
Nature même semble l'inspirer. Comme
la situation de la Ville nous met à la
merci de nos Voisins , nous regardons

nos

nos murs plutôt comme un ornement, ou comme des monumens antiques, que comme une défense contre l'Ennemi. Aussi, en blâmant notre sécurité, ces Messieurs auroient dû remarquer, ajouta-t-il, que l'assiette de notre Ville ne peut être fortifiée, à cause des Montagnes qui la commandent de toutes parts, & du défaut d'eau suffisante pour remplir nos fossés. Quand même on y ajouteroit quelques fortifications extérieures, telles que le terrein le pourroit permettre, & qu'on la rempliroit de troupes, elle ne pourroit longtems soutenir le moindre Siège. C'est par ces raisons, fondées sur une funeste expérience, que le Magistrat d'Aix cherche toujours avec tant de soin la Neutralité en tems de guerre, comme Don Nugnez l'a remarqué. Notre principale richesse consistant dans les trésors que la Nature nous a confiés pour les dispenser aux Etrangers, ce commerce ne peut subsister que par la Paix ou par la Neutralité. La Guerre nous est toujours fatale. Croiriez-vous, nous dit-il, que notre Ville fut obligée en 1689, de payer à la France pour contribution annuelle 24000 Rixdalers d'Allemagne, & près de 15000 pour notre contigent à l'Empereur & à l'Empire, ce qui nous a obligé à des emprunts considèrables à cinq pour cent? Aussi en l'année 1702, la Régence de notre Ville aiant obtenu par précaution la Neutralité de l'Empereur, employa

F 2   toutes

toutes les foupleſſes imaginables auprès
de Mrs. les Etats Généraux, pour en obtenir autant de la part des Hauts-Alliés.
Elle députa vers eux Mr. *Lypman* Syndic
de la Ville, pour ménager cette faveur.
Ses Inſtructions portoient expreſſément,
qu'il inſiſteroit ſur le mauvais état de nos
murs, de nos remparts, & de nos foſſés;
ſur l'impoſſibilité de fortifier la Ville
par aucuns ouvrages extérieurs, & ſur
l'énorme quantité de Troupes que les
Alliés devroient y jetter pour la mettre
en état de ſoutenir la moindre attaque.
Il devoit encore repreſénter, que notre
Ville ſubſiſtant en partie de la dépenſe
qu'y font les Etrangers que nos Bains &
nos Eaux attirent, ce ſeroit l'expoſer à
une ruïne certaine, que de lui refuſer
la Neutralité qu'elle demandoit, parce
que peu de perſonnes oſeroient s'expoſer
à y venir: que d'ailleurs, l'effet de ſes
Bains étant très efficace pour la guériſon
des maladies & des plaies, ce ſeroit ôter
aux Officiers bleſſés un moyen de ſe rétablir des reſtes de leurs bleſſures. Quelque puiſſantes que fuſſent ces raiſons,
Mrs. les Hollandois laiſſèrent pourtant
languir longtems notre Député ſans répondre à ſon Mémoire ; parce qu'ils vouloient conſulter l'Angleterre. Mais cette
Cour aiant répondu favorablement, la
négociation s'acheva avec ſuccès. Vous
voyez, Meſſieurs, continua-t-il, que le mauvais état de nos murs fait notre ſureté,
& que

& que loin de faire myftère de la foibleſſe de notre Ville, notre Député en fit
parade en Hollande. Il me ſemble, dit
D. Nugnez, que pourvu que vous ſoyez
fidèles à garder la Neutralité, les Puiſ-
ſances voiſines ne devroient jamais vous
la refuſer. Il y a même de l'humanité à
protèger votre Ville, à cauſe des avantages que vos Bains procurent aux infirmes; & je m'étonne que tous les Princes ne ſe ſoient pas encore accordés à
regarder comme neutres *de droit* & abſolument libres, tous les Lieux où la Nature a placé des Eaux ou des Bains utiles à la Santé. Plût à Dieu, Meſſieurs,
reprit l'Echevin, que votre ſentiment
fût univerſel, & qu'il eût été ſuivi dans
les ſiècles précédens ! Aix-la-Chapelle
ſeroit aujourd'hui tout autre choſe, &
fût devenue, ſelon les deſirs de Charlemagne, une des plus riches, des plus
magnifiques, & des plus floriſſantes
Villes qui ſoient peut-être en Europe.
Sa conſervation même, après les deſaſ-
tres qu'elle a ſubis, eſt un vrai miracle;
& rien ne prouve mieux ce qu'elle pourroit être, que ce qu'elle eſt encore. Il
eſt peu de Villes aujourd'hui, qui aient
éprouvé des ruïnes & des calamités
auſſi fréquentes que la nôtre. L'Echevin entama auſſi-tôt l'hiſtoire de ſa
Ville, & débuta par la fable de *Grannus*, qui à titre de préjugé national, eſt
indélébile parmi les Habitans d'Aix. Nous

F 3

ne

ne voulumes pas lui contefter ce vieux conte, & nous lui laiffames le plaifir de le raconter encore, pour avoir celui d'apprendre des traits, qui, quoique moins anciens, font fouvent peu connus hors du pays, parce qu'ils n'intèreffent pas les autres. Ces faits locaux font de vraies Anecdotes, fur-tout quand on les tient d'un Magiftrat du Lieu même.

Aix - la - Chapelle, dit - il hiftoriquement, étoit à peine fortie de deffous la terre par les foins de *Grannus* fon prémier Fondateur, qu'elle fut prête à rentrer dans le néant dont elle ne faifoit que de fortir. Dans ces tems où les Villes ne fe bâtiffoient pas avec autant de promtitude & de facilité qu'à préfent, il avoit falu deux ou trois fiècles à la nôtre pour fe former : & lorfqu'elle commençoit à s'agrandir, elle fe vit renverfée par les Gots & les Huns vers l'an 450, au tems du fameux Attila, qui faccagea en même tems Metz, Trèves, Tongres, Arras, &c.

Son rétabliffement par Charlemagne ne fut pas de plus longue durée. En moins d'un fiècle elle fut dépouillée de la magnificence dont il l'avoit ornée. Elle vit réduire en cendres fon Palais & fes Bains; & la Maifon Impériale où ce Prince avoit tenu fa Cour, fut entièrement brulée avec la Ville, dans l'irruption qu'y

firent

firent les troupes de Sigefroi Roi des
Normans, vers l'an 880.

Ses Habitans, attentifs à réparer ses
ruïnes, firent tous leurs efforts pour les
relever ; mais deux cens ans après, ils
eurent l'affliction de la voir encore s'ensévelir sous les flâmes, en l'année 1146.
Quantité de Citoyens y périrent, & notre malheureuse Ville seroit restée sous
ses cendres, si les bienfaits des Empereurs
par respect pour la mémoire de Charlemagne, n'avoient aidé ce qui restoit
d'Habitans, à la rebâtir. Les privilèges
qu'ils accordèrent à ceux qui venoient
s'y établir, y attirèrent quantité d'Etrangers ; ensorte que mettant, pour ainsi
dire, ses malheurs à profit, elle rede-
vint en peu d'années beaucoup plus grande & plus peuplée qu'elle n'avoit encore été. Ses progrès engagèrent l'Empereur *Frédéric I.* à la faire enclorre de
murailles vers l'an 1172, & à l'environ-
ner de ces fossés que vous venez de
blâmer. . . . C'est à dire, Monsieur,
reprit le Comte, que votre Ville doit à
Frédéric Barberousse l'état où nous la
voyons aujourd'hui ? Il s'en faut bien,
reprit l'Echevin : elle devoit éprouver
bien d'autres calamités. Cinquante ans
après, le feu la ruïna encore la nuit du
12 au 13 d'Août de l'an 1224. Cet incendie ravagea toute la Ville, & renversa
de nouveau les Eglises & le Palais. Plusieurs Citoyens & quantité de Pélerins

y perdirent la vie dans les flâmes. Elle commençoit à peine à respirer, qu'un cinquième incendie arrivé douze ans après, c'est à dire en 1236, consuma encore le toit de l'Eglise principale, les Bans de l'Empereur & les maisons voisines, & remit la Ville à deux doigts de sa perte.

Tant de desastres, poursuivit l'Echevin, ne découragèrent pourtant pas nos Ancêtres; ils se roidirent contre l'opiniâtreté de leurs malheurs; ils relevèrent les Edifices ruïnés, en bâtirent de nouveaux & de magnifiques dans le goût de ce tems-là; ils se fortifièrent même au point de pouvoir dix ans après soutenir un Siège contre *Henri de Gueldres*, Evêque de Liège. Notre bonne Ville, fidèle à *Frédéric II.* son légitime Empereur, que le Pape avoit injustement déposé, ne vouloit pas reconnoitre *Guillaume* Comte de *Hollande*, qui s'étoit fait élire en sa place; & ce ne fut qu'après s'être vue réduite aux dernières extrémités par un Siège de six mois, qu'elle ouvrit ses portes aux Troupes de l'Evêque de Liège qui étoit dans son parti. Elle eut pourtant la douleur d'y voir couronner l'Usurpateur le 1. de Novembre 1248, par le Cardinal *Hugo*. Ce n'est pas l'unique fois qu'elle a pris les armes pour sa défense; elle en a éprouvé le triste sort, & tant que les troubles de la Religion ont duré, elle a toujours
été

été le jouet du plus fort. Elle s'eſt vue
alternativement Luthérienne, Calvinis-
te, & Catholique ; & ces changemens
ne ſe faiſoient que les armes à la main.
Ce n'eſt enfin que depuis 1614, qu'elle eſt
redevenue Catholique, par le changement que le Marquis *Spinola* fit dans la
Régence, en excluant pour jamais les
Proteſtans de la Magiſtrature.

Elle ne jouït pas longtems des fruits de
cette Paix domeſtique : un ſixième incendie, mais plus terrible que tous les
précédens, vint lui en ravir les avantages, le 2 de Mai de l'an 1656. Le feu
commença à neuf heures du matin dans
la rue *S. Jaques* ; & avant le ſoir, à l'aide d'un vent de Sud, il avoit conſumé
déja plus de la moitié de la Vllle. Le
vent aiant tout d'un coup tourné au
Nord vers les dix heures du ſoir, porta
la flàme ſur la partie oppoſée ; elle ne
reſpecta ni la Maiſon de Ville, ni les
Egliſes, ni les Couvents, quoique bà-
tis de pierre. Toute la Ville intérieure fut
brulée, avec la grande Egliſe & les Bains.
Le feu, qui dura vingt-quatre heures,
ſe porta auſſi dans la nouvelle Enceinte, & conſuma preſque toute la Ville ;
enſorte qu'il y eut plus de trois mille
maiſons brulées, ſans compter une ving-
taine d'Egliſes & de Couvents. L'incendie fut ſi général, que le Magiſtrat ne
put trouver dans toute l'étendue de la
Ville une place pour s'aſſembler. Le feu

avoit

avoit été fi violent , qu'il ne laiffa pas une muraille fur pied , & qu'il calcina toutes les pierres. Les Habitans eurent peine à fe fauver , plufieurs y périrent , très peu de perfonnes purent mettre leurs effets à couvert, ils perdirent toutes leurs provifions ; & fans les fecours charita- bles des Villes voifines , les Habitans , échapés à la fureur des flâmes, auroient encore éprouvé les rigueurs de la fami- ne. Mais dès qu'on y eut appris ce mal- heur , la Ville de Maftricht fit partir quantité de chariots chargés de pain, de vin , & de fromages ; & celle de Colo- gne nous envoya en préfent deux ou trois cens muids de blé. Notre malheur fut d'autant plus affligeant , qu'il intèreffa quantité d'Etrangers qui avoient chez nous leurs correfpondances. Notre ruï- ne entraina celle de plufieurs Négocians d'Amfterdam , qui avoient quantité d'ef- fets en dépôt dans notre Ville pour les faire paffer en France, en Efpagne, & en d'autres pays. Enfin le nombre & le prix des richeffes qui périrent en cette occafion, font incroyables.

Je vous avoüe, dit le Chevalier, qu'u- ne chofe qui ne me le paroit pas moins, c'eft que votre Ville fubfifte encore a- près tant de defaftres, & qu'elle ait pu relever tant de fois fes ruïnes, fans é- puifer fes reffources. Il faut qu'elle en ait de bien puiffantes ; & je comprens à préfent ce que vous difiez tantôt de

l'état

l'état où votre Ville devroit être, si elle avoit été plus heureuse. La Providence, ajouta Don Nugnez, a bien fait toutes choses: en exposant cette Ville à des
incendies si fréquens, elle lui a donné
dans ses Bains & ses Eaux salutaires d'in-
épuisables ressources. La Fontaine d'eau
chaude qui est ici, est une Mine d'or pour
les Habitans d'Aix, dont les deux principales Parties du Monde sont tributai-
res; car on a vu plus d'une fois ici, à
ce que l'on m'a assuré, des Asiatiques, &
même des Américains. Ainsi, quoique le
Territoire d'Aix soit petit & resserré,
on peut dire que toute l'Europe au moins
est de son domaine, sans en excepter les
Rois, qui sont, comme les autres hommes, sujets aux infirmités qui ne peuvent
être guéries que par l'usage des Eaux
d'Aix. Cela est vrai, repliqua l'Echevin, &
nous ne pourrions méconnoitre sans ingratitude ce que nous devons à nos
Sources bouillantes: mais nos Mines de
Fer, de Cuivre, de Plomb, & de Souphre, soutiennent aussi notre Commerce; sans compter les sommes immenses
que les Reliques qui sont dans la grande
Eglise, y ont autrefois attirées de la
part des Pélerins. D'ailleurs, le Congrès qui se tint ici pour la fameuse Paix
de 1668 entre la France & l'Espagne,
répandit beaucoup d'argent dans cette
Ville, & ne contribua pas peu à aider
les Habitans à se remettre d'une partie

F 6   des

des pertes que le dernier incendie leur avoit caufées.

J'en fuis perfuadé, dit le Comte ; mais ces incendies fi fréquens dont vous venez de nous faire le récit, me feroient prefque douter fi ces Fontaines chaudes qui font votre richeffe, n'entrent pas pour quelque chofe dans la caufe de ces malheurs fi fouvent réitérés ? J'aurois du penchant à croire que les vapeurs fulphureufes qu'elles exhalent continuellement, & que les Fleurs de Souphre qu'elles produifent tous les jours avec tant d'abondance, ont un peu contribué à ces incendies fi fréquens & fi violens. Il eft aifé de s'imaginer que toutes vos maifons, celles fur-tout qui font voifines des Bains, étant impregnées de ces efprits fulphureux, doivent être extrèmement combuftibles. Il n'eft pas même fort difficile à comprendre que ces vapeurs puiffent s'enflâmer d'elles-mêmes, à la façon des Météores qui s'allument dans l'air pendant les nuits d'Eté. Les feux continuels de la campagne de *Solfaterra* près de Pouzzol, ajouta le Chevalier, pourroient encore favorifer cette conjecture . . . Je vous avouerai, Meffieurs, reprit l'Echevin, que le dernier incendie a fait naitre cette idée à bien des gens. On crut même alors, à ce que j'ai ouï dire à plufieurs perfonnes de ce tems-là qui vivent encore, que ce malheur avoit été caufé par la trop
gran-

grande complaifance du Magiftrat, qui
laiffoit découvrir trop fréquemment le
Puits d'eau bouillante, pour fatisfaire la
curiofité des Etrangers de marque qui
le defiroient. Cependant Mr. *Blondel*,
le plus habile Médecin que nous ayons
jamais eu, & celui de tous qui a plus
étudié & mieux connu la nature de nos
Eaux, s'eft déclaré contre cette idée,
qu'il traite de préjugé vulgaire. Il prétend même prouver que la chofe eft
impoffible, & par la nature de la chaleur de ces Fontaines, & parce que le
Puits du Bain de l'Empereur, qui eft le
feul qui foit fi abondant en Souphre, eft
toujours exactement fermé, & que quelque quantité de Souphre qu'il produife,
elle n'eft pas fuffifante pour embrafer une
Ville. Il faut pourtant, reprit le Comte, que ces fréquens incendies aient
quelque caufe particulière, fondée fur la
Nature même ; ou bien il faudroit dire
qu'il eft de la deftinée des Lieux les plus
célèbres par leurs Bains chauds, de périr par les flâmes. Le malheur arrivé
depuis peu à *Bourbonne*, où tout fut presque confumé, en eft une preuve. Les
fameux Bains de *Pfeffers* en Suiffe ont
auffi éprouvé le même fort par deux
fois ; & qui fauroit l'hiftoire particulière
des autres Bains, pourroit peut-être
nous en donner encore d'autres exemples . . . Don Nugnez, qui avoit été
très gai jufques-là, parut s'ennuyer de

F 7   cette

cette converſation.   Il ſoupira amèrement ; & quelques jours après, nous comprimes combien le ſouvenir des Bains
de *Bourbonne* lui étoit douloureux. Pour
nous, cet entretien nous amuſa ſi agréablement, que perſonne ne penſoit à
l'heure du ſouper, & nous aurions peut-
être fait une ſeconde fois le tour du
rempart, ſi le Chevalier ne nous eût
preſſé de rentrer dans la Ville, parce
qu'il devoit le lendemain aller au Bain.
Nous remerciames tous Mr. l'Echevin
de ſa complaiſance, & de ſes curieuſes
réponſes.   Il nous invita à le venir voir,
en nous aſſurant qu'il ſeroit charmé de
contribuer à nos plaiſirs pendant la Saiſon, ſi nous l'en croyions capable. En
rentrant ſur la Place où nous nous ſépa-
rames, nous apprimes que l'on danſoit
dans une maiſon près la Fontaine : mais
nous étions tous ſi fatigués, que nous
primes le parti d'aller à nos Auberges.
Le ſouper étoit déja fort avancé dans
la nôtre ; & dans la crainte de terminer
une journée ſi amuſante par le ſpectacle
ennuyeux de la compagnie ordinaire, je
propoſai à Don Nugnez de prendre dans
ma chambre un petit ſouper Eſpagnol.
Il l'accepta ; nous fimes apporter des
Ecreviſſes, du vin, & des biſcuits de Spa,
pour faire ce qu'on appelle en ce pays-
là une *mouillette*. Ces biſcuits, qui ſont
fort ſecs & fort chargés d'Anis, ſont
comme des tranches de pain ſucré fort

min-

minces : on les rompt fur l'affiette ; & après les avoir laiffé quelque tems tremper dans du vin mêlé d'eau, on les mange en manière de foupe. Les Médecins d'Aix les confeillent beaucoup, & prétendent que dans l'ufage des Eaux on ne peut rien prendre le foir de plus fain ni de plus léger. Ils difent que cet aliment fortifie l'eftomac fans le charger, & ils affurent que la digeftion en étant plutôt faite, rend le lendemain l'ufage des Bains ou des Eaux plus falutaire. Don Nugnez, accoutumé à la fobriété de fon pays, trouva ce mets admirable, & ne voulut toucher à rien autre chofe. Il me fit beaucoup de remercimens de l'entrée que je lui avois procurée chez Mad. de Golftein, & de la connoiffance que je lui avois fait faire avec le Comte de Wol . . . & le Chevalier de M . . . Il me marqua une eftime & une inclination fi particulière pour le Comte, que j'admirai en moi-même la force de la fympathie qui fe trouve presque toujours entre les malheureux de la même efpèce. Comme je m'en apperçus, je lui dis malicieufement, que le Comte méritoit ces fentimens, ne fût-ce qu'à caufe de fes infortunes ; que j'avois été extrèmement touché d'une Hiftoire qu'il nous avoit racontée ; & que le récit des malheurs dont les fuites l'amenoient à Aix, nous avoit tous fort émus. Je lui en dis auffi-tôt les principaux traits,

&

& dès que je fus au dernier période de l'Hiſtoire, je vis Don Nugnez s'attendrir & fondre en larmes. Monſieur, me dit-il, ces malheurs ſont accablans, je vous l'avoue; mais s'ils ont été capables de vous toucher, je croi que vous verſerez des pleurs au récit des miens. Il alloit en entamer l'Hiſtoire; mais je le priai de la différer, parce qu'il étoit déja tard, & que j'étois ſûr que s'il vouloit bien la raconter devant le Comte & le Chevalier, il auroit la conſolation de les voir s'attendrir avec lui, d'autant que ce petit commerce d'Avantures perſonelles nous lieront davantage les uns avec les autres. Nous nous quittames, après être convenus de nous revoir le lendemain à la Fontaine. La promenade que nous avions faite m'aiant un peu fatigué, je reſtai au lit aſſez tard, & le ſommeil me fit oublier la parole que j'avois donnée la veille à D. Nugnez d'être levé à ſix heures. Comme il vit qu'il ne faiſoit pas jour chez moi lorsqu'il ſortit, il ne voulut pas interrompre mon repos. Cependant il trouva tant de Dames & de beau monde à la Fontaine, qu'il crut me faire plaiſir de m'en faire avertir, pour prendre part à ce ſpectacle. Il m'en fit en effet, & je m'y rendis un moment après. Ma Toilette ne m'occupa point longtems; il eſt même du bel-air à Aix de paroitre le matin en négligé & ſans épée. Les Dames,

com-

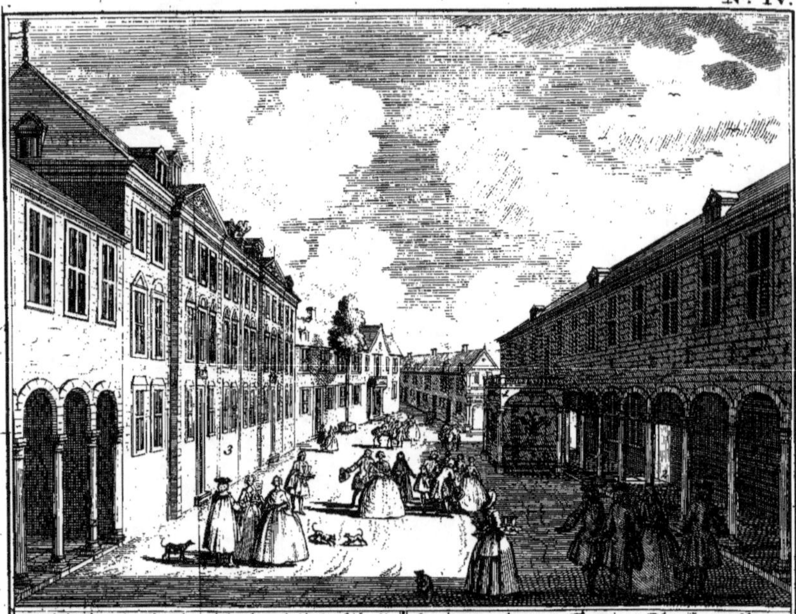

Vue de la Fontaine chaude et de la Place d'Aix la chapelle.	Gezigt van de warme Fontein en Plaats van Aken.
1. Fontaine ou l'on va boire.	1. De Fontein daar men drinkt.
2. Galleries ou l'on se promene.	2. De Galderyen of wandel plaatsen.
3. Bain des Seigneurs.	3. Het Heeren Bad.

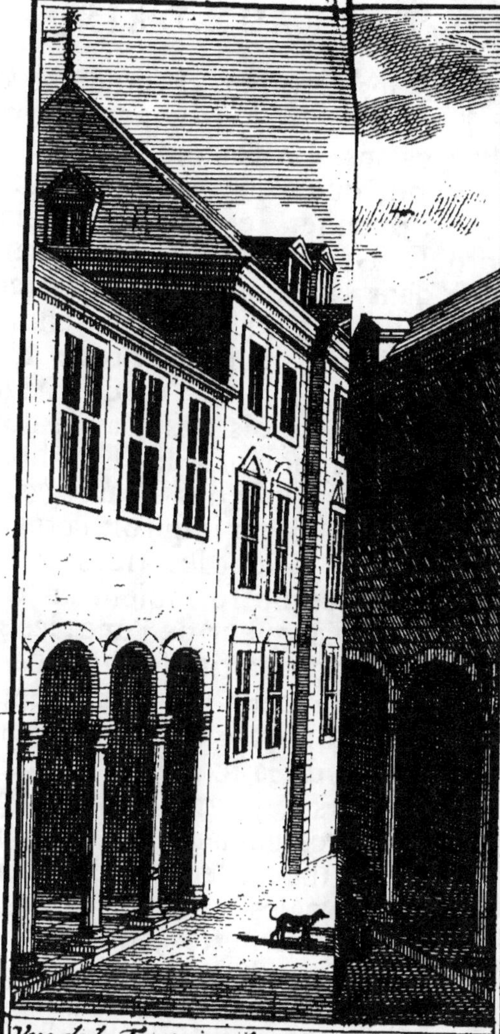

Vue de la Fontaine chaude evan Aken.
1. Fontaine ou l'on va boire.
2. Galleries ou l'on se pron
3. Bain des Seigneurs.

comme les Cavaliers, s'étudient à l'envi l'un de l'autre à imaginer des deshabillés galans. La foule des Buveurs étoit si grande, que j'eus peine à approcher de la Fontaine. Je ne pus démêler d'abord D. Nugnez, que je cherchai longtems dans la troupe sans l'appercevoir. J'oubliai même que je le cherchois, tant j'étois étonné de la multitude d'objets nouveaux pour moi, & de visages inconnus. Je voyois des Dames dont les yeux me frappoient; des Cavaliers vifs & de bonne mine; des Beautés mourantes, dont la pâleur inspiroit la tendresse; des Vieilles, dont les rides & le deshabillé grotesque formoient un ridicule parfait. La langueur de l'une, les grimaces de l'autre, l'attitude de celle-ci, l'étourderie de celui-là, saisissoient coup sur coup mon imagination, sans me laisser le tems de la fixer. A ces caractères singuliers se joignoit un mêlange confus de Prêtres gaillards, de Moines impotens, d'Abbés Petits-maitres, de Religieuses à pâles couleurs, de jeunes Plumets, de Grisettes, de Bourgeoises, & d'Officiers estropiés, dont la figure & la démarche faisoient un comique effet. L'étrange variété d'habits monastiques de toutes formes & de toutes couleurs, & la bigarrure des ajustemens divers de tant de femmes de tout âge, de tout pays, & de toute condition, rendoient ce spectacle plus bizarre. Les Dames,

mes, esclaves pour la plupart des parures de leur Nation, font gloire d'en suivre rigoureusement les modes dans les pays étrangers, dans l'espoir apparemment de se faire imiter, ou du moins remarquer. Aussi on reconnoissoit les Angloises à leurs Mantelets rouges, & à leurs petits Chapeaux noirs & pointus; les Françoises, à leurs *Bagnolettes*; les Suédoises à leurs *Mantes* fourrées; & les Flamandes à leurs grandes Cappes. L'habillement des hommes n'étoit pas moins burlesque : j'en voyois en longues robes de chambre, qui se trainoient à peine sur des bequilles, ou qui s'appuyoient sur de grosses cannes : d'autres qui se promenoient en petites robes de soye à la Polonoise; nombre d'Allemands en habits de chasse, très galonnés : & quantité d'Officiers Prussiens qu'on reconnoissoit à leurs petits Surtouts verts & étroits. Rien n'étoit uniforme : le mélange des physionomies répondoit parfaitement à la diversité d'habits. J'apperçus a la vérité d'aimables personnes, & de jolis petits visages; mais je voyois à leurs côtés un plus grand nombre de figures pâles, de faces boutonnées, de joues ridées, de jambes enflées; & par un contraste particulier, les minois les plus enjoués se trouvoient pêle-mêle avec des paralytiques, des hydropiques & des mélancoliques. On eût dit enfin que tous les âges, toutes les Nations, tou-

tes.

tes les modes, & toutes les infirmités a-
voient envoyé leurs Députés à la Fontaine, pour y former l'affemblage le plus
bizarre que l'on puiffe imaginer. Jamais
fûrement le fameux *Callot*, de grotesque
mémoire, n'inventa rien de pareil.

Le mouvement continuel qui agitoit
cette multitude d'Infirmes, rendoit encore le fpectacle plus frappant. L'un alloit, l'autre revenoit, quelques-uns cou-
roient, tous paroiffoient occupés ; &
cette tumultueufe agitation ne reffembloit pas mal à la defcription que *Boileau* fait des *Embarras de Paris.* Caroff-
fes, chevaux , chaifes-à-porteurs, rien
n'y manquoit ; & d'un coup d'œil j'y vis
plus de vifages & d'ajuftemens finguliers,
que le *Pont-neuf* n'en peut fournir en
une matinée à Paris. Ceux qui ont vu
les *Bourfes* d'Amfterdam & des autres
Villes de Commerce à l'heure que les
Marchands s'y affemblent, peuvent feuls
imaginer le murmure barbare qui s'y
faifoit entendre par le mêlange des diverfes Langues. Quoique l'Allemande
foit celle que l'on parle à Aix, on s'y
fert ordinairement de la Françoife,
comme d'une Langue commune à tout
le monde, & l'on n'en parle point d'autre dans les Affemblées & les Vifites.
Mais à la Fontaine, où chacun fuit fon
goût fans fe gêner, les gens de même
pays qui s'y rencontrent, y reprennent
le langage de leur Nation pour y caufer

plus

plus librement ; & de-là se forme un as-
semblage confus de voix, d'idiomes, &
d'accens, que le son des instrumens qui
sont-ordinairement à la Fontaine, rend
encore plus inintelligible.

Ce spectacle occupant tout à la fois
mes yeux & mes oreilles, m'avoit empêché d'appercevoir le Comte de Wol...
qui donnoit le bras à deux Dames Allemandes, qui rioient avec lui de mon
air étonné. Je le vis, & me contentai
de le saluer de loin, sans l'aborder, dans
l'idée où j'étois que ces Dames étoient
les Suédoises que j'avois vues la veille
à l'Assemblée, & que nous lui avions
données à observer. J'allai droit à Don
Nugnez, que j'apperçus enfin sous la
Gallerie : il y étoit seul, & j'y restai
quelque tems à considèrer avec lui le
manège des Buveurs, & les grimaces
que l'odeur & le goût de cette Eau chaude font faire à ceux qui commencent à
en boire. Le dégoût que la plupart marquoient en la prenant, ne m'invita pas
à me mettre sur les rangs. D. Nugnez
m'en pressa cependant si fort, qu'après
m'en être défendu quelque tems, j'allai
rendre mes devoirs à la Fontaine. Il en
fit les honneurs & m'en présenta un verre tout fumant, dont l'odeur, la couleur, & le goût me causèrent une égale répugnance. Cette Eau paroit blan-
châtre, comme si l'on y avoit délayé
du savon ; elle a une certaine odeur fade

de de leſſive & de ſouphre, que l'on prendroit pour une odeur d'œufs pourris. Elle a tout à la fois quelque choſe d'onctueux & de ſalé ſur la langue, & tout cela joint au degré de chaleur auquel on la prend, eſt capable de rebuter le palais le moins délicat. Je vuidai mon gobelet, mais ce fut avec toutes les nauſées que cauſent ordinairement les médecines les plus dégoûtantes; tandis que D. Nugnez qui y étoit déja accoutumé, ſe divertiſſoit de mes répugnances. Eſt-il poſſible, lui dis-je, qu'on puiſſe ſe faire un régal, ou une habitude, de cette potion, & que l'on puiſſe en boire des douzaines de gobelets? Il faut être à mon avis ou bien malade, ou bien amoureux, pour pouvoir ſe ſoumettre à ce régime. Je gagerois pourtant, ajoutai-je, que dans cette foule de Buveurs il y a nombre de jolies perſonnes qui n'ont que le cœur malade, & qui feignent des maux imaginaires, pour venir à l'ombre de cette Fontaine entretenir leurs Galands avec plus de liberté. L'amour doit avoir un étrange empire ſur nos cœurs, pour obliger des Amans à cette épreuve! D. Nugnez, après m'avoir un peu raillé ſur ma délicateſſe, m'aſſura que le palais s'accoutume bientôt à ce goût, & que comme j'avois éprouvé déja que j'étois devenu moins ſenſible aux vapeurs de ces Eaux, que lorſque j'étois entré dans la Ville, j'aurois

rois la même facilité à m'accoutumer à leur goût desagréable, si j'étois condamné à les prendre. En effet, il n'y a que les prémiers verres qui coûtent. Ces Eaux, malgré ce qu'elles ont de rebutant, ont un certain charme secret qui *rappelle le buveur*; & soit attrait de leur part, soit honte de paroitre à la Fontaine moins courageux que les autres, on se sent envie de redoubler, malgré le combat de l'imagination, & le souvenir des prémières nausées.

L'effet promt & incommode qu'elles produisent aiant un peu éclairci la foule, en obligeant une partie des Buveurs à la retraite, nous nous promenames sur la Place qui est assez grande, mais plus longue que large. Les maisons qui l'entourent, étant toutes très bien bâties, la rendent fort agréable. Celle sur-tout qu'on appelle le *Heeren Badt*, ou le *Bain des Seigneurs*, & qui est à l'un des bouts, est magnifique, & fait le plus bel ornement de cette Place. Ce n'étoit anciennement, à ce qu'on nous a dit, qu'une seule & même maison fort antique, connue sous le nom de *Bains de S. Corneille*. Quoiqu'elle ne paroisse encore aujourd'hui qu'une même maison, elle est divisée en deux, dont l'une retient l'ancien nom de *Cornelis-Badt*, ou *Bains de S. Corneille*, & l'autre prend celui de *Karels-Badt*, ou *Bains de Charlemagne*. Du même côté

&

& fous une gallerie eft celui qu'on nomme *Roofen-Badt*, ou *Bain de la Rofe*, qui
eft auffi fort propre ; & au-deffous de
celui-ci eft le *Comphuys-Badt*, ou *Bain
des Pauvres*. De l'autre côté, & vis-à-
vis du Bain de *S. Corneille*, eft la fameufe Fontaine chaude où l'on va boire tous les matins. C'eft un petit Edifice quarré, bâti à l'Italienne, avec u-
ne terraffe ou platte-forme au-deffus,
entourée d'un petite gallerie pofée fur
quatre colonnes, dont le couronnement avance affez en dehors pour mettre les Buveurs à l'abri de la pluye,
dans le tems qu'ils en approchent pour
boire. Ce bâtiment a quatre faces, &
l'eau tombe de chaque côté par autant
de tuyaux en de larges coquilles, qui
s'écoulent dans un égoût pratiqué fous
terre. Il y a quelques degrés, pour
laiffer à toutes fortes de perfonnes la
facilité d'y puifer, ou pour mieux dire,
de mettre leurs verres à l'embouchure
du tuyau, afin que l'eau foit moins éva-
porée que fi elle tomboit de plus haut.
L'efpace en eft affez grand pour pouvoir
s'y ranger trois ou quatre perfonnes à
chacun des côtés, en forte qu'environ
douze ou quinze y pourroient boire à
la fois. Ce n'eft pourtant que depuis
quelques années, à ce que l'on nous
dit, que l'on a réparé ce petit Edifice.
Il y avoit autrefois deux Fontaines fur
cette Place, vis-à-vis l'une de l'autre,

où

où l'on alloit boire indifféremment. On a détruit celle qui étoit devant le *Comp-buys Badt*, & de ses débris on a orné celle qui subsiste maintenant. Celle-ci n'est bâtie sur aucune Source particulière ; mais elle tire son eau d'une des Sources du Bain de *S. Corneille*, au moyen d'une pompe que l'on fait jouer tous les matins pour la renouveller. Au reste, si la Place a perdu quelque chose de sa symmétrie dans la destruction de l'ancienne Fontaine, les Etrangers Protestans ont dequoi s'en consoler, parce qu'il y avoit au-dessus une Image de la Vierge à qui l'on avoit accordé un cérémonial fort incommode pour eux. Cette Etiquette religieuse avoit causé plus d'une fois des contestations fort âpres entre ses Dévots indiscrets, & ceux qui vouloient s'exemter des petites cérémonies que les Moines avoient inventées. La nouvelle Fontaine est beaucoup plus simple & plus commode ; elle est au bout d'une longue Gallerie, composée d'une douzaine d'arches soutenues par autant de colonnes, qui faisant face à l'autre Gallerie qui est vis-à-vis, donne à cette Place un air antique & Romain, qui inspire je ne sai quelle vénération. Ces Galleries sont d'une grande ressource pour les Buveurs, à qui l'exercice est nécessaire ; ils peuvent s'y promener commodément dans l'intervalle des verres qu'ils boivent,

quand

quand la pluye ou la chaleur les empêche d'aller fur l'Efplanade, ou Quarré
d'arbres, qui joint la Gallerie du côté
de la Fontaine. Graces à l'attention du
Magiftrat, les Etrangers y trouvent dans
une honnête fimplicité toutes les commodités néceffaires pour prendre les
Eaux avec fuccès & avec agrément. La
Ville régale même quelquefois les Buveurs d'une efpèce de fymphonie qui fe
place fur la terraffe qui eft au-deffus de
la Fontaine. A chacun des bouts de la
Gallerie il y a des apartemens fecrets,
deftinés aux promts & fréquens effets de
cette eau purgative. Les Hommes &
les Femmes ont leurs quartiers féparés;
& par une attention bien digne des é-
gards que l'on doit à la modeftie du
beau-fexe, la porte du quartier des Dames eft confiée à la garde d'une vieille
Duegne, qui en écarte les hommes avec
autant de foin que l'Eunuque qui veille
à la porte d'un Serrail, & fait payer
des amendes à ceux qui par méprife y
feroient entrés. Sa févérité eft fi grande à cet égard, qu'elle donne quelquefois des fcènes fort réjouiffantes; & nous
la vimes ce jour-là même prête à en venir aux mains avec un gros Carme, qui
n'écoutant que fes preffans befoins,
vouloit forcer la prémière porte. Il eût
été de la charité d'interpréter favorablement l'opiniâtreté du Moine, & de
la rejetter fur la fermentation des Eaux

Tome I.   G   dans

dans son estomac : la Vieille fut pourtant inflexible, parce qu'elle le soupçonnoit de suivre de trop près une jeune Nonnain qui venoit d'entrer avant lui, comme il est arrivé souvent à bien d'autres. Je me serois bien gardé de faire cette remarque, qui pourra peut-être déplaire à quelque Lecteur délicat. Mais outre que ces Lieux, tout sales qu'ils sont par leur destination, ont été plus d'une fois illustrés par des scènes amoureuses, j'ai cru cette digression d'autant plus permise, qu'elle fait autant d'honneur au Magistrat d'Aix, que la fondation d'un pareil Edifice près du Palais de Latran en fit jadis à un Pape, que l'Eglise de Rome a depuis canonisé. Un Poëte de ce tems-là jugea même à propos d'en consacrer la mémoire & la dédicace, par ce fameux Distique que l'on grava sur le frontispice :

Papa Pius quintus, ventres miseratus onustos,
Hocce cacatorium nobile fecit opus.

Cette Inscription, rapportée par de graves Auteurs, fera sans doute l'apologie de ma remarque : & tel peut-être qui l'aura blâmée d'abord, me sauroit gré de lui raconter les galanteries que l'on m'a dit être arrivées en des lieux si peu propres à de tendres propos.

Pour

Pour nous , nous en choisimes de plus honnêtes : honteux de rester isolés & oisifs au milieu des Buveurs, nous primes le parti d'aller chercher fortune dans le Quarré d'arbres où l'on se promène.   Nous y fimes plusieurs tours pour y observer les Dames desœuvrées, & épier le prétexte d'en joindre quelqu'une.   Il nous en restoit peu à choisir ; chacun avoit fait sa partie , & nous courions risque d'être obligés de donner dans les Vieilles ou dans la Bourgeoisie.   Quoique D. Nugnez ne fût pas plus amoureux que moi , & que nous cherchassions plutôt l'un & l'autre à nous donner un air de Galanterie qu'à la pousser bien loin, cette alternative ne nous plut point.   Nous retournames donc sur la Place, où nous nous trouvames beaucoup plus heureux que nous ne l'espèrions.   En passant sous la Gallerie , nous y vimes deux Dames Françoises fort occupées à chercher un petit Epagneul, qui leur étoit échapé. Ce Chien leur étoit cher , & elles faisoient promettre une récompense considérable à ceux qui le rendroient. L'occasion étoit belle pour faire connoissance ; nous ne la manquames pas. D. Nugnez se mit en quête d'un côté de la Place, & moi de l'autre.   Je fus assez heureux pour retrouver ce petit animal entre les mains d'une Vendeuse de bouquets ; je lui donnai pour l'en retirer

          tirer

tirer tout ce qu'elle me demanda, & je le rapportai aux Dames. Cette galanterie, de la part d'un Etranger & d'un inconnu, les prévint en ma faveur: tant il faut peu de chofe aux Eaux, pour faire connoiffance! Don Nugnez marqua quelque regret de n'avoir pu le retrouver, & en fit aux Dames un compliment très galant. Elles lui en témoignèrent comme à moi beaucoup de reconnoiffance ; & dans l'entretien que nous eumes, j'appris que la Dame à qui je l'avois remis, étoit la Vicomteffe *de S....*, & que l'autre étoit Mad. *de la Br...* toutes deux d'une haute naiffance, l'une étant Fille du Maréchal de..., & l'autre Nièce de la Princeffe de ... qui a beaucoup d'alliances en Efpagne. Nous ne pouvions fouhaiter une plus heureufe avanture, & graces au petit Chien, nous fimes une connoiffance des plus aimables. Nous nous promenames avec ces Dames, nous les menames à la Fontaine, & pour les encourager contre les dégoûts de l'eau, j'en repris moi-même un verre, qui me rebuta moins que le prémier, & ma complaifance me fit trouver le troifième encore plus fupportable. La dofe étoit honnête pour un homme qui n'avoit ni envie, ni befoin d'en prendre; mais quoique je ne les euffe pris qu'en badinant, elles ne voulurent rien rabattre de leur efficace, & je fus obligé

de

de me dérober aux charmes de la compagnie pour quelques momens. On est si fort accoutumé à ces petites absences à Aix, que l'on se quitte & qu'on se rejoint sans la moindre excuse. On s'en félicite au contraire, & toutes les fois que l'on se rencontre, on se fait des questions & des complimens sur des choses qu'on se dissimuleroit à soi-même par-tout ailleurs. *Les Eaux passent-elles bien? se demande-t-on; vous purgent-elles? Quelles voies prennent-elles chez vous? Leurs effets sont-ils fréquens? les gardez-vous longtems? les rendez-vous bien vite? Ne vous chargent-elles pas?* &c. Voilà la formule des premières civilités qu'on se fait les uns aux autres, sans distinction de rang, ni de sexe : & c'est-là le texte de toutes les conversations à la Fontaine. Il est certain que qui dépouilleroit ces complimens de leurs envelopes, & que qui voudroit les réduire au vrai point de la question, donneroit une fort mince idée de la politesse de ceux qui les font : mais l'usage les a tellement autorisés, que personne n'en rougit. Les Dames nous quittèrent à leur tour, & pendant leur absence Don Nugnez me marqua la satisfaction qu'il avoit de cette rencontre. La Vicomtesse sur-tout le charmoit, parce qu'outre qu'elle avoit beaucoup d'esprit, elle savoit assez bien l'Espagnol, qu'elle avoit appris lorsque l'In-

G 3

fan-

fante étoit arrivée à Paris : elle connoiſſoit d'ailleurs quantité de perſonnes
à la Cour d'Eſpagne. Pour moi je m'at-
tachai à Mad. *de la Br*.... qui me parut avoir une grande douceur dans les
manières, & beaucoup de délicateſſe
dans l'eſprit ; & nous réſolumes après
ce partage d'offrir nos ſoins à ces Dames, pour les divertir, & nous amuſer
pendant la Saiſon. Elles logeoient auprès du *Bain de l'Empereur*, où nous
les remenâmes ; & avant de les quitter,
nous leur demandâmes la permiſſion de
les venir prendre pour le Bal public
qui ſe donnoit l'après-midi chez *Bougy*
près la Fontaine. Elles y conſentirent
après quelques petites façons, & nous
revinmes à notre Auberge, fort ſatis-
faits de cette rencontre & de notre
matinée.

A peine y étions-nous rentrés, que le
Comte & le Chevalier, impatiens d'apprendre quelque choſe de nos nouvelles
connoiſſances, vinrent nous faire part
des leurs. J'ai trouvé, dit le Comte,
les deux plus charmantes perſonnes qui
ſoient ici. Ce ſont ces deux Comteſſes
Suédoiſes, que nous regardâmes hier a-
vec tant d'indifférence à l'Aſſemblée. Ce
ſont deux Sœurs également aimables :
l'aînée eſt Veuve du Comte *de Tr*...;
& la plus jeune n'eſt pas mariée, & s'appelle la Frelle *de R*... Elles ſont d'une
converſation charmante, & d'un enjouement

ment admirable : on ne croiroit jamais avant de les avoir vues, que l'on pût trouver tant de vivacité sous les glaces du Nord. Comme Veuf, j'ai choisi pour moi la Comtesse de Tr.... qui est l'aînée ; & je destinois la jeune Comtesse à D. Nugnez, dont je lui avois déja vanté le mérite ; mais comme je vous ai vu pourvus, continua-t-il en riant, j'ai adjugé la Frelle au Chevalier, & nous les menons ce soir au Bal... Apparemment, répondit D. Nugnez, que Mr. le Chevalier sçait l'Allemand, ou le Suédois ; autrement il seroit embarrassé à les entretenir. Le Comte nous assura que ces Comtesses parloient parfaitement bien François, & que ce n'avoit été que par distraction lorsque nous les avions saluées la veille, qu'elles nous avoient répondu en leur Langue. Nous lui racontames à notre tour l'avanture du petit Chien, & l'avantage que nous en avions tiré. Nous n'eumes pas plutôt nommé la Vicomtesse de S... que le Chevalier qui la connoissoit de réputation, nous dit qu'il en avoit ouï parler comme d'un aimable caractère ; en forte que nous nous félicitames réciproquement, & que nous primes la résolution de réunir, s'il étoit possible, cette compagnie, afin d'en faire une société réglée.

Nous y réussimes sans peine. Heureusement, ces quatre Dames se trouvèrent

d'un

d'un caractère très fociable. Comme elles étoient d'un mérite diftingué, &
qu'elles avoient été élevées aux Cours
de France & de Suède, leur commerce
étoit des plus polis. Outre les petites
intrigues de Cour qu'elles favoient jufqu'à la moindre circonftance, elles a-
voient l'efprit très cultivé, parloient
fort bien plufieurs Langues, & avoient
des principes affez juftes de quantité de
Sciences dont les Dames pour l'ordinaire s'embarraffent peu. Les deux Suédoifes, fur-tout, parloient très bien Latin.
Elles étoient Luthériennes, le Comte &
moi Proteftans, & les quatre autres
Catholiques-Romains, comme on fe l'i-
magine bien. Quoique D. Nugnez eût
pour les plus petites pratiques de fa
Religion tout le foible d'un bon Efpagnol, il avoit pourtant appris dans fes
voyages, & pendant fon féjour en France, à ne fe fcandalifer point aifément de
la liberté de fentimens. L'Inquifition
d'ailleurs étant entrée pour quelque chofe dans les malheurs qui l'avoient forcé
de renoncer à fa Patrie, comme il nous
le raconta depuis en faifant fon Hiftoire, il avoit pour cet affreux Tribunal
une averfion rare dans un homme de
fon pays. A cela près, il étoit de très
bon commerce, judicieux, capable de
réflexions, & Catholique de bonne-foi.
Ce partage de fentimens n'altèra jamais
notre union. Il eft vrai que nous prî-
mes

mes un foin particulier de ménager fur
tout fa délicatefle, & de ne rien dire
devant lui qui pût d'une façon trop di-
recte bleffer fa croyance. Nous n'eumes pas befoin des mémes égards pour
le Chevalier de M. . . . Un Chevalier
de Malthe n'eft pas ordinairement fi
fcrupuleux ; & quoique celui-ci fût un
des plus honnêtes hommes de fon Ordre, il nous aida plufieurs fois à badiner fur les fuperftitions de fon Eglife,
moins par impiété fans doute, que par
un fonds de jugement & de fincérité.
La reconnoiffance & l'équité m'ont o-
bligé de tracer ici en abrégé les caractères des aimables perfonnes que j'eus
l'honneur de connoître fi particulièrement à Aix. Les liaifons que j'ai eues
avec elles, fervant de bafe aux Amufemens que je décris, j'ai lieu de croire
que le Lecteur me pardonnera cette
digreffion.

Vers quatre heures, qui eft l'heure du
Bal, D. Nugnez m'appella pour aller
chercher nos Dames, & nous les ame-
names chez *Bougy*, chez qui l'on a droit
s'affembler. Sa maifon eft fous la Gale-
rie, vis-à-vis la Fontaine. On y trouve
toutes les commodités poffibles. La
maifon n'eft ni Caffé, ni Auberge ; &
elle eft pourtant tout cela à la fois. Les
apartemens font commodes, & le Roi
de Dannemarc y a logé avec toute fa
Cour en 1724. On y trouve toujours
G 5
com-

compagnie, quand même il n'y auroit
pas d'Étrangers. L'Hôtesse a une de-
mi-douzaine de grandes & jolies Filles,
aussi sages que gaies, que chacun se fait
un plaisir de voir: elles savent la Musi-
que, chantent bien, dansent encore
mieux, & en un besoin elles pourroient
former un Bal ou un Concert *à l'im-
promptu*. La Salle du Bal est très spa-
tieuse, & bien propre. Comme chacun
a le droit d'y venir avec des Dames,
en payant un certain nombre d'Escalins
par tête, les prémiers-venus sont ordinairement ceux qui ont les prémières
places, & presque toujours le Bal s'ouvre à quatre par ceux qui s'y trouvent,
sans que l'on s'offense de la préséance.
Personne ne nous la contesta: il est vrai
que le bon air de nos Dames la méritoit. Toute la compagnie s'empressa
même à en faire les honneurs à la Vicomtesse. Elle ne put s'en dispenser, &
prit D. Nugnez; je donnai la main à
Mad. de la Br . . . & nous dansames
le prémier Menuet. Nos Dames le firent fort court, par politesse pour le
reste de la compagnie, qui attendoit
son tour derrière nous. C'est assez l'u-
sage à Aix, aussi-bien que dans les autres
Lieux où l'on prend les Eaux, que les
Dames ne reprennent jamais personne à
danser, comme cela se pratique dans
les Bals de cérémonie. Cette règle y
est établie pour maintenir la liberté que
cha-

chacun doit avoir dans ces Lieux, de
vivre à sa guise. De cette façon le Bal
y sert tout à la fois de spectacle, &
d'exercice. Ceux qui aiment la Danse,
ont la liberté de choisir la Dame qu'ils
veulent, & de danser tant qu'il leur
plait. Ceux au contraire à qui cet exercice est interdit par leur âge, leur état,
ou leurs infirmités, y vont sans conséquence, & se divertissent à voir danser
les autres. Cette liberté tourne également aux plaisirs publics, & à l'avantage
particulier de celui qui tient le Bal, parce qu'elle rend toujours l'Assemblée nombreuse. Si les Dames alloient régulièrement reprendre quelque Cavalier, il
y en auroit quantité qui n'aiant ni goût
ni disposition pour la Danse, se prive-
roient du plaisir de voir danser les autres, pour n'être pas exposés à l'embarras de refuser une Dame. Pour prévenir cet inconvénient, ceux qui veulent
danser, retiennent leur place, & vont
se ranger avec leurs Dames, derrière
ceux qui commencent le Menuet; & dès
que les prémiers font leur dernière révérence, ceux qui les suivent, font la
leur pour commencer sur la même me-
sure, sans perdre de tems: & ainsi des
autres. Comme la Salle est grande, j'ai
vu quelquefois des files de cinq ou six
couples rangées de chaque côté sur une
même ligne, pour attendre leur tour
derrière ceux qui dansoient; & quand

cet ordre s'exécute bien, il a quelque chose de fort agréable. Le Comte & le Chevalier, qui étoient arrivés un moment après nous, danſèrent auſſi avec leurs aimables Suédoiſes. Elles s'en acquittèrent l'une & l'autre avec une grace & une légèreté inexprimable, qui leur attira les yeux de toute l'Aſſemblée. Nos Françoiſes ne purent s'empêcher de l'avouer, & de leur en faire compliment. Le Comte les avoit ramenées près de ces Dames, & elles ſe firent mille civilités. Entre des perſonnes ſi polies, il n'en falut pas davantage pour faire connoiſſance, dans un lieu où elles ſe font même à titre d'Etrangers. Pour la cimenter, le Chevalier & le Comte demandèrent à la Vicomteſſe & à ſon Amie la permiſſion de danſer avec elles; les Suédoiſes nous accordèrent la même grace; & dès ce moment nous ne fimes plus qu'une même compagnie. Nous remenames les Dames à l'un des bouts de la Salle, d'oû nous pouvions obſerver tous les Danſeurs, & nous nous en fimes une occupation. Elles nous demandoient les noms de ceux qui entroient, & il en paſſa peu qui n'eût ſa petite critique. Il eſt aiſé de s'imaginer que dans un Bal auſſi mêlé, & où la plupart ne viennent que pour prendre de l'exercice, ou pour ſe deſennuyer, on n'y voit pas toujours les meilleurs Danſeurs de l'Europe. Souvent même

on

on y voit des figures qui ne furent ja·
mais faites pour la Danſe; & presque
toujours ceux qui s'en acquittent le plus
mal , aiment à danſer plus ſouvent &
plus longtems. C'eſt aſſez le foible de
quantité de Bourgeois des Villes voiſines, qui ont coutume d'amener leurs
Fiancées ou leurs nouvelles Epouſes à
Aix pour les divertir. Aix, pendant la
Saiſon des Bains, eſt le petit Paris des
Pays-Bas: chacun veut y faire un tour
en ſa vie. La porte du Bal eſt ouverte à
tous ceux qui payent: dès qu'ils y ſont
une fois, ils ne ceſſent de danſer pour
leurs eſcalins, & ce n'eſt pas toujours
de la meilleure grace. La Vicomteſſe
nous fit obſerver entre autres un grand
jeune-homme de cette eſpèce, dont la
taille longue & mince la réjouiſſoit. Il
étoit en effet très comique de le voir
danſer avec une petite perſonne , dont il
paroiſſoit très amoureux. Sa Belle auprès de lui avoit l'air d'une boule. C'é-
toit une petite *Tamponne* chargée d'embonpoint: le minois en eût été aſſez
joli, s'il eût été planté ſur un corps un
peu plus haut. Les traits du viſage é-
toient aſſez réguliers: elle ne l'ignoroit
pas, & à force d'en vouloir tirer parti,
elle ſe rendoit encore plus ridicule. Elle étoit bien parée; mais ſon ajuſtement
avoit je ne ſai quoi de bourgeois, &
de mal-entendu. Son Panier, qui étoit
d'une grandeur démeſurée, juroit extrè-

G 7   me-

mement avec sa taille, & la faisoit encore paroitre plus petite.   Pour lui,
il paroissoit tout bras , & tout jambes.   On eût dit que c'étoit un squélete
vêtu, dont tous les os marquoient le
mouvement & la cadence. Ses pas é-
toient d'une aune au moins de distance; ses *contre-tems* les plus mesurés é-
toient de vrais sauts de Basque, & nos
Dames ne lui en voyoient faire aucun,
sans craindre qu'il ne se cassât la tête
contre le plancher, ou qu'il ne sautât par-
dessus sa petite mignonne. Quand elle
lui donna les mains, ce fut une nouvelle comédie; ils pouvoient à peine s'at-
teindre : mais comme il étoit naturel que
le Galant fît les avances, il fut obligé
de se replier sur lui-même, & cette attitude formant une espèce d'arc ou de
voûte, donna le .dernier trait à son ridicule. Chacun éclata de rire, & voulut connoitre ce couple charmant. Mr.
d'Art . . . qui venoit d'entrer avec sa
Muette, nous apprit que c'étoit un jeune-homme de Bruxelles, qui avoit assez
de bien, mais encore plus de bonne
opinion de lui-même. Il mesuroit son
mérite sur sa taille, & se croyoit aussi
aimable qu'il étoit grand. Pour le paroitre encore davantage, il affectoit de
ne voir que des gens fort petits; & par
une suite de ce ridicule travers, il avoit
choisi la plus petite personne de tout le
Brabant pour en faire sa Maitresse. On

dit

dit que fa Mère qui étoit elle-même fort
petite, lui avoit infpiré ce goût extraordinaire. Flattée peut-être de l'idée d'a-
voir enrichi fa Province d'une figure
auffi rare, elle ne laiffoit jamais fortir
fon Fils, qu'à côté des perfonnes de la
plus médiocre taille, & elle lui avoit
donné une efpèce de Nain pour Valet.
Bien plus, elle avoit juré de le deshéri-
ter, s'il époufoit jamais une Femme plus
grande qu'elle. Mais on m'a affuré,
continua Mr. d'Art . . . , que fon inclination le met à l'abri de la menace. Voilà, je vous l'avoue, dit la Vicomteffe, un
goût fingulier, & peut-être original. Je
ne croi pas au refte que perfonne lui
difpute fa conquête: leurs amours feront
tranquilles, & j'aimerois à les voir ma-
riés. Ne vous femble-t-il pas que leurs
noces auront quelque chofe de curieux,
car la Nature y verra réunir fes deux
extrémités? Une des Dames Suédoifes
répondit, que ces goûts bizarres étoient
affez ordinaires entre les perfonnes extrèmement petites, & celles qui font
extrèmement grandes, foit vanité de
part & d'autre, foit envie de corriger la
Nature. La Norwège, nous dit-elle, eft
affez féconde en grands hommes, & en
tailles gigantesques. Presque toujours
les Géants qui en viennent, font Fils,
ou Epoux de Femmes fort petites. Il
y a quelques années que l'on amena à
fa Cour de Suède un Norwégien d'une
taille

taille énorme. Il étoit, difoit-on, le
feptième Géant de fa famille. Il avoit
une Femme qui n'avoit que quatre pieds
de haut; & ceux qui le préfentèrent,
affuroient que fa Mère qui vivoit encore, n'étoit pas plus grande, & qu'elle
avoit pourtant mis au monde cinq Garçons & deux Filles mortes en bas âge,
tous à peu près de la même taille. Vous
voyez, dit-elle, que le goût des petites perfonnes n'eft pas particulier à l'aimable Danfeur que nous venons de
voir.

Pendant que nous étions à badiner fur
cette matière, les Menuets s'étoient a-
chevés, & l'on vint nous inviter pour
les Contredanfes. Nous nous y joigni-
mes tous, & nous en danfames plufieurs.
Comme les Dames Suédoifes les favoient
prefque toutes, on les mit à la tête avec
nos Dames, pour donner à une ving-
taine de couples qui nous fuivoient, le
tems d'en apprendre la figure. Nous
danfames fucceffivement la *Jaloufie*, la
Chaffe & la *Chaine*, qui font les Danfes
les plus ufitées dans ce lieu; & graces à
nos Dames, elles s'exécutèrent fans confufion, malgré l'étourderie & le peu de
difpofition de la plupart de ceux qui
s'y étoient mêlés. Ces Dames, quoiqu'accoutumées à des plaifirs plus brillans & à un monde plus poli, parurent
très contentes de ce divertiffement, qui
leur tenoit lieu de Bal & de Comédie,

par

par la liberté qui y règnoit. Les perfonnes du plus haut rang font charmées
de pouvoir quelquefois fe défaire des ref-
pects qu'on leur rend, & de la con-
trainte qui les environne. Il n'eft rien
au monde plus propre à entretenir cette
inclination, que les Bals publics que l'on
donne à Aix. L'argent que l'on paye
à la porte, y rend tous les particuliers
égaux; & à l'exception peut-être de
quelques Princes ou Princeffes du prémier ordre, à qui feuls on le cède, chacun s'y fent un droit égal. Il faut pourtant en excepter encore les Allemands,
qui la plupart font efclaves des grands
Titres, & qui aiment mieux s'ennuyer,
que de fe commettre avec des gens d'un
ordre inférieur. Dès qu'on vient au Bal
public à Aix, il faut renoncer à toutes
les diftinctions que le rang, la naiffance,
ou la fortune mettent ailleurs parmi les
hommes. L'égalité établie dans ces Socié-
tés paffagères que le hazard & la néceffité forment, y produit cette Liberté
fouveraine qui fait le charme des Buveurs raifonnables, & fupplée aux maf-
ques que l'on emprunte en d'autres lieux
pour fe donner le plaifir complet du Bal.
En un mot, il fuffit d'approcher une
fois de la Fontaine d'Aix, pour devenir
Républicain. L'amour de la Liberté paroit être l'effet le plus promt du prémier verre qu'on y boit. Cette liqueur
met de niveau tous ceux qui viennent à
la

la Fontaine : on n'y connoit, tant que le matin dure, ni *Alteſſes*, ni *Excellences* : les maladies ſont les ſeuls Titres que l'on y reſpecte ; & comme tout le monde s'y croit malade, la déférence ſe meſure ſur le degré d'infirmité. Chacun y prend ſes aiſes, ſans ſe gêner. Il ſemble en un mot que l'on y ſoit dans une Ville de Hollande, ou de Suiſſe. Celle d'Aix-la-Chapelle prenant d'ailleurs les Titres de *Ville Libre & Républicaine*, inſpire à tous ceux qui s'y raſſemblent, & qui par eux-mêmes ſont indépendans les uns des autres, une liberté bien moins équivoque que la ſienne : enſorte que les Buveurs forment tous les Etés dans le ſein de cette petite République, une Société beaucoup plus Républicaine qu'elle ne l'eſt elle-même. La beauté des Dames, & l'enjouement des Cavaliers, ſont les ſeules diſtinctions qu'on y admet pendant les deux Saiſons ; & ces Titres ne ſubſiſtent qu'autant qu'ils ne ſont point effacés par les nouveaux-venus. Telle Dame qui aura enlevé tous les cœurs au commencement de la Saiſon, peut à peine compter un ſoupir à la fin des Eaux : & tel Cavalier qni fut d'abord couru des Belles, ſe voit obligé de cèder la place à quelque nouveau Céladon, ſans oſer s'en plaindre ; parce que l'inconſtance réciproque, que produit preſque toujours la liberté, renouvelle les plaiſirs & les amuſemens.

Nous

Nous fumes peut-être les seuls qui firent exception à cette règle générale, parce que nous ne trouvames rien de plus libre & de plus aifé que la fociété que nous avions formée. Auffi, tant que notre compagnie fubfifta, on nous vit toujours enfemble, autant que le plaifir & la fanté purent le permettre. Dès le lendemain même nous nous trouvames tous à la Fontaine à l'heure ordinaire. La confufion des Buveurs m'y fit le même plaifir qu'elle m'avoit caufé la veille, & Mad. de la Br.... à qui je faifois remarquer cette variété d'objets, me fit faire une réflexion très jolie.· Croiroit-on, me dit-elle, que ce font-là les mêmes perfonnes que nous vimes .hier au Bal? & ne diroit-on pas que les Etrangers forment ici deux Peuples différens en un même jour? Le matin, c'eft une foule d'Infirmes qui ne font occupés que de leurs maux & de leurs remèdes. Leur air languiffant & négligé femble exprimer toutes les infirmités de la Nature. L'un fe plaint de l'épuifement que les Bains lui caufent: l'autre fe fàche contre fon Médecin & fon régime : en voilà un qui gronde de ce que les Eaux lui pèfent: celle-ci renonce à les prendre, à caufe de leur odeur: prefque tous ont un vifage fi abattu & fi fatigué, qu'à peine oferoit-on leur promettre un mois de vie. Cependant ces mêmes perfonnes paroitront l'après-midi tout autres, & formeront

un Peuple de Convalescens qui ne res-
pireront que la galanterie, le plaifir,
la joie & l'amufement. Avouez, me dit-
elle, que cette métamorphofe journalière a bien fes agrémens. Pour moi,
j'ai peine à en croire mes yeux, quand
je revois l'après-diner, rire, badiner,
danfer, jouer & folâtrer des perfonnes
que j'ai vu le matin dans un état de lan-
guer auffi marqué. Eft-ce le plaifir,
ou font-ce les Eaux, qui produifent cette
merveille?

J'allois lui répondre conformément à
l'expérience : Que les Eaux, fans les plaifirs qui les accompagnent lorfqu'ôn les
prend fur les lieux, font bien moins efficaces que lorfqu'on y joint des exercices capables de ranimer la joie ; mais
on ne lui donna pas le tems de m'entendre. Les Comteffes Suédoifes vinrent
nous prendre avec le Chevalier pour
aller boire à la Fontaine, & m'obligèrent d'en goûter encore, malgré les proteftations que je leur fis de ma bonne
fanté. Je n'en aurois pas été quitte pour
un verre, fi Don Nugnez qui vint avec
la Vicomteffe, n'eût demandé grace pour
moi. Son génie Efpagnol, accoutumé à
obferver toutes les longues & les brèves
dans l'ordre de la Médecine, comme
dans tous les autres états de la vie, lui
fit craindre (avec raifon pourtant) que
ces Eaux n'étant pas indifférentes, ne
me devinffent nuifibles par le défaut de
pré-

préparations & de régime préliminaire. Quoique cette obligeante inquiétude
m'eût épargné quelques verres, toujours
desagréables quand on n'en a pas besoin,
je crus devoir par galanterie pour les
Dames combattre ses scrupules. Cette
contestation étant entendue d'un Médecin
d'Aix qui étoit près de nous, nous valut une Consultation en forme. Ce Docteurs s'approcha civilement, & me dit
d'un ton doctrinal, que je jouois à me
rendre malade. Comme c'étoit lui qui
dirigeoit nos Dames dans le régime des
Eaux & des Bains, il fut bien aise peut-
être d'avoir occasion de confirmer ce
qu'il leur avoit prescrit, & d'augmenter
le nombre de ses Cliens par ce moyen.
Je lui fis exprès plusieurs questions pour
l'engager à parler ; & soit qu'il crût que
je pourrois me mettre à la mode, soit
que sa complaisance pour les Dames l'y
portât uniquement, il me donna plusieurs
Règles qui nous parurent très prudentes.
Je ne fais point difficulté de les insérer
ici, dans l'idée qu'elles pourront épargner à quelqu'un les fraix d'une nouvelle Consultation ; & qu'elles sont d'autant plus sûres, que ce Médecin passoit
pour le plus habile & le plus expéri-
menté de ceux qui étoient alors à Aix.

R E-

REGLES GENERALES

Que doivent obferver ceux qui prennent
les Eaux d'Aix-la-Chapelle.

I. La prémière, dit le Docteur, & la
plus effentielle, eft de confulter avant
toutes chofes un Médecin qui foit habile,
non-feulement dans la connoiffance des
maladies, mais qui foit verfé dans l'ana-
lyfe & la pratique des Eaux, afin qu'il
puiffe juger du rapport qu'elles ont avec
les infirmités du Malade; parce qu'il y
a des maladies qui s'aigriroient par l'u-
fage des Eaux.

II. Il y a des remèdes préparatoires
à l'ufage de ces Eaux, qu'il faut laiffer
à la prudence des Médecins qui font
fur les lieux, pour les ordonner felon
leurs lumières, & les befoins des Malades,
dont les divers tempéramens varient les
précautions. Il y en a qu'il faut faigner,
d'autres qu'il faut purger, quelques-uns
à qui l'un & l'autre eft néceffaire, & en
qui le Bain doit précéder la boiffon. Cependant dans les maladies communes,
la voie ordinaire eft de préparer les Buveurs par une légère purgation, qu'ils ne
doivent prendre qu'après s'être repofés
de leurs fatigues, quand leur voyage a été
long. Quoiqu'on doive accommoder la
purgation au tempérament d'un chacun,
la plus fimple eft la meilleure; & je con-
feille toujours de boire par-deffus, un
verre

verre ou deux de notre Eau *Thermale*.

III. Le lendemain de ces préparations, on peut commencer l'usage des Eaux. L'heure la plus commode est au lever du soleil, ou du moins entre cinq & six du matin, au plus tard, afin d'avoir achevé la dose avant l'ardeur du soleil. La chaleur actuelle de nos Eaux, jointe à celle du jour, pourroit causer des sueurs trop violentes. Il est bon même de n'aller pas subitement du lit à la Fontaine; il faut donner le tems au corps de s'éveiller, & aux esprits de se mettre en mouvement. Il est même nécessaire à l'effet des Eaux de vaquer, avant de les prendre, à tous les petits besoins que la Nature & la propreté exigent, pour déboucher les pores.

IV. Il faut toujours les boire à jeûn, & sans précipitation. Il ne faut pas même les prendre que par degrés, pour observer leur effet, & tenter la capacité de l'estomac. C'est à dire, qu'il faut commencer par quelques verres, & les augmenter chaque jour comme insensiblement, jusqu'à ce que l'on soit parvenu à la dose prescrite par le Médecin. L'ordinaire pour les tempéramens forts, est d'en prendre dix ou douze gobelets, qui font environ soixante onces d'eau. Il y en a tels qui vont jusqu'à cent onces, & plus. J'ai bien connu des Italiens, par exemple, qui en ordonnoient au-dessus de 200 onces, & je me suis étonné né plus d'une fois que leurs Malades n'en crevoient pas. Mais quelle que soit la dose prescrite, il faut, en quittant les Eaux, observer les mêmes degrés.

V. Il est bon d'user entre chaque verre, de quelques Confections stomachales, comme des écorces d'Oranges & de Citrons, des racines de Gingembre des Indes, de *Calamus aromaticus*, confites; ou d'Anis sucrés, & semblables Confitures; pour empêcher les Eaux de peser dans l'estomac, & prévenir les nausées & le vomissement. Il est encore fort utile de jetter dans les prémiers verres une pincée de *Sel polychreste*, pour aider l'action de l'eau dans les prémiers jours : une pincée de Sel ordinaire fera à peu près le même effet.

VI. Il faut, dans l'intervalle des verres que l'on boit, prendre quelque exercice. On peut se promener doucement & au frais sans se fatiguer, pour faciliter la distribution de ces Eaux & leurs opérations. C'est à cet usage que l'on a consacré les Galleries qui font autour de la Place. Cet exercice n'est cependant pas si nécessaire dans l'usage des Eaux d'Aix, que dans celui des Eaux minérales. Il seroit même nuisible dans nos Eaux, s'il étoit trop vif, parce qu'il troubleroit leurs opérations.

VII. Quand les Eaux passent bien, on peut en prolonger l'usage. Le terme ordinaire est d'un mois quoiqu'il soit im-

impoſſible de fixer bien préciſément un
tems, qui ne peut être égal pour toutes
ſortes de perſonnes, à raiſon de la di-
verſité des tempéramens & des maladies. C'eſt ce qui rend l'avis & même
la préſence du Médecin néceſſaire, parce qu'il arrive quelquefois des inconvéniens capables de jetter le Malade
dans un état pire que celui dont il veut
guérir.

VIII. Si les Eaux ne paſſoient pas
aiſément, dans les prémiers jours, il ne
faudroit pas s'en effrayer. Il eſt même
aſſez difficile que l'on puiſſe les rendre
dans la même quantité qu'on les boit;
parce que ſi le corps eſt bien préparé,
elles circulent, & s'inſinuent dans tous
les vaiſſeaux, & ſouvent elles ſe diſſipent
en partie par les ſueurs, & ne paſſent
ſenſiblement que la nuit ſuivante : ſi au
contraire les obſtructions ne ſont pas le-
vées, il faut du tems aux Eaux pour les
vaincre ; & en ce cas il faut recourir à
de nouvelles préparations, pour net-
toyer les prémières voies. Il faut même
quelquefois prendre des jours d'intervalle, & ſuſpendre l'uſage de l'eau. Mais
ſi elles s'opiniâtrent à ne point paſſer,
& que l'eſtomac s'en trouve gonflé, il
faut y renoncer au-plutôt.

IX. Le Régime des alimens doit être
auſſi fort exact, moins pourtant dans la
qualité que dans la quantité. L'uſage des
Eaux d'Aix demande une grande ſo-

briété, pendant tout le tems qu'on les boit. Non-seulement il faut les prendre à jeûn, mais il faut se garder de l'abus introduit par les Maitres des Caffés qui sont sous la *Gallerie*; ces gens invitent les Buveurs à prendre du Chocolat, du Caffé, ou quelques potions fortes, sous prétexte de fortifier l'estomac affoibli, ou de donner par ces liqueurs spiritueuses un nouveau *véhicule* aux Eaux; & il n'y a que trop de gens qui s'y laissent séduire. Rien n'est pourtant plus pernicieux. La Règle la plus sure est de ne manger qu'après avoir rendu les Eaux à peu pres en même quantité qu'on les a prises, n'importe par quelles voies. Je parle, dit-il, dès Malades ordinaires. Quand on est sûr qu'elles passent bien, on peut avancer le diner, pourvu qu'il y ait trois heures au moins de distance entre la boisson des Eaux & le repas; & on le peut d'autant plus facilement, que nos Eaux n'irritent point l'appétit autant que celles de Spa.

X. Les alimens les plus simples, pourvu qu'ils soient de bon suc, sont les plus sains. Les viandes rôties conviennent mieux, & par cette raison, le Bœuf, le Mouton, & les Volailles surtout. Le Gibier simplement préparé (à l'exception des Oyes, des Canards & autres Oiseaux de rivière ou de marais) n'est pas contraire à ce régime; cependant l'usage doit en être modéré, & l'on l'on doit en bannir tous les oignons, le lard, & autres ingrédiens trop violens. Il faut aussi éviter de manger des pâtés, des viandes salées & fumées, aussi-bien que des chairs trop molasses, comme l'Agneau & le Cochon de lait. Le Maigre n'est pas aussi pernicieux qu'on le croit, dans le tems de nos Eaux, & je permets particulièrement les Ecrevisses, les Brochets, les Truites & tous autres poissons d'eau vive ; excepté les Carpes, les Tanches, les Anguilles, & les Lamproyes, parce qu'elles sont d'un suc trop visqueux. Mon indulgence pourtant ne s'étend que sur le diner ; car le souper doit être très léger, & de quelques biscuits ou compotes seulement.

XI. La boisson la plus saine est le Vin du Rhin, ou celui de Moselle ; sinon, un peu de Bourgogne trempé. Ceux qui aiment la bierre peuvent en user sans crainte, pourvu qu'elle soit légère, douce & bien cuite.

XII. Vers le milieu des Eaux, il est bon de se purger pour faciliter leurs opérations, & aider la Nature Il faut sur-tout se purger encore en les quittant, pour expulser les humeurs que l'usage des Eaux auroit mis en mouvement, & répandu par tout le corps.

Voilà, nous dit le Médecin, les Règles générales que je puis vous donner ; le reste dépend des circonstances où se

          trou-

trouve le Malade. Mais quelles qu'elles foient, il eft abfolument néceffaire d'éviter tout exces dans le vin & dans les autres plaifirs, fi l'on veut prendre les Eaux avec fuccès. Auffi, Monfieur, ajouta-t-il en me parlant en particulier, fi vous n'en avez aucun befoin, il vaudroit mieux ne les pas prendre, que de les boire fi cavalièrement, & fans précaution ; parce que vous vous expofez à quantité d'accidens. Cependant fi elles paffent bien, lui dît le Comte, il femble que Monfieur n'a rien à craindre. Pardonnez-moi, repliqua le Médecin ; ce n'eft pas toujours une raifon. Quelque vertu qu'ait notre Eau *Thermale*, elle agit rarement avec efficace fans le concours de l'Art, parce que la moindre chofe peut troubler fon action. Une trop grande quantité charge l'eftomac, le gonfle, opprime fes mufcles, & dérange leur ton. Si on la prend en moindre quantité, & que l'on fe contente feulement de quelques verres de tems en tems, comme il paroit que fait Monfieur, cette eau ne fait qu'agiter les humeurs, fans les déterminer ; parce que fon action, à raifon de fa petite dofe, n'eft pas affez puiffante pour les détacher abfolument, & les expulfer. Notre eau en ce cas produit à peu près le même effet que produiroit une dofe d'*Emétique*, par exemple, qu'un Malade prendroit à diverfes reprifes pendant plufieurs jours con-

confécutifs , au-lieu de prendre tout à
la fois la dofe prefcrite : ce vomitif
ainfi diftribué , loin de purger l'eftomac,
ne feroit que le picotter & l'irriter , &
entretiendroit le Malade dans un état de
naufée continuelle , fans le foulager ;
parce que la fermentation dans laquelle
il mettroit les humeurs , les faifant re-
fluer dans le fang , achèveroit de l'aigrir & de le corrompre. L'Eau *Thermale*
prife dans une dofe infuffifante , caufe
le même trouble dans les humeurs ; &
foit qu'elle paffe , ou qu'elle féjourne ,
il eft toujours dangèreux de badiner a-
vec elle ; & il l'eft infiniment davantage de lui affocier des boiffons , des liqueurs , & des alimens fans choix &
fans mefure.

Quoique ces maximes pour la plupart
fuffent connues des perfonnes de notre
compagnie , qui avoient des raifons de
prendre les Eaux ou les Bains , chacun
fe fit un plaifir de faire raifonner notre
Docteur. La Médecine eft peut-être de
toutes les Profeffions utiles , celle que
le commun des hommes méprife davantage dans ceux qui la profeffent ,
& cependant il n'en eft point dont plus
de gens fe mêlent; chacun s'y prétend
favant, & croit avoir droit d'en raifonner. Perfonne de nous n'étoit exemt
de cette maladie , & nous paffames la
matinée à en parler. Nos Dames même
firent plufieurs queftions, & donnèrent

H 3

lieu

lieu à des remarques curieufes. Mad. de
la B... dit, qu'elle avoit cru jufques-là
que les Eaux d'Aix étoient fouveraines
pour toutes fortes de maux, & que
pourvu qu'on fe foumît au Régime ordinaire, on pouvoit les prendre fans
péril. Elle ajouta même, qu'elle foup-
çonnoit les Médecins de n'y apporter
quelque diftinction que pour fe rendre
néceffaires, ou pour avoir le plaifir d'apprendre les maux de tout l'Univers, ceux
fur-tout de quantité de jolies perfonnes.
Le Médecin d'Aix, accoutumé depuis
longtems aux railleries des Buveurs, ne
s'offenfa point de ce badinage, & lui
répondit, qu'il y avoit certainement
des maladies dans lesquelles les Eaux
d'Aix prifes intérieurement étoient dan-
gèreufes. Elles font mortelles, dit-il,
dans l'extrémité des deux âges : les enfans & les perfonnes décrépites doivent
s'en abftenir. On ne doit auffi jamais
les confeiller, dit notre Médecin, à
ceux qui ont le poûmon offenfé, qui
crachent le fang, qui ont la fièvre
continue, ou qui font attaqués d'une
hydropifie générale & bien formée. Il
feroit encore imprudent de les faire boire à ceux qui font attaqués de ces maux
affreux, qui font expier fi cruellement un
plaifir indifcret. Mais à l'exception de ces
maladies, & de quelques autres encore,
les Eaux d'Aix prifes intérieurement, &
avec les précautions requifes, font tou-
tes-

tes-puiffantes pour calmer les chaleurs du Foye, les ardeurs de la Ratte, & des Reins, & les intempéries des Viſcè-res. Elles guériſſent les fièvres intermit-tentes, tierces & quartes, même les plus invétérées. Elles arrêtent les hé-morragies du nez, des hémorroïdes, & les autres pertes de ſang. Elles tuent toutes ſortes d'Inſectes & de Vers dans le corps humain. Elles procurent la fé-condité, abattent les vapeurs, purifient les urines, calment les ardeurs de la veſſie, en font écouler le ſable, amolliſ-fent même les pierres qui s'y forment. Elles purgent les affections hypocondria-ques, bilieuſes & mélancoliques, appai-ſent la faim canine, fortifient les eſto-macs affoiblis, éteignent les altérations continuelles, ſoulagent les douleurs de la goutte, des rhumatiſmes, du ſcor-but & de la colique. Elles ſont ſouve-raines ſur-tout contre les écrouelles, les ſquirres, les tumeurs, les abſcès in-térieurs, & les enflures de jambes: en un mot, contre toutes les maladies les plus deſeſpérées.

Oh! Monſieur le Médecin, dit la Vi-comteſſe, je vous demande pardon; mais je crois que le catalogue que vous venez de nous faire ſeroit ſujet à quel-que réforme: car ſi vos Eaux ont la vertu que vous nous dites, on auroit enfin trouvé *la Panacée*. C'eſt cepen-dant de quoi l'on doute encore; car en-

H 4   fin,

fin, ſi la Nature pouvoit donner un Remède univerſel, je croi que Mrs. les Médecins ont trop d'intèrêt à ne le pas trouver, quelques ſoins qu'ils affectent de prendre pour le chercher. Permettez, Madame, repliqua le Médecin, que ſans vouloir vous en impoſer, j'aye l'honneur de vous aſſurer qu'il n'y a aucune des maladies que je vous ai nommées, dont la guériſon ne ſoit fondée ſur des expériences publiques. Vous pourriez vous en convaincre par vous-même, ſi vous vouliez lire la Liſte que Mr. *Blondel* en a fait imprimer. Comme il eſt le prémier qui ait établi la boiſſon de nos Eaux, il ſe crut obligé de confirmer ſa pratique par des exemples, qu'il cite ſur des Certificats authentiques. Il y nomme quantité de perſonnes diſtinguées par leur naiſſance & leurs emplois, qui vivoient encore au tems qu'il écrivoit : & ſi ſes Confrères avoient eu la même attention que lui à recueillir l'Hiſtoire des Cures célèbres qui ſe ſont faites ici en tout genre de maladies, depuis trente ans qu'il eſt mort, on pourroit en faire pluſieurs volumes.

Je me ſuis donc bien trompé, dit D. Nugnez, car je m'imaginois que l'uſage de boire les Eaux d'Aix étoit auſſi ancien que les Fontaines; & à ce que je vois, cette pratique eſt toute récente. Nous étions tous dans la même erreur, & les Dames furent les prémières à prier

le

le Médecin de nous apprendre l'époque
de cette pratique. Il le fit gracieufe-
ment, & comme ce font des Anecdotes locales que l'on trouve rarement
ailleurs, j'ai lieu de croire que le Lecteur aura autant de plaifir à les voir ici,
que nous en eumes à les entendre.

Mr. *François Blondel*, continua le Médecin, eft le prémier qui ait ofé pref-
crire la boiffon de nos Eaux. Il en
connoiffoit parfaitement les qualités, &
avoit confumé plufieurs années à les é-
tudier, & à les obferver par des ana-
lyfes réitérées. Il en tenta la pratique
en 1658, à l'exemple des Médecins de
Bourbon, & le fuccès répondit pleinement à fes efpèrances. Il avoit mis dans
la confidence de cette épreuve un nommé *Didier*, Médecin François réfidant
ordinairement à Sedan. Cet homme,
qui étoit dans l'ufage depuis plufieurs
années d'accompagner des Malades diftingués aux Bains d'Aix, y avoit connu Mr. *Blondel*, & avoit appris de lui
quantité de chofes curieufes fur la nature de nos Eaux. Toute la reconnoiffance qu'il lui en marqua, fut de tà-
cher fourdement d'enlever à *Blondel* la
gloire de l'invention. Il amena pour cet
effet à Aix cinq ou fix perfonnes au
Printems fuivant, c'eft à dire en 1659,
pour boire les Eaux; & comme il n'en
connoiffoit qu'imparfaitement la différence, il leur faifoit boire impitoyable-

H 5   ment

.ment les Eaux falcs du *Comphuis-Badt*,
ou du *Bain des Pauvres*, qui étoit alors
très dégoûtant. *Blondel*, qui n'étoit occupé que du bien public, l'aida de fes
confeils, lui communiqua le régime
qu'il devoit faire obferver.à fes Buveurs,
& ne lui cacha rien de fes obfervations.
Les Malades François s'en retournèrent
foulagés, & fort fatisfaits de cette nouvelle pratique, qu'ils allèrent vanter chez
eux; & qui fut d'autant plus goûtée,
qu'elle étoit foutenue de l'exemple des
Eaux de *Bourbon* & de celles de *Bath*
en Angleterre, que l'on buvoit depuis
cent ans. Ces heureux fuccès attirèrent
beaucoup de monde à Aix, & méritè-
rent à Mr. *Blondel* le Titre honorant de
*Surintendant des Fontaines d'Aix-la-Cha-
pelle*, comme Inventeur de la *Thermopo-
tation*, fuivant le langage des Latins.
Cependant plufieurs Médecins d'Aix même, & des environs, jaloux de cet honneur, traverfèrent la pratique de *Blondel* par des Ecrits ridicules, & pleins de
calomnies ; & comme toute nouveauté
en Médecine paroit une Héréfie aux
vieux Médecins, ils tâchèrent de la faire profcrire par le Magiftrat, qu'ils al-
larmèrent par la crainte de voir altérer
la réputation des Bains. L'ingrat *Didier*
fe mit lui-même fur les rangs, & atta-
qua la pratique de fon Maitre, par une
Lettre qu'il lui adreffa, & qu'il fit imprimer en 1661, avec ce Titre infolent:

Let-

Lettre de Mr. Didier Docteur en Médeci-
ne, & Surintendant des Eaux minérales
d'Aix - la - Chapelle & de Borset, à Mr.
Blondel Médecin & Intendant des dites
Eaux &c. Mr. *Blondel* y répondit avec
sa douceur ordinaire, & fit remarquer
quantité de bévues échapées à *Didier.*
Celui-ci cependant aiant fait afficher sa
Lettre à Liège & à Maftricht, crut son
Titre suffisamment prouvé, & vint à Aix
d'un air de Maitre. Il eut l'audace de
vouloir emporter à Sedan la clé de la
Fontaine, pour marque de sa prétendue
Surintendance; mais le Magiftrat l'obligea de la remettre, & Mr. *Blondel* refta, comme il le méritoit, seul maitre
du champ de bataille. Sa pratique triompha & fut si heureufe, que cette Ville
fut beaucoup plus fréquentée qu'auparavant. Il y vint des Etrangers de toutes
parts, dont le séjour & la dépenfe aidèrent beaucoup les Bourgeois à réparer
les dommages du dernier incendie : on
fit même à ce fujet des Infcriptions affez ingénieufes, en forme de Chrono-
graphe. On y exprimoit clairement &
d'une façon très honorante à Mr. Blondel, que *la Ville retrouvoit dans les bien-*
faits de Neptune, tout ce que les fureurs
de Vulcain lui avoient fait perdre. Les Sai-
fons des Eaux font en effet beaucoup
plus nombreufes depuis qu'on les boit,
que lorsqu'on n'y venoit que pour les
Bains ; & une preuve bien frappante de

H 6

la

la falubrité de cette pratique, c'eft de voir tant de monde s'y foumettre malgré le dégoût & l'odeur desagréable de ces Eaux.

Je comprens à préfent , dit le Comte, pourquoi le nom de Mr. *Blondel* eft ici fi fort en vénération : je vois que la Ville lui a de grandes obligations. Mais je m'étonne que l'idée de faire boire vos Eaux foit venue fi tard à vos Ancêtres. L'exemple des Médecins de Bourbon & de Bath dont vous venez de nous parler , devoir leur ouvrir les yeux plutôt , & leur donner au moins l'envie d'en faire l'effai. J'en fuis d'autant plus furpris , ajouta le Chevalier en riant , que j'aurois cru que *Grannus* , que la Ville d'Aix regarde comme fon Fondateur , auroit amené cette coutume. Comme Sénateur Romain , il a dû conferver dans fon exil le goût de l'ancienne Rome , qui fe faifoit un plaifir, une débauche même, de boire de l'eau chaude ; car c'eft de cet ufage que nous eft venu le mot de *Thermopole* , qui fignifie de petits Cabarets où l'on vendoit dès le matin de l'eau chaude , à peu près comme on fait ici du *Genièvre* , & de l'Eau de vie ; & l'on y alloit comme dans nos Caffés. Dans la fuppofition même que *Grannus* eût été Frère de Néron , il devoit avoir pris à la Cour de cet Empereur un grand goût pour l'eau bouillie. Ce Prince voluptueux , qui avoit rafiné fur tous les plaifirs , rebuté peut-
être

être des excès qu'il avoit faits en eau
chaude selon la mode de son siècle, a-
voit inventé un nouveau ragoût pour
boire l'eau avec plus de plaisir; c'étoit
de la faire bouillir, & d'en emplir des
bouteilles, qu'il faisoit ensuite refroidir
dans la neige, pour en rendre le frais
plus délicieux... Passe pour ce ragoût,
dit une de nos Suédoises ; je comprens
que l'on puisse à Rome & dans un cli-
mat chaud se faire une délicatesse de
boire frais, & que l'on étudie pour cela tous les moyens de rafraichir la boisson, que l'on y fasse même des excès:
mais que l'on s'y soit fait un ragoût de
boire chaud, & sur-tout de l'eau chaude, c'est ce qui ne me seroit pas tombé
dans l'esprit... Cependant, Mesdames,
repliqua le Chevalier, la mode de boire chaud à Rome y devint une passion
plus forte peut-être , que celle que les
Dames Hollandoises ont encore aujour-
d'hui pour le Thé. On commençoit, &
terminoit les repas par une tasse d'eau
chaude , & on la buvoit même si bru-
lante, que l'on s'y servoit de gobelets
de terre, préférablement à ceux de verre qui ne pouvoient pas résister à la
chaleur. C'étoit la fonction des Dames
Romaines, de servir l'eau chaude à table dans les repas de cérémonie. Les
Hollandoises, peut-être pour imiter cette coutume , se font encore un honneur & une occupation sérieuse de ver-
H 7   ser

ser le Thé à toutes les heures du jour à ceux qui les viennent voir. La fonction étoit plaifante, dit la Vicomteffe. Je vous avoue pourtant que je la trouverois plus convenable que les ufages cavaliers auxquels on nous affujettit à préfent en France ; & il me paroit qu'une bouteille d'eau fiéroit mieux entre les mains d'une Dame, qu'un flacon de *Perficot* que l'ufage d'aujourd'hui nous oblige de verfer au Deffert... Peut-être, Madame, que la mode en reviendra, repliqua le Chevalier ; mais fi nos François la prennent jamais, comme ils font exceffifs en tout, je crains qu'ils ne la pouffent encore plus loin que les Romains. Ces Meffieurs ne fe contentoient pas d'eau chaude, il faloit qu'elle fût bouillante ; & le plaifir de fe bruler le gozier, faifoit chez eux partie de cette débauche. On voit par plufieurs endroits des Comédies de *Plaute*, & par d'autres Auteurs, qu'il en prenoit mal à leurs Efclaves, lorfqu'ils ne fervoient pas l'eau brulante : une pareille faute ne pouvoit s'expier que par une baftonnade de trois cens coups. Ce n'étoit pas feulement les Petits-maitres Romains qui fe plaifoient à cet excès, c'étoit un goût général : Rome étoit remplie de *Thermopoles* ou Cabarets d'eau chaude. On s'y affembloit comme dans nos Caffés, on y parloit, on s'y divertiffoit ; & fuivant les apparences, ces maifons devinrent des Lieux

de

de débauche , puisqu'un certain *Ampe-lius* Préfet de Rome , plein de zèle pour la bonne Police , jugea qu'il étoit à propos de défendre qu'on les ouvrît devant le jour. Ces maisons étoient à tout le moins des Lieux de réjouissance & de plaisir , puisqu'on les fermoit dans les tems de deuil public. Il est remarqué que l'Empereur *Caligula* , après la mort de sa Sœur qu'il aimoit, comme chacun sait, plus qu'il ne convient au Frère le plus tendre , les interdit toutes , & fit sévèrement punir ceux qui avoient osé les ouvrir , ou y entrer , pendant le tems de son affliction. J'en conviens, dit D. Nugnez ; mais Mr. le Chevalier me permettra de dire que je ne croi pas que ces *Thermopoles* fussent seulement destinés à vendre de l'eau chaude ; on y vendoit aussi des liqueurs fortes , & des vins mixtionnés. Peut-être me trompé-je ; mais il me semble que l'eau chaude qu'on y trouvoit, n'y étoit que pour détremper les vieux vins qui s'étoient épaissis à la longueur du tems , & qu'on distinguoit par les nom des Consuls qui gouvernoient Rome lorsqu'on avoit empli les outres , ou les flacons, sur lesquels on les avoit gravés. Cette idée, établie sur le témoignage des anciens Auteurs , est aussi confirmée par une expérience de mon pays, où l'on conserve quelquefois de bon vin d'Espagne si longtems ; qu'il se durcit

dans

dans les vaiſſeaux, & qu'on eſt obligé pour le boire, de le détremper dans l'eau bouillante, comme des Tablettes ou des Conſerves . . . Soit, reprit le Chevalier; mais il n'en eſt pas moins vrai que les Romains au tems de Néron étoient fort friands d'eau bouillante, & que ce goût duroit encore du tems de *Martial*, qui en fait ſouvent mention dans ſes Epigrammes : ainſi je ſuis fondé à m'étonner que *Grannus* qui fut ſi fort charmé de vos Eaux chaudes, n'ait point amené la mode de les boire, avec celle de s'y baigner . . . Sûrement, dirent les Dames, il étoit auſſi délicat que nous, & il aura été rebuté de leur goût. Cela n'eſt pas douteux, dit le Médecin en riant, puisque *Martial* même que Mr. le Chevalier vient de citer, ne pouvoit s'accommoder de l'eau chaude que les Médecins d'Italie lui avoient ordonnée dans une de ſes maladies, quoique ce fût de l'eau commune. Ce régime lui paroiſſoit un ſupplice, & il s'en plaint amèrement dans une de ſes Epigrammes, dans laquelle il dit qu'il ne peut ſouhaiter rien de pire à celui de ſes ennemis. qu'il voudroit le mieux punir, que de le condamner à l'eau chaude :

Et potet calidam, qui mihi livet, aquam.

Notre Médecin nous quitta après cette plaiſanterie, & m'offrit ſes directions de

fi bonne grace, que j'acceptai fes avis.
Je lui promis enfin de les fuivre ; enforte qu'il fut réfolu que dès le lendemain
je me foumettrois au régime des Buveurs, pour prévenir les inconvéniens
dont il m'avoit menacé en cas que l'envie me prît de boire des Eaux, ou par
compagnie, ou par précaution. Nous
fimes encore quelques tours entre les arbres de l'Efplanade, où nous étions allés
nous promener à l'ombre, & nous nous
retirames affez incertains de ce que
nous ferions l'après-midi. Nous aurions
pu aller chez Mr. le Baron de *Dobelftein*, chez qui l'on jouoit ; mais comme fa Femme n'y étoit pas, nos Dames
fe firent une peine d'y aller en fon abfence. La Vicomteffe décida que nous
irions la prendre après diner pour faire
vifite aux Comteffes Suédoifes, fi elles
vouloient nous recevoir ; & que là nous
conviendrions de l'arrangement de notre
après-midi. La propofition fut acceptée,
malgré les politeffes des Suédoifes qui
auroient voulu prévenir la Vicomteffe :
mais comme il s'agiffoit moins de faire des vifites régulières, que de chercher à nous amufer, il fut règlé que
nous fupprimerions dès-lors tout cérémonial entre nous, & que nous ferions
confifter toute notre politeffe à contribuer au plaifir de la compagnie, & à
chercher les occafions de la divertir de
tout ce qui fe préfentoit. D. Nugnez,
mal-

malgré les formalités Espagnoles, promit de s'y soumettre, & y réuffit affez bien.

Dès que nous eumes diné, nous allames chercher la Vicomteffe & Mad. de la Br . . ., & nous nous rendimes au *Heeren-Badt* où les Comteffes logeoient. Elles avoient leur quartier dans cette partie de la maifon qui a retenu l'ancien nom de *Cornelis-Badt*, ou *Bain de S. Corneille*, à caufe qu'autrefois l'Image de ce Saint en faifoit l'enfeigne. Nous nous arrêtames un moment à confidèrer avec les Dames la fuperbe façade de cette maifon. Le corps de logis en eft magnifique, bâti à la moderne, & de belles pierres de taille. L'Architecture en eft fimple, mais parfaitement régulière. Ce bâtiment a plus l'air d'un Palais, que d'une maifon particulière. Il a quinze ou feize croifées de front; & quoique les deux maifons ne paroiffent faire qu'un même édifice, elles ont chacune leurs frontispices féparés, ornés de jolis balcons qui forment une exacte fymmétrie. Ce bâtiment fut fait en 1720, aux dépens de la Ville. Tout y reffent cependant la Majefté Impériale. On voit un grand Aigle pofé au milieu du toit, précifément fur la ligne qui fépare les deux logis, pour marquer fymboliquement les Armes de la Ville, & fes relations avec l'Empire. On a placé encore fous le frontispice de chacune des deux maifons l'Aigle Impériale, éployée, couron-

N.º V.

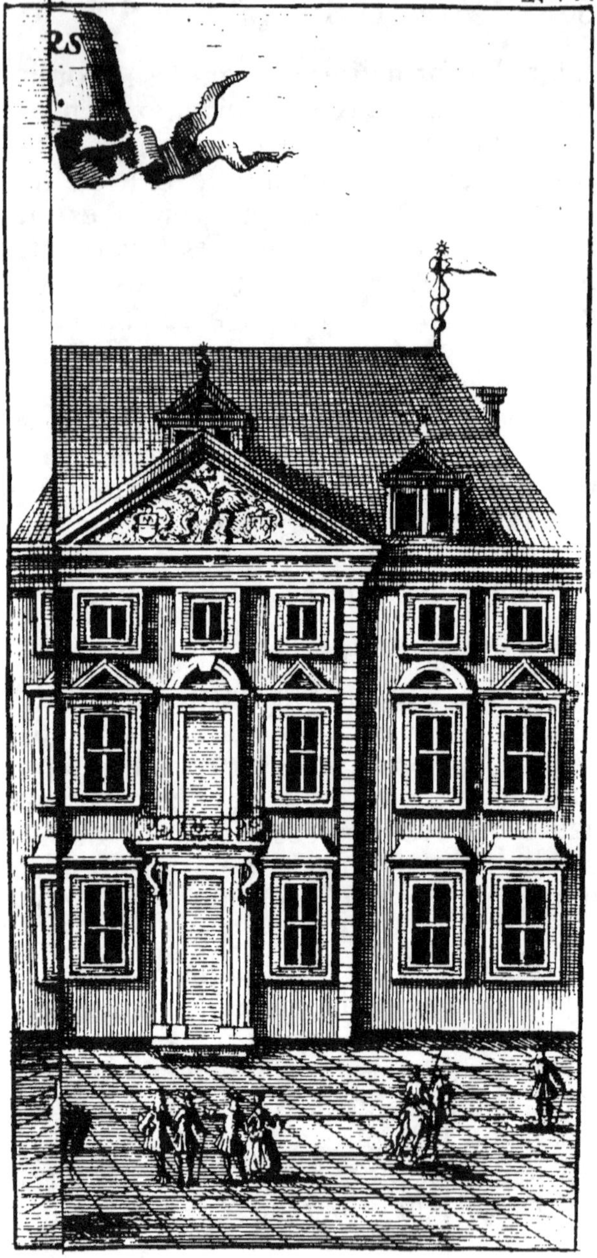

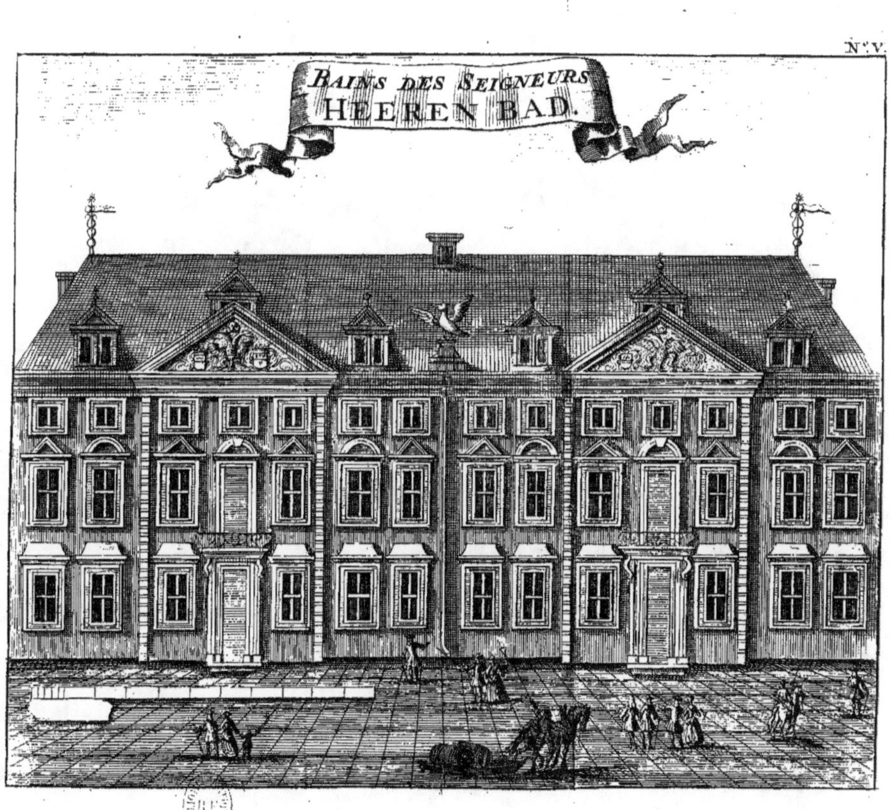
RAINS DES SEIGNEURS
HEEREN BAD.

ronnée, & à deux têtes, qui couvre de ſes ailes les Blazons des Bourguemeſtres qui ont dirigé ce bàtiment. Sur la pré- mière ſont les Armes de *Joannes Werne- rus von Broick* & de *Cornelius du Fays*; & ſur le balcon, celles de *Joannes Kreins* & de *Joannes-Baptiſta von Savelsberg*, Bourguemeſtres en l'an 1722. Sur l'autre on a mis pareillement le nom & les Ar- mes de *Théodore Richteric*, de *Gaſpar del Tour*, de *Jacob-Nicolas Boutsmeeſter*, & de *Joannes-Paulus Lerſch*, Régens en 1723. &c. Ils méritoient aſſurément cet- te diſtinction, pour avoir embelli la Ville d'un de ſes plus beaux ornemens; & l'on peut dire qu'ils ont rempli au- tant qu'il étoit en eux, les vœux que fit autrefois Charlemagne pour la gloire de cette Ville. L'intérieur de ces deux maiſons répond parfaitement à la beauté de leur façade. Les apartemens en ſont ſpacieux, commodes & fort clairs. Les Bains y ſont très nets. Il y en a cinq dans chacune, trois grands & deux plus petits. Outre la Source commune qui fournit l'eau chaude aux Bains des deux maiſons, il y a encore pluſieurs Sources particulières qui en donnent a- bondamment, & ſur lesquelles on a pla- cé les baſſins des Bains. Quoiqu'il ſoit apparent que toutes ces Sources vien- nent originairement d'une même Mine, & d'un même Réſervoir caché dans les entrailles de la terre, les Bains qu'elles

rem-

rempliſſent ont cependant des qualités différentes, ou du moins divers degrés de chaleur. Cette différence, qui paroit ſingulièrement dans trois de ces Bains, les a rendu fameux par la ridicule diſtinction que les Dévots y ont attachée. L'un s'appelle le *Paradis*, l'autre le *Purgatoire*, & le troiſième l'*Enfer*. C'eſt apparemment pour de pareilles raiſons, que la prémière Source des Eaux de *Bourbon-Lancy* s'appelle auſſi le *Limbe*. Le prémier des trois Bains de *S. Corneille* paroit délicieux par rapport aux deux autres; le ſecond eſt fatigant; & le troiſième ſi rude, que le tempérament le plus fort peut à peine y demeurer plus d'une demi-heure. Tous les trois ſont extrèmement ſouphrés, & d'une odeur très forte. Leur vertu eſt ſi pénétrante, que quoique leur chaleur ſoit réellement moindre que celle des Bains de *l'Empereur*, on ne peut pas reſter auſſi longtems dans ceux de *S. Corneille*. On croit néanmoins que la différence de ces trois Bains entre eux, vient moins de la différence des Sources, (qui au fond ſont les mêmes entre elles,) que de la diſpoſition de ces Bains, & du plus, ou moins de diſtance qui ſe trouve entre les baſſins, & les Sources qui les rempliſſent. Il eſt facile à comprendre qu'un Bain poſé à l'embouchure de ſa Source, doit être plus violent que celui qui en ſeroit plus é-

loi-

loigné, parce qu'il n'a point eu le tems
de s'évaporer & de se refroidir.

Ce fut-là le prémier sujet de la conversation avec nos belles Comtesses; car
à Aix la Galanterie n'exclud pas les cu-
riosités de la Nature, & l'on y devient
Physicien malgré soi.   Comme chacun
aime à parler de ce qu'il a vu, Mad. de
la Br. . . . qui avoit été à *Bourbonne*,
nous entretint de la différence de ces
Bains & de ceux d'Aix, & nous en fit
une descripton curieuse.   Elle y joignit
même l'histoire du malheureux incendie qui avoit ruïné cette Ville depuis peu
de tems.   Nous l'écoutions tous avec
attention : Don Nugnez fut le seul à qui
cette conversation parut ne pas faire plaisir ; il étoit distrait, rêveur, mélancoli-
que, & la Vicomtesse crut lui voir verser quelques larmes.   Elle voulut l'en
railler, & lui demanda s'il étoit de la Galanterie Espagnole de pleurer auprès des
Dames ? Elle ajouta en riant, qu'elle l'en
dispensoit, & que les Dames Françoises
se contentoient des soupirs de leurs Cavaliers.   Son badinage ne fit que l'attrister
davantage, & nous le vimes prêt à se
retirer, pour donner un libre cours à
ses pleurs.   Toutes nos Dames le prièrent d'expliquer le sujet de sa tristesse,
mais il s'en défendit en les priant de
n'y pas faire attention. Son attendrissement me rappellant aussi-tôt la prémière conversation que j'avois eue avec
lui,

lui, je compris que le souvenir des Eaux
de *Bourbonne* avoit pu lui rappeller les
malheurs dont il avoit été prêt de me
faire confidence. J'en dis quelque chose
à la compagnie, & dans l'idée que ce
seroit le soulager que de l'engager à les
raconter, je me joignis aux Dames pour
l'en presser. Le Comte, qui en étoit extrèmement curieux, lui fit sur cela les
instances les plus vives; & Don Nugnez
se rend.t enfin à nos empressemens, a-
près avoir fait de grandes excuses aux
Dames sur la tristesse qu'il avoit répan-
due dans la compagnie, & sur les idées
sombres que son récit pourroit y faire
naitre.

❃❃❃❃❃❃❃❃❃❃❃:❃❃❃❃❃❃❃❃❃

HISTOIRE

DE DON NUGNEZ D'O. R. Q.

JE ne vous dissimulerai point, Mesdames, dit Don Nugnez en soupirant,
que le souvenir des Eaux de *Bourbonne*
a réveillé mes douleurs. Mes soupirs
vous annoncent assez que l'Objet que je
regrette me fut extrèmement cher, & je
fais gloire d'avouer que mes yeux ne se
lassent point de le pleurer. J'ai même u-
ne consolation de moins dans mon malheur: c'est que l'Amour qui le causa,
n'eut presque jamais que des rigueurs
pour

pour moi ; & que selon les apparences, les regrets auxquels il me condamne, dureront plus longtems que mon bonheur n'a duré.

Quoique l'un & l'autre aient leur source dans la plus légitime tendresse, je ne puis me vanter d'y avoir employé les prémières années de ma vie. Les troubles dont l'Espagne fut agitée à la mort du feu Roi, obligèrent mes parens de me destiner au Service , dans l'idée que sous un jeune Roi François, le parti des Armes étoit le plus sûr chemin de la fortune. Quoique le Droit des deux Concurrens ne fût pas encore éclairci, mon inclination pour le Duc d'Anjou fut déterminée puissamment par la protection que m'accorda le Duc de *Médina-Sidonia*, l'un de ceux qu'on soupçonnoit d'avoir eu plus de part au Testament de Charles II. Cependant je ne servis-d'abord que comme Volontaire, afin qu'en cas que le Trône restât à l'Archiduc, je puisse plus aisément espérer de l'emploi sous ce Prince. Je fis mes prémières Campagnes en Italie ; de là je repassai en Espagne où je servis comme Officier sous Philippe V, & assistai aux Sièges de *Cebreros*, de *Montalvan*, & de *Portalègre*. Le goût que j'avois pour le Service, m'attira de l'emploi ; je me vis en peu d'années Capitaine & Major d'un Regiment de Cavalerie ; & il se fit peu d'actions en cette Guerre, où je
n'aye

n'aye affifté, jusqu'à la Bataille de *Villaviciofa*, dans laquelle je fus bleffé.

Jufques-là, Mesdames, je n'avois été occupé que des Armes, & de ma Fortune ; la Tendreffe m'étoit inconnue. Les troubles du Royaume, les marches continuelles, l'incertitude journalière de la Guerre, & les progrès de l'Archiduc, ne formoient pas une faifon bien propre à la galanterie ; & tout Efpagnol que je fuis, je vous dirai à ma honte, que j'avois presque oublié qu'il y eût des Dames au monde. En un mot, j'avois vingt-fix ans, que je ne connoiffois encore l'Amour que par les Romans : & plût au Ciel que mon malheureux cœur fût refté dans cette ignorance ! Je touchois cependant au moment qui devoit me rendre fenfible, & mon cœur le devint dans une circonftance qui prouve bien le pouvoir & l'inévitable deftin de l'Amour, puisque ce fut au milieu des armes qu'il triompha de mon indifférence.

Dans le tems que le Roi rentra dans Madrid, d'où il avoit été obligé de fe retirer avec toute fa Cour aux approches du Général *Stanhope*, qui y étoit venu proclamer l'Archiduc ; on envoya un Détachement à Tolède, pour charger les Alliés qui évacuoient cette Place. J'étoit dans un petit Corps de Cavalerie commandé par Don *Pedro Ronquillo*. Les Ennemis fortoient de Tolède, lorsque nous y arrivames ; & felon les ordres du Roi, nous fimes une exacte recher-

cherche des principaux Rebelles qui pouvoient y être restés. Cette recherche
fut d'autant plus rigoureuse, que nous
eumes avis qu'ils avoient eu dessein en
partant de faire sauter l'*Alcaçar*. Nous
trouvames en effet plus de cent barils
de poudre amassés près de ce Palais, &
des mèches prêtes à prendre. Pendant
qu'une partie de nos gens, & des Habitans, étoient occupés à éventer cette
Mine, je fus détaché pour visiter les
maisons suspectes. En entrant dans une
de celles qu'on m'avoit indiquées, j'entendis les gémissemens d'une personne
qui paroissoit souffrir de grandes douleurs. J'allai droit avec ma troupe à
l'apartement d'où partoient ces plaintes,
& j'y trouvai une jeune personne toute
couverte de sang & presque mourante,
sur les genoux d'une *Duègne* qui pleu-
roit, & paroissoit occupée à la soulager. La Vieille, effrayée du malheur
de sa jeune Maitresse, allarmée d'ailleurs
du tumulte de la Ville, s'évanouit en nous
voyant entrer les armes à la main. J'approchai cependant pour tâcher d'éclaircir cette sanglante avanture, & j'apperçus une des plus charmantes personnes
que j'eusse encore vues. Ses traits, malgré la pâleur de son visage, étoient
d'une régularité peu commune; ses yeux
bruns, quoiqu'à demi éteints, conser-
voient encore des étincelles d'un feu
très vif, & m'inspirèrent une respectueu-

ſe compaſſion pour cette Belle mourante. Le ſang dont elle étoit couverte,
& qui couloit encore de ſa plaie, étoit
ſeul capable de faire naitre en moi un
ſentiment ſi naturel. Cependant je ne
me contentai pas de la plaindre, je ſentis une forte paſſion d'apprendre quel
étoit le Barbare qui l'avoit mis en cet
état. Je le lui demandai; mais ſa foibleſſe, ou ſa généroſité, ne lui permit
pas de me répondre. La Duègne étoit
ſi émue encore au retour de ſon éva-
nouiſſement, que je ne pus en tirer
beaucoup de lumières. Quelque envie
que j'euſſe de connoitre & de punir le
coupable, le ſervice du Roi m'obligea
d'en différer l'éclairciſſement à un autre
tems. Je me contentai de poſer une
Garde à ſa porte, & de détacher quelques-uns de mes gens pour aller chercher un Chirurgien qui pût panſer ſa
plaie; & je leur ordonnai de s'informer
des circonſtances de cette avanture, &
de la qualité de cette perſonne. Après
cet arrangement, je continuai ma per-
quiſition dans les autres quartiers de Tolède, que je parcourus juſqu'à la nuit,
& je ne rentrai que fort tard au logis
qu'on m'avoit deſtiné. Il y a ſi peu de
chemin à faire de la compaſſion à l'a-
mour, que je ſentis bien dès-lors que
mon cœur ne s'en tiendroit pas à la pitié. L'idée de cette Malheureuſe m'a-
voit ſuivi par-tout; & dès que je fus ar-

rivé

rivé chez moi, mon prémier soin fut
d'en apprendre des nouvelles. Celui que
j'avois envoyé chez elle, me rapporta
qu'elle s'appelloit Donna *Rosalia,* & qu'elle étoit Fille de Don *Sylves de P. C...*
l'un des plus grands partisans de l'Archiduc ; mais que l'on ne pouvoit découvrir l'auteur de la violence qui lui avoit
été faite, parce qu'elle gardoit le silence
sur cet article, & que sa Duègne avoit
juré *par S. Iago* qu'elle n'y avoit pas été
présente. Quant à son état, il me dit
que Donna Rosalia étoit dans une foiblesse extrème, à cause du sang qu'elle
avoit perdu ; & que suivant les apparences, elle seroit déja morte, sans le
secours que je lui avois procuré. Il a-
jouta, que le Chirurgien qui l'avoit
pansée, avoit répondu qu'il ne pouvoit décider encore du danger de la
plaie. Cette réponse me jetta dans un
trouble extrème. Mon cœur fut saisi
de cruelles inquiétudes, & j'éprouvai
ces angoisses mortelles dont on ne se
sent déchirer qu'à la vue des malheurs
d'une personne infiniment chère. L'i-
mage de cette Beauté malheureuse se
présentoit sans cesse à mon esprit, &
mon imagination d'accord avec mon
cœur, me peignoit ses charmes & ses
douleurs avec des traits si vifs, que je
ne pus m'empêcher de donner quelques
larmes à ses malheurs. C'est tout dire,
que mon agitation fut si grande, que

 mal-

malgré les fatigues d'une marche de deux jours, je ne pus fermer l'œil de toute la nuit. Ce trouble me parut à moi-même extraordinaire. ,, N'eſt-ce pas un ,, enchantement, diſois-je, ou quelque ,, illuſion? Une compaſſion ſi vive ſe- ,, roit-elle en moi l'effet de la généroſi- ,, té ſeule? Ce ne peut être l'amour, ,, ajoutai-je ; on ne peut aimer ce qu'on ,, ne connoit pas ! & qui ſait ſi cette ,, Belle qui m'occupe ſi fort, n'eſt pas ,, auſſi coupable qu'elle me paroit mal- ,, heureuſe ? Son ſilence, & le trouble ,, de ſa Duègne, ſembleroient l'inſinuer. ,, Je ſai du moins qu'elle eſt d'un ſang ,, rebelle à mon Roi, & que ma com- ,, paſſion en ce cas me rend moi-même ,, criminel." Cette dernière idée ne m'occupa qu'un moment: elle me parut ſi injurieuſe à cette Belle, que je la rejet-tai ; & le ſoulèvement ſubit que je ſen-tis s'élever contre moi-même au fond de mon cœur, me dévoila enfin l'origine de ces myſtérieuſes inquiétudes. ,, Par- ,, donnez, m'écriai-je avec tranſport, ,, pardonnez, charmante Inconnue, le ,, trouble qui m'agite. Il eſt l'unique ,, effet de vos charmes, qui me tou- ,, chent encore plus que vos malheurs. ,, Peut-être vont-ils faire les miens; mais ,, qui que vous ſoyez, mon cœur vous ,, adore, & je mourrai content, ſi je ,, peux vous l'apprendre." C'eſt ainſi, Mesdames, que s'exprimoit mon amour

naïf-

naiſſant; & le trouble nouveau qu'il fit ſuc-
céder au prémier, me fit dire cent autres choſes avec autant de feu, que ſi
j'avois réellement parlé à l'aimable Roſalia.   Je n'y penſe jamais, ſans réfléchir
ſur les routes ſecrettes que l'Amour ſait
prendre pour s'inſinuer dans les cœurs.
Toute charmante qu'étoit Roſalia, le
mien ne croyoit lui devoir, & lui donner que de la compaſſion. Je ne penſois
d'abord qu'à la plaindre ; c'étoit un mouvement dont le cœur le moins généreux
ne pouvoit ſe défendre ; & je n'aurois
jamais cru alors, qu'il eût été juſqu'à la
tendreſſe. J'aimois cependant déja, mais
par ſentiment, plutôt que par réflexion.
Je m'étonnai moi-même des progrès que
l'Amour à mon inſu avoit faits dans mon
cœur: mais loin d'en rougir, je m'ap-
plaudis de ſubir ſes loix, pour un Objet
ſi charmant.   Hèlas! je me promis tout
d'une tendreſſe ſi pure dans ſa ſource ; &
je ſentis le calme renaitre dans mon
cœur. Je pris en effet quelques momens
de repos pendant le reſte de la nuit, &
à mon reveil, il me ſembla que l'Amour,
content de cet hommage, n'avoit que
des douceurs à me prodiguer.

J'appris dès le matin, que Donna Roſalia ſe portoit mieux, & que ſa plaie
ne ſeroit pas mortelle, parce que le
poignard dont elle avoit été frappée,
n'avoit point pénétré dans la poitri-
ne, & qu'il s'étoit arrêté ſur la join-

I 3

ture

ture de l'épaule.   Cette nouvelle me combla de joie.   Je me félicitai d'avoir contribué à la conſervation de cette belle Infortunée.   J'allai chez elle pour lui en marquer ma joie.   Je la vis, ſans pouvoir lui parler : ſon état ne le lui permettoit point, & je n'eus cet avantage que quelques ſemaines après.   Mais pour me procurer la liberté d'y retourner avec bienſéance, je fis continuer la Garde que j'avois miſe à ſa porte, comme à une maiſon ſuſpecte d'être dans des intèrêts contraires au ſervice du Roi. Je ne penſois que trop juſte! mais j'ignorois que cette charmante perſonne en fût la victime , & que j'éprouverois un jour un ſort pareil.

Trois ſemaines après, elle me fit prier de venir chez elle , pour m'entretenir d'affaires importantes. Jugez, Mesdames, ſi je manquai au rendez-vous. J'y courus avec toute l'ardeur qu'inſpirent les prémiers tranſports d'une tendreſſe naiſſante.   Je la trouvai ſur ſon lit, appuyée ſur ſa Duègne, qu'elle me pria de laiſſer auprès d'elle. Quoiqu'affoiblie par ſes douleurs, & épuiſée par le ſang qu'elle avoit perdu, Donna Roſalia me parut mille fois plus charmante que lorsque je l'avois vue. La gaze dont elle s'étoit couvert le viſage par modeſtie, me déroboit une partie de ſes charmes ; mais la douceur de ſa voix prêtoit de nouveaux traits à ſa beauté. Elle fournit au

moins

moins de nouvelles armes à l'amour
contre mon cœur, enforte que je l'aurois aimée fans la voir, s'il ne m'eût été
permis que de l'entendre. ,, J'apprens,
,, me dit-elle d'une voix languiffante,
,, que je vous dois mon retour à la vie,
,, & je fuis extrèmement fenfible à vos
,, foins. Le peu d'intérêt que vous de-
,, viez prendre à ma confervation, vu les
,, engagemens de mon Père dans le
,, parti de l'Archiduc, augmente encore
,, ma reconnoiffance & le prix de vos
,, bienfaits. Mais comme je me flatte
,, que votre générofité n'eft pas épuifée,
,, j'attens de vous, généreux Cavalier,
,, une grace nouvelle : puis-je vous la
,, demander? . . . Ordonnez, lui répon-
,, dis-je avec tranfport, commandez,
,, Madame ; ma vie eft à vous, & je
,, fuis prêt à la facrifier au plaifir de
,, vous venger de l'infigne outrage qu'on
,, vous a fait. Vous règnez fur mon
,, cœur ; croyez que rien ne pourra li-
,, miter mon obéiffance à vos ordres,
,, que le fervice de mon Roi." Rofalia
me répondit, qu'elle ne me mettroit pas
à cette épreuve, & que la grace qu'elle
me demandoit, étoit feulement de faire
ceffer les informations que je faifois
faire pour découvrir l'auteur de fes
maux. ,, Ils me viennent, dit-elle, d'une
,, main trop refpectable, pour ofer m'en
,, plaindre. Je tremble à vous faire cet
,, étrange aveu. C'eft mon Père ; c'eft

I 4   ,, lui-

,, lui-même qui m'a mise en cet état; &
,, en vous le découvrant sous la foi du
,, secret que vous devez à une Dame
,, qui vous le demande, je ne songe
,, qu'à le sauver, en cas qu'il tombe en-
,, tre les mains du Roi. Ce n'est point
,, trahir mon Père, ajouta-t-elle en pleu-
,, rant, que de vous dire qu'il est par-
,, tisan de l'Archiduc; son zèle pour la
,, Maison d'Autriche vous est assez con-
,, nu. Il l'a poussé si loin, que pour le
,, perpétuer dans sa famille, il m'a voulu
,, forcer d'épouser le Fils du plus fameux
,, Rebelle de toute l'Espagne. La cruau-
,, té connue de ce Cavalier à l'égard de
,, ceux du Parti contraire, me l'a ren-
,, du si odieux, que l'aversion que j'ai
,, conçue pour sa personne a passé chez
,, moi jusqu'au Parti qu'il a embrassé.
,, Ma sûreté cependant a demandé que
,, je dissimulasse mes sentimens, dans
,, l'idée que quelque heureuse révolu-
,, tion rendant le calme à la Nation,
,, me délivreroit des poursuites de l'in-
,, digne Amant que mon Père me don-
,, noit. Dans cette persuasion j'ai été
,, obligée d'aller à Madrid grossir la
,, Cour de l'Archiduc, & l'on ne m'a
,, ramenée ici que sur le bruit du retour
,, de Philippe V. Mon Père & mon A-
,, mant, desespèrés des succès de ce
,, Prince, résolurent avant que de quitter
,, cette Ville, s'ils y étoient forcés,
,, d'en ruïner les magazins, & de faire
,, sauter

,, sauter le magnifique Palais de l'*Alcaçar*.
,, Cette étrange résolution fut concer-
,, tée en ma présence ; & pour s'assûrer
,, de mon secret, on voulut que j'épou-
,, sasse le jeune Rebelle. Je pris du tems
,, encore ; mais à l'approche des troupes
,, du Roi, mon Père se voyant contraint
,, de fuir, & l'Amant qu'il m'avoit don-
,, né ne pouvant obtenir ma foi, ils es-
,, sayèrent de m'emmener au Camp des
,, Révoltés. Vos gens, continua-t-elle,
,, entrèrent alors dans la Ville ; & mon
,, Père ne pouvant m'engager dans sa
,, fuite, & craignant que je ne révélasse
,, le secret des poudres, tira son poi-
,, gnard, & m'en frappa en présence
,, de mon cruel Amant. J'ignore, ajou-
,, ta-t-elle toute en larmes, ce qui s'est
,, passé depuis, parce que je tombai dans
,, mon sang : sans doute qu'il m'a cru
,, morte, & apparemment que sans ma
,, Gouvernante qui est accourue à mes
,, cris, & qui vous a attiré par les siens,
,, ses vœux auroient été accomplis.
,, Vous savez le reste, me dit-elle,
,, & quoique je fasse gloire de ne res-
,, pirer que par vos soins, je ne sai si
,, la mort ne m'eût pas été plus douce
,, qu'une vie qui va faire le supplice de
,, mon Père, & qui après cet aveu cau-
,, sera peut-être sa ruïne. Voilà le mo-
,, tif du secret que je vous demande. Je
,, ne croi pas, ajouta-t-elle, qu'il inté-
,, resse le service du Roi. Si vous êtes

I 5

,, tou-

„ touché de mes malheurs, je me flatte
„ encore qu'après ma guérifon, vous me
„ laifferez la liberté d'aller m'enfévelir
„ pour jamais dans un Cloitre."

Je vous avoue, Mesdames, que je reftai immobile pendant cet affreux récit; je crus fentir en mon cœur le contre-coup du poignard qui avoit épargné celui de Rofalia. La barbarie de ce Père dénaturé me fit frémir, & elle m'infpira autant d'horreur pour lui, que je conçus de refpect pour les fentimens que cette généreufe Fille lui confervoit. Les égards qu'elle marquoit encore pour ce Père cruel, m'interdirent les expreffions que méritoit fon crime, pour ménager la délicateffe de la trop tendre Rofalia. Mon amour cependant s'enflâmant de plus en plus à la vue d'une vertu fi févère & fi malheureufe, je réfolus de n'en pas différer l'aveu. „ Le Ciel, lui dis-
„ je, en vous arrachant aux mains d'un
„ Amant affez lâche pour fouffrir qu'à
„ fes yeux un Père vous ôte la vie, ne
„ vous l'a point rendue pour aller la
„ pafler dans un Cloitre. Les charmes
„ qu'il vous conferve, ne font point
„ faits pour la retraite. Permettez que
„ j'informe le Roi de votre malheureux
„ fort; il eft trop jeune & trop galant,
„ pour ne pas honorer comme il le doit
„ une Martyre de fa Caufe. Souffrez
„ au moins que je lui demande la per-
„ miffion de vous offrir mon cœur; fon
„ agré-

„ agrément suppléra au consentement de
„ votre injuste Père." Je joignis à cette
prière les expressions les plus tendres, je lui
représentai que mon amour & mon devoir
s'opposoient à ce secret; & pour l'en
persuader, je lui marquai l'excès de ma
passion par tous les termes qui sont naturels aux transports d'une prémière tendresse. Rosalia me remercia des sentimens d'estime que je lui marquois, &
demeura ferme sur l'article du secret
qu'elle m'avoit demandé sur la barbare
action de son Père. Je sentis à quoi j'allois m'engager en le lui promettant. Mais
comme elle avoit déja sur moi un empire absolu, il me fut impossible de lui en
refuser cette preuve. Mon esprit, séduit
par l'ardeur de mon amour, ne fut que
trop ingénieux à seconder l'invincible
penchant de mon cœur : je m'éblouis
sur la rigidité de mon devoir, & je me
dissimulai le danger d'un mystère que la
Cour pourroit un jour éclaircir, & que
l'on y pourroit interpréter aux dépens
de mon innocence & de ma fidélité. J'aimois, en un mot , & j'aimois pour la
prémière fois ; c'est à dire, que j'aurois
tout sacrifié. Il ne fut donc plus question
que de choisir une retraite, car Donna
Rosalia ne pouvoit se résoudre à demeurer seule dans la maison de son Père. Madrid me parut un lieu beaucoup plus sûr
pour elle ; & nous convinmes qu'elle
s'y retireroit comme une personne dont

on voudroit obferver les démarches, à
caufe du zèle outré que fon Père marquoit pour l'Archiduc.

Malgré cet arrangement , je faifois
tous les jours de nouveaux efforts pour
l'engager à rompre ce fecret, & à changer fur tout fa réfolution d'aller au Couvent, parce que je craignois qu'au milieu de fes ennuis elle n'y prît le Voile
d'une façon irrévocable. Pendant les
trois mois que nos Troupes reftèrent à
Tolède pour contenir les peuples dans
l'obéiffance du Roi Philippe, j'eus la liberté de voir fouvent l'aimable Rofalia ;
& à mefure que fa fanté fe rétabliffoit,
je la trouvois plus charmante & plus
belle. Ce ne fut auffi qu'avec une douleur extrème, que je vis expirer le tems
de la commiffion qui me retenoit en cette Ville. Notre prochaine féparation fut
la pierre de touche de mon amour ; je
fentis alors que j'aimois beaucoup au-
delà de ce que je croyois l'aimer. Peu
s'en falut enfin que ma tendreffe ne me
rendît infidèle à mon Roi. Je fus obligé de partir , & la fanté chancelante de
Donna Rofalia ne me laiffoit pas même
la trifte confolation de la conduire dans
le Couvent. Il m'importoit pourtant d'en
faire les honneurs , afin de pouvoir y
pratiquer quelque Confidente capable de
ménager près d'elle les intèrêts de mon
cœur. Soit que Rofalia s'en apperçût ,
ou non, elle me chargea de lui retenir

moi-

moi-même un quartier dans le Couvent
de ... où elle avoit une Amie Religieuse, nommée Donna *Julia*, Sœur de
Don *Alphonse de* ... avec qui j'étois lié
dès ma plus tendre jeuneſſe. Ce choix
me conſola du parti qu'elle prenoit,
parce que je me flattois que D. Julia,
à la recommandation de Don Alphonſe
mon Ami, pourroit ménager notre intelligence. En effet, Mesdames, pourſuivit D. Nugnez, c'eſt à ces deux perſonnes que je dois la conſolation de
pouvoir vous raconter l'étrange Hiſtoire de mes malheurs. Quoi qu'il en ſoit,
Roſalia ſe diſpoſa à partir, dès que la
guériſon de ſa plaie le lui permettroit.
Je lui renouvellai en quittant Tolède,
toutes les inſtances que je lui avois déja faites, d'agréer mon amour. Roſalia
n'y répondit encore que par des remercimens ſur ma généroſité à ſon égard,
& ſur l'obligation qu'elle croyoit m'a-
voir de ſes jours. Ah! c'étoit trop peu
ſans doute, pour un cœur auſſi enflâmé
que le mien. Je me plaignis amèrement
de la ſévérité de Roſalia, pour qui ma
paſſion augmentoit à meſure que mon
départ approchoit. Je verſai même quelques larmes, par un ſecret preſſentiment
des maux que cette ſéparation alloit nous
cauſer. Roſalia s'attendrit, & me dit enfin, qu'elle conſentoit que je l'aimaſſe ;
mais qu'elle jugeroit par ma fidélité à
garder ſon ſecret, ſi j'étois digne d'elle,

& fi mon amour étoit auffi généreux qu'il lui paroiffoit preffant. Avec cette affurance je partis plus amoureux que jamais. J'allai droit à Madrid, lui retenir un apartement dans le Couvent de..., fans m'ouvrir à Donna Julia fur mon amour. J'en fis feulement confidence à D. Alphonfe fon Frère, qui étoit pourlors malade à Madrid; & par une précaution dont je n'ai fenti la fageffe & la néceffité que dans la fuite, je dépofai entre fes mains une caffette de pierreries, qui faifoit la meilleure partie de mon bien, comme elle a fait depuis notre unique reffource. Après lui avoir ainfi remis les intèrêts de ma fortune, & ceux de mon cœur, je partis pour l'Armée. Le Couvent de Madrid me parut un Afyle fûr, où l'aimable D. Rofalia feroit à l'abri des fureurs de fon Père, & des recherches de fon Amant, en cas que le fort fi journalier des Armes abandonnât de nouveau le Parti du Roi Philippe.

Hèlas! ce n'étoit plus de ces deux Barbares qu'elle avoit à craindre; fes charmes feuls devoient faire fes malheurs & les miens! Rofalia ne devint malheureufe, que parce qu'elle étoit aimable; & ce ne fut que parce que je l'adorois, que je me vis accablé de difgraces. L'époque des miennes, fut la bleffure que je reçus dans la Bataille fi fameufe de *Villa-viciofa*. Tout équi-
vo-

voque que fut cette Action par les ré-
jouiſſances qui s'en firent dans les deux
Partis, elle décida pourtant du ſort de
l'Eſpagne, & ſi je l'oſe dire, de mon
amour. L'intérêt du Roi n'étoit pas
le ſeul motif qui m'y fit affronter les
plus grands périls; celui de ma tendres-
ſe m'y fit agir en deſeſpèré. L'image
de Roſalia que je portois dans mon
cœur, augmentoit autant mon intrépidi-
té, que ſi j'avois combattu ſous ſes
beaux yeux ". Si j'y péris, diſois-je à
„ tous momens, j'aurai du moins la
„ conſolation de mourir fidèle à mon a-
„ mour & à mon Roi : Roſalia en ce
„ cas ne refuſera point quelques larmes
„ à mon ſort. Si j'en réchappe, elle ac-
„ cordera peut-être à ma valeur, ce
„ qu'elle refuſe à ma tendreſſe ". Avec
ces ſentimens, je ne ſongeai point à ménager ma vie. Mon cheval fut tué ſous
moi, je reçus un coup de mouſquet à
la tête; & comme je tombai dans le
plus fort de la mêlée, je fus foulé aux
pieds des chevaux, & compté parmi les
morts. Dans le tems que l'on me dé-
pouilloit, on reconnut en moi quelques
ſignes de vie, & l'on me tranſporta
tout meurtri au quartier des Bleſſés. Les
ſoins que l'on prit de moi, me rappellèrent à la vie; mais je fus pendant ſix
mois ſans pouvoir en faire aucun uſage.
Lorſque j'eus la tête plus libre, j'envoyai mon Valet de chambre à Madrid
pour

pour avoir des nouvelles de Donna Roſalia; car les meurtriſſures dont j'avois
le corps couvert , m'empêchoient d'é-
crire. Il ne tarda pas à revenir : mais
que mon pauvre cœur fut peu ſatisfait
de ce voyage ! Mon Valet me dit à
ſon retour, que Roſalia n'étoit plus au
Couvent, & qu'elle en avoit été tirée
depuis peu par ordre de la Cour, ſans
qu'on ſût encore au juſte où elle avoit
été tranſportée. Que ce coup fut ac-
cablant pour moi! & que mon retour à
la vie me parut deſeſpèrant! Je fis mille réflexions ſur ſon ſort & le mien, je
m'épuiſai en conjectures ſur la cauſe de
ſon enlèvement, ſans pouvoir en pénétrer les raiſons; & parce que l'on ne ſau-
roit rien imaginer que de funeſte, quand
on ſe croit malheureux , je crus avoir
perdu pour jamais l'aimable Roſalia.
Tantôt je me la figurois entre les bras
d'un autre; tantôt je me la repréſentois
en proie aux fureurs de ſon barbare Père; quelquefois je craignois que ſon nom
ne l'eût rendue ſuſpecte au Roi, & que
malgré ſon innocence elle ne devînt u-
ne victime d'Etat. Cette cruelle incertitude augmenta encore par les meſures
que l'on prit contre moi. Je me vis arrêté quelques jours après , & conduit à
l'Abbaye de... par ordre de la Cour,
ſans pouvoir rien apprendre du ſujet de
ma détention. Je compris ſeulement par
le ſoin que l'on prit de m'interdire toute

te correspondance au dehors, que je devois être suspect au Roi. Hèlas! ce Prince ignoroit que l'on abusoit de son nom; & c'est un malheur inévitable dans ces tems de troubles, où les Ministres les plus intègres sont souvent obligés de sacrifier de fidèles Sujets à la sureté de l'Etat, pour ne pas fermer la porte aux avis qui leur viennent. Mon innocence me rassuroit; mais je n'en étois pas plus tranquille sur le sort de Rosalia. Des conjonctures si peu propres au rétablissement de mes blessures, ne firent que les aigrir, & je tombai dans un état qui fit desespèrer de ma vie. Un bon Religieux nommé le P. *Pedro*, que l'on m'envoya pour ma consolation dans cette extrémité, eut quelque compassion de moi. Je lui ouvris mon cœur, je lui confiai mes inquiétudes; & à mes instances, il se chargea d'écrire secrettement à Madrid pour avoir des nouvelles de Rosalia. J'y joignis moi-même un Billet pour elle, que j'adressai à l'Amie qu'elle avoit au Couvent d'où elle avoit été enlevée. L'indulgence du P. Pedro me tranquillisa pour quelques jours, & je n'avois plus à combattre que l'impatience de recevoir des nouvelles de Madrid. Elles arrivèrent enfin, & malgré tout ce qu'elles contenoient de consolant, je ne fus sensible qu'à l'absence & à la situation délicate de ma chère Rosalia. L'Histoire de son enlèvement n'én'étoit plus un myftère, & Donna Julia m'en envoyoit le détail, que Rofalia m'a depuis expliqué plus clairement. En voici la fubftance. Don *Sylves de P. C...* fon Père, après la barbare action qu'il avoit faite en fortant de Tolède, étoit allé joindre le Général *Staremberg*, qui commandoit un Corps d'Impériaux avec lequel il accourut à Villa-viciofa au fecours du Général *Stanhope*, qui y fut fait prifonnier. La prife de ce Général aiant ranimé le courage des Efpagnols, & excité la fureur des Rebelles & des Alliés, fit faire de part & d'autre des actions d'une valeur inouïe. D. Sylves de P. C.... qui ne le cèdoit à perfonne en bravoure, fit pour délivrer Stanhope des efforts qui l'euffent immortalifé dans une Caufe plus jufte. Il fut pourtant obligé de cèder au bonheur Efpagnol ; mais ce ne fut qu'après avoir été criblé de coups, dont il mourut le lendemain. Ce Rebelle, tout vaincu qu'il étoit, porta jufqu'au dernier foupir fon averfion pour le Roi Philippe ; & déclara en mourant, que fon unique regret étoit d'avoir appris que fa Fille qu'il avoit cru poignarder, vivoit encore, & qu'elle étoit entre les mains d'un Officier de l'Armée du Duc d'Anjou. Ce furent, dit-on, fes dernières paroles. Cet étrange aveu aiant été rapporté aux Généraux de l'Armée Efpagnole, chacun voulut connoitre la belle Infortunée. Rofalia fe contentoit de

pleu-

pleurer son Père en particulier, & le secret avoit été si bien gardé de ma part,
que s'il n'avoit été trahi par sa Duègne, peut-être l'ignoreroit-on encore.
Le bruit que fit cette Vieille indiscrette
à la prémière nouvelle de la mort de son
Maitre, apprit en un moment le mystère
à tout le Couvent. Jugez, Mesdames,
si c'en fut longtems un pour le Public.
La Cour en fut informée ; & la feue
Reine, qui venoit quelquefois en dévotion à ce Monastère, voulut voir Rosalia. Elle lui plut: les larmes que cette
vertueuse Fille versoit sur la mort d'un
Père si dénaturé, touchèrent le cœur de
la Reine, & lui donnèrent une haute
idée de la vertu de cette jeune personne. La Reine voulut voir la cicatrice du
coup de poignard, pour se convaincre,
disoit-elle, par ses yeux de deux excès
également incroyables de tendresse & de
barbarie. Donna Rosalia tâcha de s'en
excuser, & se jetta aux pieds de la Reine pour prier Sa Majesté de la dispenser
de rendre ce témoignage contre son Père, qui n'étoit déja que trop coupable
d'avoir porté les armes contre son Roi.
La vertu est respectable, sans doute,
dans tous les états où elle se trouve;
mais elle est bien plus touchante quand
elle se soutient dans les malheurs, &
qu'elle est accompagnée des charmes de
la modestie & de la beauté. Rosalia fut
obligée de céder aux ordres de la Reine,

ne , qui ne put retenir fes larmes ; &
toute fa Cour en fut émue. On ne parla d'autre chofe à Madrid pendant plufieurs jours , & tous les Grands qui y é-
toient marquèrent tant de curiofité de
voir la Fille de Don Sylves , que la Reine l'envoya chercher dans un de fes ca-
roffes & la garda auprès d'elle. Cette faveur la fit connoitre à la Princeffe *des
Urfins* , qui étoit *Camarera-Major* de la
Reine , & la toute-puiffante : l'attention de Sa Majefté lui attira celle de la
Favorite. Elle n'en fut pourtant pas plus
heureufe. Donna Rofalia portant à la
Cour toute fa modeftie & fa beauté , y
fit le fujet de l'admiration générale, &
ne tarda pas à y faire naitre quantité de
paffions. Hèlas ! fes charmes y devinrent la fource des malheurs que nous
avons effuyés depuis.

Le Duc *de V*.... fut un des prémiers
qui rendit hommage à fa beauté ; &
comme fon rang , fon bonheur, & fes
victoires lui donnoient l'entrée chez la
Reine , il lui fut plus facile qu'à perfonne d'entretenir Rofalia, qu'il trouva auffi vertueufe que belle. Ce Prince étoit
preffant, & la complaifance que la Cour
d'Efpagne lui devoit pour fes fervices ,
expofoit infiniment la vertu de Rofalia,
qui avoit horreur d'une paffion qui ne
tendoit qu'à la deshonorer. Ses larmes
firent fa reffource , pendant plufieurs
jours ; & pour fe délivrer des pourfui-
tes

tes du Prince , elle feignit une maladie
qui la retenoit au lit. Le Duc , qui n'a-
voit jamais fu foupirer longtems , & qui
dans l'Amour , comme dans la Guerre,
attendoit tout de fon bonheur, fe rebuta
bientôt de la farouche vertu de Rofalia.
Il effaya pourtant un foir de s'introduire
dans fon apartement ; mais aiant été re-
fufé , il renonça à la voir , & alla s'en
confoler dans le Serrail ambulant qu'il
trainoit par-tout avec lui : car vous favez , Mesdames , qu'il avoit à fa fuite
plufieurs Maitreffes en habits d'hommes,
dont les unes lui fervoient de Pages ,
& les autres de Valets de chambre. Rofalia , délivrée de l'amour importun de
ce Duc , eut à combattre la paffion du
Marquis *del*..... homme riche , mais
cruel. Il avoit été Gouverneur de....
aux Indes Orientales , & en avoit rapporté des richeffes immenfes , qui le
rendoient tout-puiffant à la Cour. Il faifoit auffi parade de tendreffe ; mais il
étoit infiniment plus conftant dans fes
amours que le Duc. Il ne fut pourtant
pas plus heureux ; & quoiqu'il recher-
chât D. Rofalia dans le deffein de l'é-
poufer , il ne put en obtenir la moindre
faveur. Il épuifa inutilement pour la
toucher , pendant fix mois, toutes les
galanteries qu'il put imaginer ; & defes-
pèrant d'y réuffir , il mit tout en œuvre
pour découvrir les raifons de l'indifférence de Rofalia. Réfléchiffant enfin fur
l'his-

l'histoire des malheurs de cette vertueuse Fille , il devina qu'elle devoit avoir
avec moi quelque engagement de cœur;
& ce fut-là sans doute le motif de mon
arrêt. Depuis ce moment, le perfide
avoit tâché de me noircir sourdement
aux yeux du Ministère. Il m'avoit re-
présenté à la Cour, comme un homme
suspect d'intelligence avec les Rebelles;
& m'avoit fait un crime du secret que
j'avois gardé à Rosalia sur l'action de D.
Sylves , qu'il supposa faussement que j'aurois pu arrêter à Tolède , si je n'avois
craint qu'il s'opposât à mon amour pour
sa Fille. Ma conduite & mes blessures
suffisoient, ce semble , pour ma justifica-
tion. Mais pour mon malheur, on trouva
une de mes Lettres dans les papiers du
Duc de *Médina-Céli*, que le Roi avoit
fait arrêter. Quoique cette Lettre ne
contînt que des honnêtetés générales ,
vu que ce Duc étoit mon parent , le
Marquis avoit prétendu y découvrir
bien des mystères de Politique , & m'a-
voit enfin fait arrêter. J'avois ignoré
toute cette trame , parce que mes blessures m'avoient mis hors d'état de penser à
rien,& que la confusion dans laquelle l'Espagne étoit alors , rendoit le commerce de Lettres peu sûr. La bienséance
d'ailleurs , & la sévère vertu de Rosalia,
ne lui permettoient pas de risquer le
moindre mot. Elle ne savoit rien de
mon état , que ce qu'elle en avoit lu
dans

dans la Lifte des Bleffés. Ce fut par mon Billet, & par la Lettre du P. Pedro, qu'elle apprit toute l'étendue de mes malheurs. Elle les fentit d'autant plus vivement, qu'elle fe reprocha d'être la caufe innocente de ma détention, dont elle foupçonna le Marquis   Ainfi mes malheurs devinrent utiles à mon amour, & Donna Rofalia m'accorda enfin fa tendreffe, par les mêmes motifs qui avoient fait naitre la mienne. Elle ne voulut pas différer à m'en donner des preuves : elle pria fon Amie de m'affurer de fa part, qu'elle partageoit fi fincèrement mes difgraces, qu'elle renonceroit elle-même à la liberté & à la vie, fi elle ne pouvoit me fauver l'une & l'autre. Elle ajouta même deux lignes de fa main au bas de la Lettre de Donna Julia : elles contenoient des fentimens fi tendres, que je ne les ai jamais oubliés. *Il ne s'agit maintenant, difoit-elle, que de vous guérir & de vous fauver ; nous parlerons enfuite d'autres chofes : mais fongez à vous conferver à Rofalia, qui ne vivra que pour vous, quelque chofe qui arrive.*

Je ne puis vous exprimer, Mefdames, continua D. Nugnez, la joie que j'éprouvai à la lecture de ces Lettres. Je baifai, j'arrofai de mes larmes les lignes qui étoient de la main de Rofalia ; je ne pouvois me laffer de les relire ; & dans cette agitation, mes malheurs

&

& ma félicité me paroissoient alternativement un songe. J'oubliois que j'étois
captif & malheureux, quand je songeois
que mes disgraces seules avoient eu le
pouvoir d'arracher l'aveu si doux de sa
tendresse. Mais aussi, lorsque je me li-
vrois à ces flatteuses considèrations, mon
triste cœur ressentoit plus vivement le
poids des malheurs qui me tenoient é-
loigné de l'Objet de mon amour. Cependant, Mesdames, les sentimens de
ma chère Rosalia pour moi, firent toute ma consolation ; je tâchai de me
tranquilliser, pour ne pas troubler la
guérison de mes blessures. Je me trouvai même assez bien en peu de. tems.
Je repris mes forces, & je songeai sérieusement aux moyens de ma justifica-
tion. J'écrivis au Prémier Ministre,
pour demander des Commissaires ; mais
ce fut inutilement : le Marquis *del*....
qui avoit intérêt de ne pas laisser si-
tôt éclaircir mon innocence, eut l'audace d'intercepter toutes les Lettres que
j'écrivois directement ; ensorte que je
restai près de deux ans sans entendre
parler de rien. Quoique la captivité
soit par elle-même desagréable à tous
les hommes, elle est insupportable sur-
tout aux Amans ; & jamais je ne la trouvai si rude, que depuis que j'étois sûr
que ma tendresse n'étoit pas sans retour.
Dans ce triste état, je n'avois de ressource que dans les consolations du P. Pedro,

qui

qui me procuroit des nouvelles de ma
chère Rofalia, qu'un amour fi fpirituel
rendoit moins timide à m'écrire. Les
Lettres que j'en recevois de tems en
tems ne faifoient qu'irriter mes impatiences, parce qu'en me découvrant par
degrés les tendres fentimens de fon
cœur, elles faifoient fentir au mien tout
ce qu'il perdoit à refter éloigné d'elle.
Il eft vrai que pour foulager mes ennuis, elle m'avoit envoyé fon Portrait,
que je lui demandois depuis longtems
avec inftance. Ce précieux gage de fon
amour devint l'idole de mon cœur; je
l'avois fans ceffe fous les yeux, & je
lui adreffois tous les vœux que je for-
mois dans le fecret de ma retraite pour
fa conftance. Ce n'eft pas que j'euffe
lieu de m'en défier : mais je craignois
tout de mon mauvais fort ; & quelque
affurance que j'euffe de fon infenfibilité
à la paffion du Marquis, je n'étois pas
fans crainte fur la violence qu'il pourroit lui faire. Quoique jeûne encore,
il étoit déja célèbre par l'enlèvement
de deux Femmes qu'il avoit rendues
malheureufes par fa jaloufie, & defquel-
les il étoit violemment foupçonné d'a-
voir avancé les jours. Son humeur violente me faifoit tout craindre pour Rofalia. Il eft vrai que cette aimable Fille avoit une voie affez fûre pour travailler à ma liberté, en réclamant la protection de la Reine : mais, outre qu'il

*Tome I.*Kétoit

étoit incertain si cette Princesse voudroit se mêler d'une affaire d'Etat , tandis que le Duc de Savoie son Père faisoit la guerre à l'Espagne ; la tendre Rosalia craignoit qu'en obtenant avec éclat
ma liberté , elle n'exposât ma vie aux
fureurs d'un Rival aussi puissant , & aussi
perfide.   Elle aimoit encore mieux me
savoir captif, qu'en danger de périr. Hèlas ! ses craintes n'étoient que trop légitimes ! Elle ne prévoyoit pourtant que
le moindre des crimes dont ce Rival é-
toit capable , & sa malice ne tarda pas
à nous porter le dernier coup.

Dans le tems que j'espèrois enfin par
mes importunités de forcer le Ministère à examiner les raisons de ma détention, je me vis enlevé de l'Abbaye où
j'étois comme en dépôt depuis deux
ans. Cette exécution fut faite par un
Alcade, qui se paroit des ordres du Roi.
J'aurois été trop heureux , Mesdames,
de n'avoir à répondre de ma conduite
qu'à un Prince pour qui j'avois tant de
fois exposé ma vie : les marques de
ma fidélité à son service, répandes sur
toutes les parties de mon corps depuis
la Journée de *Villa-viciosa* , eussent sans
doute fait plus d'impression sur son cœur
équitable , que les malignes insinuations
du Marquis. Mais je m'apperçus bientôt qu'on abusoit du nom du Roi pour
me perdre , & que tout mon crime é-
toit d'aimer D. Rosalia & d'avoir obtenu

nu fa tendreffe. A peine eus-je mis le pied hors de l'Abbaye, qu'on me lia les mains & qu'on me banda les yeux, pour m'ôter apparemment la connoiffance de la route que l'on me faifoit prendre: je ne puis m'imaginer que ce fût pour m'épargner le cruel fpectacle que l'on me préparoit; la perfidie ne connoit pas de tels ménagemens. Ceci, Mesdames, pourfuivit D. Nugnez, vous paroitra peut-être incroyable, & vous aurez peine à comprendre qu'un homme puiffe par amour fe porter à un fi haut point de fcélérateffe. Quoique j'en aye fait la trop trifte épreuve, je n'y penfe jamais, que je ne croye me fouvenir d'un rêve. A quelques lieues de l'endroit d'où l'on m'avoit tiré, j'entendis une voix qui dit d'un ton grave: *Arrêtons, ce lieu eft commode, & nous n'avons plus ici de témoins à craindre.* J'ignore quel fut ce fatal endroit. L'unique chofe dont il me fouvient, c'eft que je compris que c'étoit fait de moi, & que le Marquis vouloit s'affurer par ma mort la poffeffion de Rofalia, (dont il avoit clairement connu les fentimens pour moi, par une Lettre qu'il avoit interceptée). J'étois desarmé, j'attendois la mort à l'aveugle, fans prévoir d'où viendroit le coup. Cette horrible fcène commença par le maffacre de mon Valet de chambre, qui m'avoit fuivi. J'entendis les cris de ce malheureux,

qui fut poignardé à mes côtés : j'en eus
le cœur outré de douleur , & quoique
sans armes & sans défense , je fis quelques efforts pour courir à son secours ,
plutôt par un sentiment d'humanité ,
que par espoir de le sauver. Dans l'instant , deux ou trois de ces Scélérats
tout sanglans se jettèrent sur moi pour
me dépouiller ; ils me revêtirent de je
ne sai quel habit, & m'enlevèrent tous
mes papiers , & le Portrait de ma chère Rosalia , qu'ils paroissoient chercher.
Je le jugeai ainsi , par la joie qu'ils marquèrent en le trouvant. Malgré le trouble où j'étois , je sentis vivement la perte d'un bijou si cher à mon cœur". Puis-
,, que je dois mourir, leur dis-je, lais-
,, sez-moi du moins la triste consolation
,, d'expirer en regardant ce Portrait".
Les barbares, loin de m'accorder cette
grace , insultèrent à mon amour de la
façon la plus outrageante ". Ah cruels !
,, m'écriai-je, si celui qui vous employe
,, n'en veut qu'à ce Trésor, sachez que
,, ce Portrait que vous me refusez pour
,, quelques momens, est gravé dans mon
,, cœur avec des traits ineffaçables. C'est
,, dans ce cœur , leur dis-je, que vous
,, devez le chercher. Achevez, perfides,
,, hâtez-vous de le percer & de m'ôter
,, la vie ". Dans la fureur qui me trans-
portoit, je vous avoue, Mesdames, que
je tâchois de les irriter pour les obliger
à me donner la mort , que je ne pouvois me procurer à moi-même. Elle me
paroîs-

paroiſſoit un ſupplice infiniment moindre , que ceux que mon cœur ſouffroit
alors. Hèlas! quelque idée que je dûſſe
me former de mon ſort, je ne prévo-
yois pourtant pas l'ombre même des
horreurs auxquelles j'étois réſervé.

Quoique le Crime ait ſes nœuds pour
lier les cœurs, auſſi bien que la Vertu,
les liaiſons qu'il forme entre les coupables ſont rarement de longue durée: la
défiance ne tarde pas à s'emparer d'eux,
& dans la crainte d'être trahis par leurs
complices, ils deviennent ſouvent entre eux les prémiers vengeurs du crime
qu'ils ont commis. C'eſt la réflexion que
je fis, quand j'entendis aſſaſſiner trois de
ceux qui m'avoient enlevé, par ceux-là
même qui étoient de leur troupe : ſoit
qu'ils euſſent marqué quelque compaſſion
pour moi, ſoit que les trois autres ſe fuſſent
défiés de leur ſecret, ils périrent, & leurs
corps furent mis en pièces avec celui de
mon Valet de chambre, & laiſſés ſur le
chemin. Je crus enfin que ma mort alloit
être le dernier Acte de cette ſanglante
Tragédie, & je m'en félicitois. On m'é-
pargna cependant, & l'on me fit continuer ma route juſqu'au lendemain, que
l'on me fit entrer dans une maiſon dont
je ne connus ni le Maitre, ni le nom,
ni la ſituation. Tout y paroiſſoit préparé pour ma reception, & l'on me transporta ſans délai dans une chambre dont
l'idée me fait encore frémir. On m'y

K 3   laiſſa

laissa seul, & en y entrant l'on me rendit la liberté des mains & des yeux. Ce
ne fut que pour rendre mon supplice
plus douloureux , & ma captivité plus
affreuse. Pendant tout le tems que j'ai
passé dans cette effrayante solitude, il
me fut impossible de démêler si j'étois
dans une chambre haute , ou dans un
souterrain. Les fenêtres en étoient aussi
exactement fermées que la porte. L'air
que je respirois , me venoit de deux
tuyaux obliques, qui ne me donnoient
de lumière qu'autant qu'il en faloit pour
voir que les murailles de ma chambre
étoient peintes de noir: le lit, la table,
& les chaises paroissoient être de bois
d'ébène. A cela près , ce funèbre a-
partement avoit plus de commodités
que n'en ont les Prisons ordinaires ;
mais je doute qu'il y en ait de plus
affreuses à l'imagination , & où l'on
trouve un pareil rafinement de supplice
& de cruauté. Le silence profond qui
règnoit autour de moi , & le lugubre
appareil qui m'environnoit, me fit douter sérieusement pendant quelques heures , si je vivois encore , & si je n'étois
point descendu dans la Région des
Morts. Je ne pouvois du moins me
regarder que comme un homme ensé-
veli tout vif dans les horreurs du Sé-
pulcre. Incertain de mon sort, autant
que de ma situation , abattu d'ailleurs
par la fatigue de deux journées aussi pé-
ni-

nibles, j'allai me jetter tout habillé fur mon lit, pour y attendre la mort. Hèlas ! je n'eus pas même la confolation de pouvoir m'y livrer aux triftes réflexions qui m'accabloient. Elles furent bientôt interrompues par la voix barbare de deux perfonnes, que j'entendis venir à mon apartement. *C'en eft fait apparemment*, m'écriai-je, *& la mort va terminer enfin mes miſères !* Je jettai un regard vers le Ciel, pour implorer fa miféricorde ; & je pouſſai quelques foupirs en prononçant le nom de Rofalia, comme pour lui dire un dernier adieu. Mais quelle fut ma furprife, quand ma porte fut ouverte, de voir entrer deux Mores armés de poignards, dont l'un portoit quelques plats, avec du pain & du vin, tandis que le fecond d'un air menaçant tenoit un flambeau d'une main, & un piftolet de l'autre ! Je les regardai tranquillement ; & l'abattement où j'étois ne me permit pas même de fentir ces mouvemens de frayeur involontaire, dont l'homme le plus intrépide ne peut fe défendre dans ces inftans terribles. L'afpect feul de deux figures auſſi bizarres, joint au lugubre ameublement de ma chambre, étoit capable d'effrayer le cœur le plus courageux. Auſſi ma tranquillité dans ce moment venoit plutôt de mon infenfibilité, que d'un excès de courage.

Les deux Mores cependant, aiant ran-

gé

gé les plats & la bouteille fur la table, s'approchèrent de mon lit, & m'invitèrent à fouper. Je leur fis figne de la tête, que ces apprêts étoient inutiles, & je leur dis que la triftesse dans laquelle j'étois plongé, ne me permettoit point de toucher à rien. L'un d'eux me jura pour me rassûrer, qu'il n'y avoit aucun poifon à craindre, & fit l'essai de tous les plats & du vin en ma préfence. Cependant je ne pus me réfoudre à goûter de rien. Le fecond, lassé de mon opiniâtreté, leva le poignard fur moi, & me dit que leurs ordres portoient de me contraindre par toutes fortes de voies à manger, & que quoiqu'il leur fût permis de me maltraiter même, s'il en étoit befoin, ils devoient répondre de ma vie fur la leur. Pour les fatisfaire donc, & pour me délivrer de leurs perfécutions, je pris quelques bouchées de pain, & je bus un verre de vin, en les assurant que cela me suffifoit. Ils m'offrirent enfuite leurs services pour me deshabiller, & je me laissai mettre au lit. La cruelle nuit que je passai ! Figurez-vous, Mesdames, tout ce que la folitude & les ténèbres peuvent ajouter d'horreur à la captivité la plus affreufe, vous ne vous formerez encore qu'une légère idée de la defefpèrante fituation où je me trouvai. L'ennui, la crainte, le defefpoir, & l'incertitude où j'étois de l'état de ma chère Rofalia,

falia, m'agitèrent fucceffivement. Dans
cet efclavage fi dur, j'étois bien plus
occupé de fon fort, que du mien. Je
tremblois pour elle, je la cherchois, je
l'invoquois, je prononçois fouvent fon
nom; & ce nom fi cher à mon amour,
faifoit mon unique confolation. Epuifé
cependant par ces violentes réflexions,
je cèdai à mes ennuis, & je m'endormis
en verfant un torrent de larmes. Mon
fommeil ne fut pas plus tranquille;
j'avois l'imagination pleine du maffacre
de mon Valet, & de celui des miférables
qui m'avoient enlevé de l'Abbaye. Ce
fanglant fpectacle fe préfentoit à chaque
inftant à mon efprit: il me fembloit
quelquefois entendre encore leurs cris.
Il y avoit même des momens, où je
croyois voir l'innocente Rofalia accou-
rir à mon fecours, & périr à mes yeux
fous les coups de ces Scelérats. Ces triftes images revenant continuellement me
fatiguer pendant mon fommeil, ne me
quittoient pas même à mon réveil; &
mon malheureux cœur toujours occupé
de l'aimable Objet de fes foupirs, fe fentoit percé d'autant de coups qu'il s'écou-
loit d'inftans. L'obfcurité de ma chambre me laiffant dans une nuit continuelle, je perdis bientôt la diftinction des
jours & des nuits. Les deux Mores qui me
fervoient de Valets, entroient régulière-
ment trois fois par jour dans ma chambre, dans l'équipage effrayant que je

K 5   vous

vous ai décrit, & obfervoient un rigoureux filence fur toutes les queftions que
je voulus leur faire. J'eflayai plufieurs
fois de les corrompre par des promef-
fes proportionnées à leur état, s'ils vouloient feulement me dire entre les mains
de qui j'étois, ou fe charger d'une Lettre pour Madrid; mais ils furent inflexibles.

L'un deux cependant, feignant un jour
d'être touché de mon fort, me dit qu'il
étoit chargé de me déclarer, que le vrai
moyen de me fauver des mifères qui me
menaçoient encore, étoit d'écrire un mot
à cette D. Rofalia dont je parlois fi fouvent, & de lui déclarer par écrit que je
renonçois à fon amour ; parce que c'étoit
l'unique moyen de fléchir le Roi, qui
l'avoit promife à un des prémiers Seigneurs de fa Cour. L'artifice étoit trop
groffier, pour m'y laiffer furprendre. Je
vis alors trop clairement, que j'étois entre les mains du Marquis. Cependant,
malgré l'horreur que me fit cette indigne
propofition, & l'indignation que je me
fentis pour l'abus que l'on faifoit à mon
égard du nom refpectable du Roi, je me
contraignis pendant quelques momens,
pour tâcher de m'affurer de l'état de Rofalia. Je croyois, leur dis-je avec éton-
nement, que cette Dame étoit morte,
& l'idée de fa perte faifoit ici ma plus
grande trifteffe : feroit-il bien vrai qu'elle vêcût encore ? Ils me le jurerent, en
m'af-

m'assurant qu'elle étoit toujours à Madrid. Quelque peu de fonds que je pusse
faire sur cette assurance, je sentis un
mouvement de joie, inconnu depuis
longtems à mon triste cœur; il tressail-
lit au nom de sa chère Rosalia, qu'il
n'avoit depuis plusieurs mois entendu
prononcer. La sérénité que ce nom si
précieux ramena sur mon visage, fit croire à mes barbares Chambellans qu'ils
alloient obtenir de moi ce que leur lâche Maitre desiroit, & l'un d'eux voulut
sortir pour aller chercher de l'encre &
du papier. Ma dissimulation ne put tenir davantage contre l'idée seule de me
voir soupçonner d'une aussi noire infi-
délité; & me levant tout furieux, je courus sur ce More en lui criant: ,, Arrête,
,, misérable, il me suffit d'apprendre
,, que ma chère Rosalia vit encore; &
,, si tu dois l'informer de mes sentimens,
,, va lui dire que son fidèle Nugnez l'ai-
,, mera jusqu'au dernier soupir, & que
,, de tous les maux qu'il endure, le sup-
,, plice le plus rigoureux est celui d'être
,, éloigné d'elle." Ils me laissèrent pour
cette fois; mais je n'en fus pas quitte
pour cet assaut. Jamais ils n'entroient
dans ma chambre, qu'ils ne revinssent à
la charge. Ils tâchèrent même de m'effrayer par l'appareil d'une mort cruelle.
Ils me chargèrent de chaines, ils me menacèrent de tourmens affreux & lents:
ils essayèrent de domter ma constance,

K 6

ran-

tantôt par la faim, quelquefois par la
foif: ils me laiffèrent deux jours fans
manger, n'aiant pour toute nourriture
qu'un peu de mauvaife eau: ils m'appor-
tèrent enfuite des mets Indiens, & pleins
de poivre, & me refufèrent à boire plufieurs jours de fuite. L'indigne propofition de renoncer à ma chère Rofalia,
étoit le refrein continuel de ces fupplices. Loin d'ébranler ma conftance, cette perfécution ne fit que l'irriter & l'affermir. Defefpèré cependant des horreurs de cet affreux état, je réfolus de
m'en délivrer par la mort, de peur que
mon cerveau ne s'altèrant dans cette
fombre demeure, on ne m'arrachât dans
quelques momens de foibleffe un aveu
indigne & de mon amour & de ma fidélité. J'effayai à mon tour de me laiffer
mourir de faim, je refufai toutes fortes
d'alimens; mais on m'en fit avaler par
force. Je ne pus jeûner, qu'autant qu'il
faloit pour fouffrir; & mes Bourreaux
me faifoient prendre encore affez de
nourriture pour m'empêcher de mourir.

Ce barbare traitement me fit pourtant
comprendre que Rofalia preffée par le
Marquis, & peut-être par des ordres
fupérieurs, s'excufoit de répondre à fes
feux, fur l'engagement qu'elle avoit
avec moi. Je conçus auffi que le perfide fentoit bien que ma mort, loin de
rompre cet engagement, ne ferviroit
qu'à

qu'à lui attirer toute la haine de Rosalia qui l'en soupçonneroit. Je m'imaginai
qu'en conséquence de ces réflexions, il
vouloit m'extorquer l'infame Ecrit qu'il
me faisoit proposer ; dans l'idée que
Rosalia piquée de mon inconstance, cè-
deroit à ses poursuites.   Le Marquis
peut-être avoit d'abord raisonné de même : mais comme sa malice étoit inépui-
sable, il songea à me remettre sur la
scène après avoir inutilement répandu le
bruit de ma mort. Ma constance déconcerta ses vues ; & je me confirmai
de plus en plus dans la résolution de
souffrir plutôt mille morts, que de me
prêter à cette perfidie. Cette réflexion
m'en fit naitre d'autres bien consolantes
pour mon état   ,, Surement, me disois-
,, je, Donna Rosalia m'est fidèle, & me
,, conserve toute sa tendresse ; l'opiniâ-
,, treté de mes supplices en est une
,, preuve. Ma vie seroit inutile au Mar-
,, quis, si Rosalia avoit disposé de son
,, cœur en faveur d'un autre. Sa con-
,, stance, peut-être plus encore que la
,, mienne, cause tous mes maux. Ah !
,, malheureux Nugnez, m'écriois-je con-
,, tre moi-même, serois-tu assez lâche
,, pour renoncer à une Amante si fidè-
,, le ? Après tant d'ennuis, de langueurs
,, & de tourmens, tu n'as que la mort à
,, craindre. Tu l'as même tant de fois
,, desirée ! Que peut-il donc t'arriver,
,, qui ne soit mille fois plus doux que
K 7

l'é-

„ l'état où ta tendreſſe te réduit ? Eſpè-
„ rons tout : un amour ſi tendre & ſi é-
„ puré ne peut que triompher. Les ſens
„ y ont ſi peu de part, qu'il ne peut être
„ criminel. Le Ciel peut-être un jour,
„ touché de nos larmes & de nos ſou-
„ pirs, fera naitre quelque heureux dé-
„ nouement, qui te rendra fidèle & li-
„ bre à ta conſtante Roſalia."
Depuis que j'eus fait cette réflexion,
je paſſai des jours plus tranquilles. Mon
ſort me parut moins affreux. Les Fantômes dont mon imagination s'effra-
yoit pendant le ſommeil, ſe diſſipèrent;
je n'eus plus que d'agréables ſonges. Soit
qu'on ſe familiariſe à la longue avec les
choſes les plus affreuſes ; ou que mon innocence, & le plaiſir de ſouffrir pour
une auſſi belle cauſe, fuſſent capables
d'adoucir par leur ſentiment celui de mon
déplorable état ; je ne m'occupai plus
que de l'eſpèrance de revoir Roſalia,
& de me conſerver pour elle. L'unique
choſe qui venoit quelquefois troubler ma
tranquillité, c'étoit de voir ma captivité durer ſi longtems. Je ne comprenois
pas que Roſalia pût ſavoir mon état,
être libre, m'aimer encore, & reſter
dans l'inaction. Il me ſembloit que mon
enlèvement n'en pouvoit être ignoré ſi
longtems, de quelque part qu'il vînt;
& que c'étoit l'occaſion de ſe ſervir de
la protection dont la feue Reine l'honoroit, pour me faire chercher dans tou-

tes

tes les Espagnes. Je ne pouvois à la vérité démêler ce myſtère. Cependant la juſtice que mon cœur rendoit à la tendre Roſalia, étouffoit bientôt des ſoupçons ſi injurieux à ſa fidélité. Elle n'étoit, hèlas ! que trop conſtante ; & ſon empreſſement à me le prouver, ne ſervit qu'à hâter & à conſommer ſes malheurs.

Les miens parurent prendre fin, au moment où je m'y attendois le moins. Mes deux Mores entrèrent un matin dans ma chambre, de meilleure heure que de coutume. Ils étoient armés à l'ordinaire ; mais je crus remarquer ſur leur phyſionomie quelque choſe de plus funeſte : ils avoient l'air inquiet, & les yeux égarés. Je penſai d'abord qu'ils avoient ordre de me tuer, & je me préparois à la mort avec un peu moins d'inſenſibilité que je n'en avois eu jusques-là, parce qu'un preſſentiment peut-être de ma prochaine liberté, m'avoit rendu la vie moins odieuſe. Ils approchèrent de mon lit, & m'ordonnèrent de me lever, de me revêtir d'un habit de Moine qu'ils m'avoient apporté, & de prendre promtement du chocolat qu'ils me préſentèrent. Je m'y ſoumis, en réfléchiſſant ſur les raiſons de ce myſtérieux déguiſement, dont la bizarrerie m'étonnoit. Que faire ? il falut obéir. Je pris cet habit en frémiſſant, car je le regardai comme le ſigne de quelque nou-

vel-

velle Tragédie.   Mais comme j'avois
perdu l'ufage de m'habiller pendant le
tems de ma captivité , & que d'ailleurs
je ne connoiffois rien à l'arrangement
d'un Froc , ils m'ordonnèrent brufque-
ment de me hâter. Voyant enfin que je
n'en pouvois venir à bout, ils me rendirent eux-mêmes cet office & m'ajuftè-
rent le mieux qu'ils purent.   Je vous
avoue , Mesdames, que quand je me vis
en ce comique équipage, je ne pus m'empêcher de fourire de moi-même, malgré l'inquiétude qu'il me donnoit, & le
refpect que l'on doit au faint Habit Rè-
ligieux.   ,, Qu'eft-ce donc, mes Amis,
,, leurs dis-je, & que veut-on faire de
,, moi ? Je fuis Officier, & je n'ai jamais
,, été Moine.   Voudroit-on me mener
,, à l'Inquifition en cet état , & m'ex-
,, pofer à fes cenfures , comme aiant
,, abufé de ce faint Habit ? " Les Mores ne fe donnèrent pas le tems de
me répondre: ils me bandèrent de nouveau les yeux, me lièrent les mains , &
me firent fortir à l'heure même. Quand
je fus à la porte de la maifon, ils me
jettèrent dans une mauvaife voiture, où
je penfai étouffer. Il y a quelque apparence que l'on prit des chemins dé-
tournés, car nous ne rencontrames perfonne. Nous courumes toute la journée & une partie de la nuit , enforte
qu'à mefurer le chemin fur le tems que
j'employai dans cette route, je devois
avoir

avoir fait au moins trente lieues, sans
savoir d'où je partois, ni où j'allois. Que
de pensées m'agitèrent pendant cette
route! Que d'inquiétudes! Que de chi-
mères, que de fantômes se présentè-
rent à mon imagination! Que de fois
j'appellai ma chère Rosalia! Que de fois
j'invoquai la mort pour prévenir les supplices nouveaux que je me figurois! Je
touchois cependant, sans le savoir, au
moment de ma liberté; mais que j'en
payai chèrement les prémices!

Mes Guides s'arrêtèrent enfin, & m'ô-
tèrent à demi mort de ma voiture. Il y
avoit près de vingt-quatre heures que je
marchois, & l'on n'avoit fait que deux
haltes assez courtes, pendant lesquelles
je n'étois pas même descendu. Je n'a-
vois pris que peu de nourriture, & le
grand air que je n'avois respiré de longtems, m'avoit extrèmement affoibli. Les
deux Mores me couchèrent sur l'herbe
dans une Plaine assez déserte, & après
m'avoir fait prendre un verre de vin, ils
me délièrent les mains, m'ôtèrent le ban-
deau des yeux, & se disposèrent à repartir. Il étoit nuit, je ne savois où
j'étois; je les conjurai de m'apprendre
du moins en quel lieu ils me laissoient.
Ils me dirent en fuyant à toute bride, que
j'étois entre *Astorga* & *Léon*: c'est tout
ce que j'en pus tirer. Je vous laisse à
penser, Mesdames, quels furent mon
trouble & mon desespoir dans cette
cruelle

cruelle fituation. J'étois foible , fans
fecours, fans argent, dénué de tout, à
quatre journées de Madrid. J'étois fous
un habit qui me rendoit refponfable à
l'Inquifition, fi l'on me découvroit; &
je n'ofois me faire connoitre, parce que
je croyois être fufpect au Roi. J'ignorois d'ailleurs le fort de Rofalia, je ne
favois à qui m'en informer: je craignois
même de lui écrire, de peur de l'enve-
lopper dans mes disgraces; outre que je
ne favois où la trouver. Si j'échapois aux
recherches de la Cour, je tremblois de
tomber entre les mains de l'Inquifition.
Je regardois ma liberté comme un nouveau piège: la mort fembloit me pour-
fuivre par-tout; & tout innocent que
j'étois, je ne pouvois éviter d'être traité ou comme facrilège, ou comme criminel de Lèfe-Majefté , & peut-être
comme coupable de ces deux crimes.
Jamais enfin la liberté, fi douce à tous
les hommes, & pour laquelle j'avois
tant foupiré, n'eut moins de charmes
que pour moi. Dans cette affligeante
fituation, je me profternai contre terre,
j'invoquai la Providence qui veille à la
confervation des plus viles créatures,
& j'implorai fon affiftance. Mon amour
pour Rofalia me paroiffoit fi pur &
fi légitime, que je ne craignis pas de
le mêler dans les vœux que je faifois
au Ciel pour l'adouciffement de mon
fort. Le fouvenir de mes disgraces
paf-

paſſées, le ſentiment de mes miſères
préſentes, & la juſte appréhenſion des
malheurs que j'entrevoyois encore, me
jettèrent dans une angoiſſe inconceva-
ble. La ſolitude, le ſilence, & les
horreurs de la nuit, ſi terribles aux
malheureux, augmentoient ſi fort le
poids de mes miſères, que je fus inſen-
ſible au plaiſir de revoir le Ciel, la Lu-
ne & les Etoiles, après une ſi longue
éclipſe. Mon cœur, atterré par l'opiniâtreté de ſes maux, ne connoiſſoit plus
d'autre ſentiment que celui de la douleur. Mon amour même, qui juſques-
là avoit fait ma conſolation, me deve-
noit un ſupplice; parce que dans cette
extrémité, l'impreſſion la plus douloureuſe étoit celle qui me repréſentoit
l'impoſſibilité de retrouver ma chère Roſalia. Il m'eût été doux de mourir, ſi
j'avois pu l'informer que je mourois fidèle à l'amour que ſa vertu, autant que
ſes charmes, avoit ſu m'inſpirer. Cette
réflexion m'attendrit & m'affligea, beaucoup plus encore que mes maux. Je
pleurai, je gémis, je ſoupirai; je paſſai
enfin la plus triſte nuit qui fut jamais.
Cependant, Mesdames, ajouta D. Nugnez en ſoupirant, quoique cette ſituation n'ait pas été la plus douloureuſe de
ma vie, le ſeul ſouvenir de l'état où je
me trouvai, m'arrache encore des larmes; parce que les pleurs que je ver-
ſois

fois alors, n'étoient que le prélude de ceux que j'ai répandus depuis.

Don Nugnez interrompit ici son récit. Toute la compagnie en fut si touchée, que malgré l'impatience que chacun avoit d'apprendre la suite de cette Histoire, & sur-tout ce qu'étoit devenue D. Rosalia, dont l'inaction nous inquiétoit, personne n'osa l'en presser. L'attendrissement général que ce récit causa dans la compagnie, ne nous empêcha pourtant pas de sentir que tout poli qu'étoit D. Nugnez, il n'avoit pu se défaire encore de l'enflure naturelle aux gens de son pays, ni des rodomontades dont sa narration n'étoit pas exempte. Il est vrai qu'un homme plein de ses malheurs, & occupé à raconter des avantures aussi bizarres, est excusable de les exprimer vivement; sur-tout quand elles sont suivies de disgraces aussi continuées que le furent celles dont il nous acheva le récit quelque tems après. Au reste, sa constance dans ses malheurs & dans ses amours nous confirma dans l'idée de sa probité; & les Dames sur-tout, dont les plus sévères protègent toujours les Amans malheureux, me remercièrent de leur avoir procuré la connoissance d'un aussi honnête homme. Après quelques momens de silence, le Comte de Wol. . . . . s'approcha de D. Nugnez pour le consoler & l'embrasser, en l'assurant qu'il prenoit une part d'autant plus

sin-

VUE DU FAUXBOURG DE BORCET.
BURSCHEID.

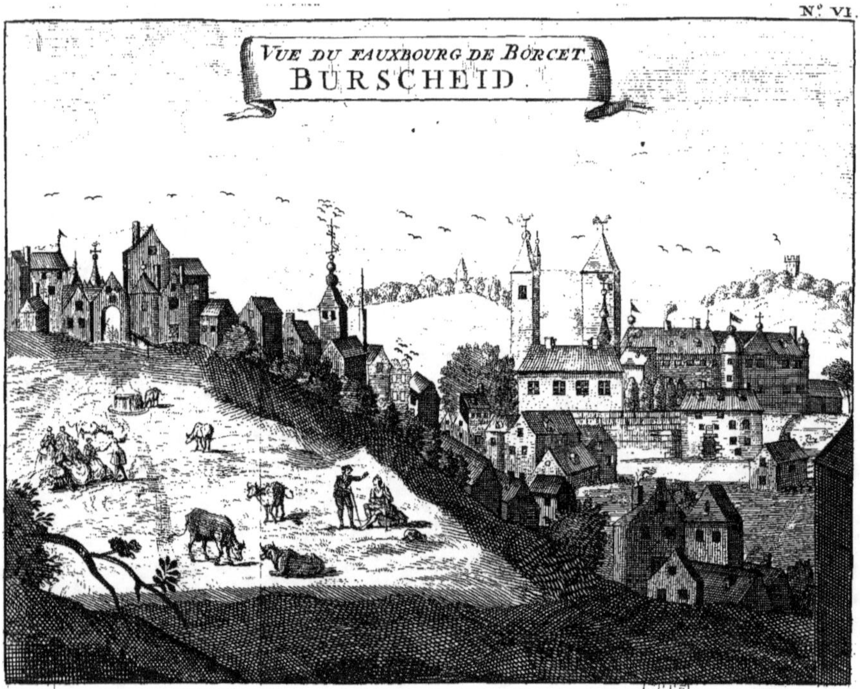

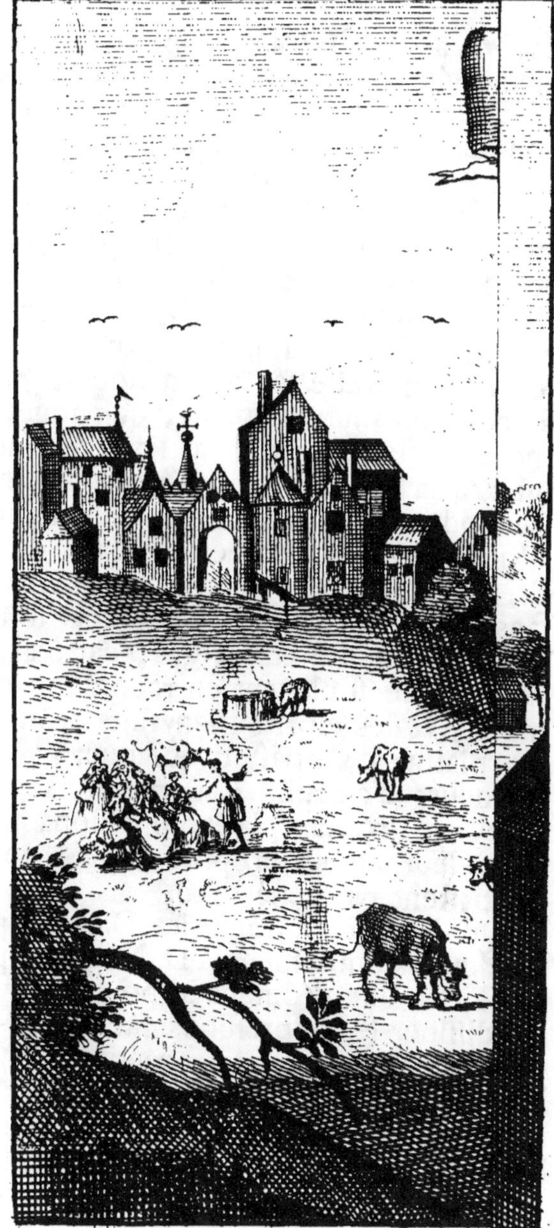

fincère à fes disgraces, qu'il avoit lui-
même éprouvé toutes les rigueurs de
l'Amour, & les caprices de la Fortune,
dont il raconta fuccintement les principaux évènemens. Ils s'attendrirent de
nouveau l'un & l'autre; & leur converfation, quoique courte, fut pour nous
des plus touchantes. Il y avoit quelque
chofe de fi fingulier à voir deux perfonnes de naiffance difputer, pour ainfi dire, de tendreffe & de malheurs pour
fe confoler mutuellement, que nous primes un fecret plaifir à les entendre,
malgré la trifteffe qu'ils nous infpiroient.
Cependant, comme leur attendriffement
alloit jufqu'à la douleur, Mad. de la
Br. . . fit excufe à la compagnie d'avoir
fans deffein réveillé de fi cruels fouve-
nirs. Chacun lui en fut gré; car les malheureux fe foulagent en racontant leurs
maux, & les efprits bien faits trouvent
du plaifir à s'attrifter quelquefois des
malheurs d'autrui. Les prémiers peut-
être, en excitant la compaffion, fatis-
font leur amour-propre; & les autres
s'attriftent par générofité.

Quoi qu'il en foit, les Dames après
quelques complimens à D. Nugnez, pro-
poférent une promenade pour l'égayer,
& diffiper les impreffions fâcheufes que
fon récit lui avoit retracées. La queftion fut de favoir où l'on iroit, car Aix
n'eft pas fort abondant en promenades.
Excepté le Quarré d'arbres près la Fontaine,

taine, où l'on ne va guères que le matin, & le Rempart qui eſt trop fatigant
pour les Dames, il n'y a que le Jardin
des Capucins, qui ſont moins galants
que ceux de Spa; ils n'en permettent
l'entrée qu'aux hommes. Le Comte,
qui connoiſſoit parfaitement la Ville &
ſes avenues, nous mena le long des murs
des Capucins à la Prairie de *Borſet*.
Elle eſt ſolitaire, mais très agréable.
C'eſt comme un Déſert à la porte de la
Ville. On y trouve tout ce qui rend la
Campagne aimable. L'oreille y eſt agréablement frappée par le gazouillement
des Oiſeaux, & par le murmure d'une
infinité de Ruiſſeaux qui la traverſent.
On y jouit de ces plaiſirs à l'ombre de
quelques arbres plantés par la Nature
même, ſans ordre & ſans ſymmétrie,
mais uniquement pour entretenir la frai-
cheur. Tout y reſpire l'innocence & la
ſimplicité. On y trouve des routes ſoli-
taires, conſacrées par les ſoupirs an-
nuels d'un million d'Amans qui ont été
s'y plaindre de leurs peines, & quelquefois les ſoulager par des confidences qui
n'avoient pour témoins que les animaux
qui y paiſſent tranquillement. On apperçoit la Ville d'un côté, & de l'autre
le Fauxbourg de *Borſet*, où l'on peut aller plus commodément par ce chemin;
parce qu'on évite la Montagne, qu'il faut
deſcendre quand on y vient par la route ordinaire. De l'autre côté de la Prairie

rie on découvre des Montagnes & des Collines, au bas desquelles on voit plusieurs Ruiffeaux d'eaux chaudes & froides, qui vont fe perdre dans un Etang tiède qui eft derrière *Borfet*, & qui fert d'égoût aux Bains de ce Fauxbourg. Les Ruiffeaux d'eau froide y abondent en Ecreviffes; & le Vivier qui eft au bas, où toutes ces eaux fe mêlent & fe raffemblent, eft très poiffonneux.

Nous allames au bord de l'Etang, admirer une merveille affez rare, & peut-être unique dans l'Europe. Le Comte nous fit remarquer, que quoique l'eau en fût tiède, elle étoit cependant très abondante en poiffons, qui non-feulement y vivoient, mais y devenoient ordinairement deux fois plus gros & plus grands qu'ailleurs. Nous en vimes quelques-uns plonger; mais nous ne pumes difcerner de quelle efpèce ils étoient. Une Femme qui étoit occupée à traire fes vaches près de l'endroit où nous étions, nous dit qu'on y pêchoit beaucoup de Truites & de Tanches, & nous affura qu'on en prenoit quelquefois de monftrueufes. Ce fait nous parut d'autant plus furprenant, que les poiffons meurent par-tout ailleurs, dès que l'eau s'échauffe pour quelques jours feulement. Une réflexion que le Chevalier nous fit faire fur la quantité de fels & de minéraux que les Eaux chaudes de *Borfet* charrient, nous rendit encore plus attentifs à cette merveille.

Non

Non-seulement, nous dit-il, les poissons meurent ordinairement, quand l'eau s'échauffe dans les Etangs, ou dans les Réservoirs; mais la plupart de ceux qui naissent dans l'eau douce, ne peuvent souffrir l'eau salée. C'est une expérience confirmée journellement dans quelques endroits de la Hollande, mais particulièrement dans la Province de Frise, sur-tout aux environs de Harlingue, de Lewarde, de Franeker, & de Bolswaert. J'ai eu occasion, dit-il, de l'observer il y a quelques années, dans un voyage que je fis dans cette Province, pour voir Mr. *de Goslinga* que j'avois fort connu en France, pendant qu'il y étoit Ambassadeur. C'étoit en Eté, & je trouvai presque tous les Canaux couverts de grosses Carpes, de grands Brochets, & d'autres poissons morts, qui répandoient dans les endroits où ils s'accrochoient, une infection insupportable. Je demandai la raison de cette mortalité, & les Habitans m'assurèrent que l'eau de la Mer que ces poissons avoient goûtée, en étoit la seule cause; & que toutes les fois que pour rafraichir ces Canaux, ou pour laisser entrer des Vaisseaux, on étoit obligé d'ouvrir les Ecluses qui défendent cette Province contre les flots du *Zuyderzée*, l'eau de la Mer qui refluoit dans les Canaux faisoit mourir beaucoup de poissons. Ils me dirent pourtant que cette

mor-

mortalité n'arrivoit que dans les Etés
fecs, & lorſque les eaux étoient baſſes:
peut-être parce que l'eau douce étant
alors déja corrompue , fermente plus
violemment à l'aide des parties acres &
ſalines de l'eau de la mer; ou plutôt,
parce que celle-ci ſe trouvant alors mêlée à une moindre quantité d'eau douce, l'effet du ſel qu'elle contient en eſt
plus violent. Ils ajoutèrent auſſi, que
ces poiſſons ne mouroient que dans les
années, dans leſquelles on avoit ouvert les Ecluſes plus fréquemment qu'à
l'ordinaire. De cette obſervation ſûre,
continua le Chevalier, il réſulte un double prodige à remarquer dans cet E-
tang, où les poiſſons vivent dans une
eau qui eſt tout à la fois chaude, &
ſalée: car puiſque l'eau ſalée & tiède
eſt généralement mortelle pour les poiſſons, il faut que ceux qui vivent dans
cet Étang ſoient d'une eſpèce particu-
liere; ou que parmi les minéraux dont
les eaux chaudes de *Borſet* ſont impregnées, il y en ait qui corrigent tout ce
que le ſel qui y eſt mêlé, contient de
mortel pour ces poiſſons. Il y a bien de
l'apparence, dit le Comte, que c'eſt
cette dernière raiſon; car les Truites &
autres poiſſons que l'on y prend, ſont
certainement de même nature que les
autres qui vivent dans les Rivières. Ils
ſont même beaucoup plus gros; mais
leur chair eſt preſque inſipide, moins

compacte & moins ferme , que celle des
Truites de Rivière.   La tiédeur de l'eau
contribue fans doute à rendre leur chair
plus molaſſe ; & le ſouphre dont ces eaux
ont l'odeur à tout le moins, eſt peut-être
leur unique préſervatif.   Comme il eſt
très balſamique , il eſt fort capable d'en-
duire en telle ſorte les pores de ces
poiſſons , & d'émouſſer les parties ſalines de l'eau, qu'il empêche leur action
ſur ces animaux : outre que le ſel miné-
ral eſt toujours moins acre que le ſel
marin . . . . Cela peut être, dit la jeune
Comteſſe ; mais ces poiſſons ne ſont pas
les ſeuls animaux qui s'accommodent de
l'eau chaude. J'ai ouï dire à un jeune
Danois dont le Père avoit été Gouverneur d'Iſlande, que dans cette Ile où il
avoit été élevé, il y a des Fontaines
bouillantes à quelques milles du mont
Hécla, dans leſquelles on voit très ſouvent des oiſeaux ſe plonger. Il nous di-
ſoit que ces oiſeaux reſſemblent beaucoup à des Plongeons, excepté qu'ils
ont le plumage d'un rouge tanné. Ce
fait nous paroiſſant douteux & preſque
incroyable lorſqu'il nous le raconta, il
nous proteſta qu'il avoit vu quelquefois
ces oiſeaux ſe plonger par troupes pendant des jours entiers, & reſter un tems
conſidèrable ſous ces eaux , qui ſont ſi
brulantes que l'on peut à peine y mettre
le bout du doigt. Ses ſermens ne nous
rendirent pas plus crédules : il falut
                              pour-

pourtant nous rendre quelques jours après
au témoignage d'un Voyageur Danois,
dont il nous apporta la relation. Cet
Auteur assuroit la même chose, & ajou-
toit même que la plupart des Habitans,
par un reste de superstition, prenoient
ces oiseaux pour les Ames des défunts
condamnés aux Enfers, ou du moins au
Purgatoire. . . . Ce trait fit rire la compagnie, & quelques-uns soupçonnèrent
la Frelle Suédoise de l'avoir malicieusement raconté, parce qu'elle étoit Luthérienne. Le Chevalier qui s'en apperçut, confirma en riant cette ridicule
opinion, par l'Histoire qu'on lui avoit
faite à Naples au sujet des Etuves de *San-
Germano*. Comme il y fait très chaud,
dit-il, on raconte que *S. Germain* y é-
tant entré il y a au moins douze cens
ans, y avoit rencontré l'Ame de *Pa*[c]*ha-
se* qui y faisoit son Purgatoire. Le crime de cette Ame échaudée étoit d'avoir
suivi le parti de l'Antipape *Laurent*,
après avoir reconnu celui du Pape *Sym-
maque*. Le bon S. Germain, touché de
l'état du pauvre Paschase, fit tant de
prières pour lui, qu'il l'en tira; & c'est
en mémoire de ce Miracle insigne que
ce Lieu porte encore le nom de *San-Ger-
mano*. Après un fait si marqué, ajouta
le Chevalier en badinant, voyez, Mesdames, si les Protestans sont bien fondés à douter du Purgatoire? Excepté
D. Nugnéz, nous parûmes tous d'une

même Religion fur l'article. Cependant, pour ne pas l'offenfer, le Comte reprit la matière, & dit qu'il croyoit que le fouphre qui abonde en Iflande, pouvoit bien garantir les Plongeons dont la Frelle avoit parlé, de la même manière qu'il confervoit la vie aux poiffons du Vivier de *Borfet*. Il faudroit plutôt croire, ce me femble, dit en riant Mad. de la Br. . . que ces oifeaux & ces poiffons participent un peu de la nature des Salamandres, puifque les uns & les autres peuvent fi bien fupporter la chaleur.

Après cette petite Differtation, l'ainée des Comteffes Suédoifes nous fit appercevoir une autre fingularité fort curieufe, & à laquelle peut-être peu de gens font attention. C'eft qu'en remontant du bas de l'Etang vers *Borfet*, on peut marcher entre deux Ruiffeaux, dont l'un eft d'eau chaude, & l'autre d'eau froide: il n'y a même qu'une très petite diftance de l'un à l'autre. Cette curiofité, qui nous auroit échapé fans la Comteffe, nous amufa fort agréablement. Nous nous donnames le plaifir en le côtoyant d'y mettre tous la main de tems en tems, & d'obferver les divers degrés de chaleur, qui devient plus fenfible & plus forte, à mefure que l'on avance vers le Fauxbourg où font les Bains. Ce Ruiffeau d'eau chaude en eft proprement l'égoût, & peut-être s'y mêle-t-il quelque Source entière qui fe perd à travers

les

les rochers. Le Ruiſſeau d'eau froide qui coule à côté, eſt auſſi formé de l'amas d'une infinité de petites Fontaines douces & minérales froides, qui s'échapent des crevaſſes des mêmes rochers qui fourniſſent l'eau chaude, & qui vont toutes ſe réunir dans le Vivier, où elles tempèrent la chaleur des autres eaux qui y coulent auſſi, & les modèrent au point de n'y être qu'un peu plus que tièdes. Ces Ruiſſeaux réunis fourniſſent une quantité d'eau ſuffiſante pour faire tourner le Moulin qui eſt dans la Prairie; & l'égoût des Bains eſt ſi conſidèrable, qu'il pourroit ſeul en faire autant, ſi l'on s'étoit aviſé de bâtir un Moulin ſur la chûte de ces eaux chaudes. Peut être que ſi on les avoit ramaſſées dans un Etang ſéparé, ſans le mêlange des Sources froides, le poiſſon n'y pourroit pas vivre; mais il eût été aſſez curieux de voir cette grande Pièce d'eau réſiſter au froid des plus rigoureux Hivers.

Comme nous marchions en raiſonnant ſur ces ſingularités, nous n'avions pas remarqué que D. Nugnez nous manquoit. Nous retournames pour le chercher des yeux; & nous l'apperçumes couché contre terre au bord du Ruiſſeau d'eau chaude, dans la poſture d'un homme occupé d'une profonde méditation. Nous balançames ſi nous devions l'interrompre; cependant, comme nous comprimes que le récit de ſes Avantures

 l'a-

l'avoit peut-être jetté dans quelque fâcheufe rêverie, nous réfolumes de l'en
tirer. Nous l'appellames plufieurs fois,
& il nous invita d'approcher de lui,
pour venir voir un des plus jolis phéno-
mènes qui foit à Aix. Nos Dames re-
vinrent fur leurs pas, & quand elles furent près de lui, il leur dit qu'il avoit
cru remarquer de petites flâmes voltiger
au deffus de ce Ruiffeau, & qu'avant de
nous communiquer cette obfervation,
il avoit voulu s'en convaincre. Nous
nous mimes tous fur l'herbe avec lui,
fort impatiens de voir auffi cette merveille. Elle étoit plus ou moins fenfible, felon que nous nous placions en
oppofition aux rayons du Soleil, qui alloit fe coucher. Cette curieufe obfervation nous donna beaucoup de plaifir;
car comme, en fait de Merveilles, perfonne ne le veut cèder à fon voifin,
l'on groffit fouvent le prodige, dans la
crainte de paffer pour moins clair-
voyant qu'un autre. Je croi même que
fi l'on avoit recueilli les Découvertes
que nous crumes faire du prémier coup
d'œil, elles auroient donné bien de la
tablature à ceux qui croyent que la chaleur des Bains d'Aix ne vient pas d'un
feu actuel. Plufieurs d'entre nous crurent fermement, & croyent peut-être
encore, avoir obfervé des flâmes réelles. Pour moi, je n'y vis que des vapeurs
très fubtiles, qui s'élevoient le long du

Ruif-

Ruisseau, & qui par la réverbération
des rayons du Soleil, paroissoient d'un
rouge brillant semblable à celui de l'Au-
rore, & n'imitoient pas mal la figure
de l'Arc-en-ciel, excepté qu'elles n'é-
toient pas aussi variées dans leurs couleurs. Ces vapeurs me parurent dans un
mouvement violent; & leur agitation,
jointe à la couleur rouge que le Soleil
leur donnoit, faisoit peut-être l'illusion
de ceux qui les prenoient pour des flâmes subtiles. Il est bien vrai que parmi
ces atomes, ou ces corpuscules qui
jouoient dans l'air, j'en vis qui me sem-
blèrent aussi brillans que les étincelles
que l'on fait sortir d'un caillou; mais je
n'attribuai leur éclat qu'à la réflexion du
Soleil. Au reste, ce phénomène est d'autant plus agréable à la vue, que ces sortes de petits Arc-en ciels se multiplient
sur les différentes courbures du Ruisseau.

Nous philosophames beaucoup sur cet
effet naturel, & nous en raisonnames
tous conformément à nos observations.
Ceux qui avoient pris ces vapeurs pour
de véritables flâmes, furent les moins
embarrassés à en expliquer la cause: toute flâme supposant du feu, & l'odeur
souphrée des eaux de *Borset* supposant
du souphre qui en fait l'aliment le plus
combustible, il est aisé de comprendre,
que les parties les plus subtiles d'une matière qui auroit déja causé la chaleur

de ces eaux dans les entrailles de la Terre, pourroient aisément s'enflâmer encore, soit par l'ardeur des rayons du Soleil, ou seulement par l'impression de l'air, à la manière des Phosphores. Il est certain même que cette manière de concevoir la cause de la chaleur des Fontaines bouillantes, est la plus facile, la plus séduisante & la plus générale, parce qu'elle paroit plus convenable aux idées du vulgaire. Mais par rapport aux prétendues flâmes qui voltigeoient sur l'égoût des Bains de *Borset,* c'étoit au moins supposer le fait en question, & regarder déja comme prouvé que ces eaux, comme celles d'Aix, empruntoient leur chaleur d'un feu souterrain actuellement brulant. Le Chevalier, qui en avoit une tout autre notion, m'aiant imbu de son Système dès nos prémières conversations, m'aida à soutenir contre le reste de la compagnie, un sentiment opposé. Nous ne devions naturellement pas être les plus forts; car toutes les Dames s'étoient déclarées contre nous, à la réserve de Mad. de la Br . . . qui soutint qu'elle n'avoit vu que des atomes brillans, à peu près comme ceux que l'on voit quelquefois voltiger en l'air, quand il est fort clair & que le Soleil est vif. Elle ajouta même, que ce que l'on prenoit pour des flâmes, tenoit si peu de la nature du feu, qu'elle avoit étendu

la

la main en divers endroits, qui parois-
foient enflâmés à ceux qui en étoient
éloignés, fans fentir la moindre chaleur.
Cette dernière obfervation donna lieu
au Chevalier d'expliquer le phénomène
d'une manière affez claire. Ces Dames,
dit-il, croyent voir des flâmes, & l'affurent. Pour nous, nous n'en voyons
pas, ni n'en fentons. Le fait eft déja pro-
blématique : la vérité doit donc refter
du côté de ceux qui joindront la démon-
ftration à leur conviction. Il y a bien
plus d'apparence, ajouta-t-il, à reconnoitre que ce qui fait le fujet de notre
difpute, n'eft caufé que par les vapeurs
qui s'exhalent de l'eau chaude & fouphrée de *Borfet*, lefquelles prennent u-
ne couleur brillante aux rayons du Soleil; qu'à s'imaginer qu'elles s'enflâment
véritablement. Or quand ces flâmes feroient auffi réelles qu'elles le paroiffent
à ces Dames, il faudroit au moins convenir qu'elles n'ont d'autres a'imens que
les vapeurs qui s'élèvent de cette eau,
que l'on fuppofe beaucoup plus fouphrée qu'elle ne l'eft en effet; & en cela nous fommes tous d'accord quant au
fond. Je dis plus, continua le Chevalier:
je fuppofe avec ces Dames (contre le
fentiment de tous les Médecins & Chy-
miftes) que les Eaux de *Borfet* contiennent en fubftance autant ou plus de fouphre, que les Sources mêmes des Bains
de *l'Empereur*, de *S. Corneille*, &c. c'eft

L 5   être

être bien indulgent : le système de ces Dames n'en sera pourtant pas plus facile à éclaircir. Si ces prétendues flâmes en effet sont causées par le souphre dont l'on suppose que ces eaux sont impregnées, pourquoi ne voit-on point de pareilles inflammations dans les Bains & sur les Sources bouillantes de *Borset* ? Il est constant que, par la même raison, on devroit y voir des flâmes : elles devroient y être plus abondantes & même continuelles, à raison de la plus grande quantité de souphre qui doit s'y trouver, vu qu'elles n'ont point encore eu le tems de s'évaporer , qu'elles y sont encore dans le degré de chaleur & de coction que la Nature leur a donnée ; au-lieu qu'elles ont ici perdu toute leur force, en coulant au grand air dans ce Ruisseau le long de la Prairie.

Le Comte, qui dans son prémier voyage avoit fréquenté les Bains de *Borset*, avoua qu'il n'y avoit jamais vu de flâmes , ni entendu parler de rien de semblable. . . Je le croi, dit le Chevalier ; & c'est ce qui m'oblige à chercher dans la réflexion des rayons du Soleil, l'explication du phénomène qui fait notre contestation. Nous convenons tous que les vapeurs qui s'élèvent au-dessus du Ruisseau, sont la matière de ce que vous prenez pour des flâmes. Il me semble plus naturel de penser que ces mêmes vapeurs , en s'élevant,

vant, entrainent avec elles les efprits
& les parties les plus fubtiles des fels,
des minéraux, & autres mixtes que l'on
reconnoit être dans les eaux de *Borfet*.
On y trouve, dit-on, du *Sel*, de l'*A-
lun*, du *Vitriol de Mars*, &c. qui font
par eux-mêmes luifans & tranfparens.
L'efprit de ces mixtes étant ce qu'ils
contiennent de plus pur & de plus fub-
til, en retient affurément la nature &
les qualités. Il n'eft donc pas étonnant
que la réfraction des rayons de lumière tombant fur ces vapeurs qui renfer-
ment ces efprits, leur donne cette couleur brillante & rouge qui féduit les
yeux; & leur faffe appercevoir quelque
chofe qui approche beaucoup par fa
couleur & fa fubtilité, d'une flâme de
météore, & qui ne l'eft pourtant pas.
L'Arc-en-ciel eft l'unique image à laquelle nous puiffions comparer ces vapeurs colorées; & je gagerois, dit-il,
que dans les tems fombres & pendant
la nuit, on ne voit rien ici de femblable. Tout le prodige confifte donc dans
la réfraction des rayons du Soleil... Mais
fi cela eft, dit la Comteffe, pourquoi
n'en voit-on pas arriver autant au deffus
du Ruiffeau d'eau froide, qui eft ici
près, & dans une égale oppofition aux
rayons du Soleil? C'eft, Madame, reprit le Chevalier, parce que cette eau
froide n'étant que peu ou point minérale, exhale beaucoup moins de vapeurs,

L 6   &

& que celles qui s'en échappent font moins propres à recevoir les impreſſions des couleurs... Oh! pour le coup, Mr. le Chevalier, je vous arrête, dit la Vicomteſſe, par un exemple contraire. L'eau qui eſt dans les Baſſins du Jardin des *Thuilleries* de Paris, n'eſt aſſurément pas minérale, du moins que je ſache: il eſt pourtant certain que lorſque le Soleil donne d'une certaine façon ſur le grand Jet-d'eau du milieu, on y apperçoit u- ne eſpece d'Arc-en-ciel, avec des cou- leurs auſſi vives que celui qui ſe peint dans les nues en tems de pluye. On me l'a fait remarquer quantité de fois. Ce ne ſont donc pas vos vapeurs minérales qui cauſent les couleurs.... Permettez, Madame, que j'aye l'honneur de vous dire, répondit le Chevalier, que le cas eſt très différent. Les couleurs que vous avez vues au deſſus du grand Jet-d'eau des Thuilleries, n'étoient pas peintes ſur des vapeurs ſeulement, mais ſur les gouttes d'eau les plus fines, & ſur les particules les plus déliées que cette eau lancée avec force faiſoit rejaillir autour de ſon Jet, où elle forme continuelle- ment un petit nuage qui ſe réſout ſur le champ en une pluye très fine. Ces gout- tes innombrables d'eau dont ce petit nua- ge eſt compoſé, rompant les rayons du Soleil à proportion de leur *réfrangibilité*, ſéparent les rayons de lumière de cha- que eſpèce, & leur donnent cet arran- ge-

gement de couleurs diverſes que l'on voit dans le grand Arc-en-ciel. Mais ſur ce Ruiſſeau d'eau chaude, la matiè-re de ce que vous prenez pour des flà-mes, n'eſt qu'un amas de vapeurs ſub-tiles, légères & inſuffiſantes pour pou-voir rompre les rayons du Soleil, & capables ſeulement de prendre cette couleur brillante que cet Aſtre donne à tout ce qu'il illumine : d'autant qu'il eſt à préſumer que ces vapeurs, qui ne ſont que l'eſprit des minéraux que les eaux de *Borſet* charrient, en conſervent l'éclat & le brillant.

En vérité, Mr. le Chevalier, dit la jeune Suédoiſe en riant, nous vous a-vons beaucoup d'obligation de protèger ſi bien les vapeurs. Juſqu'à préſent on nous en avoit fait un reproche, mais je commence à croire que Mrs. les Cava-liers veulent les partager avec nous. Chacun ſourit de cette plaiſanterie, & le Chevalier commençoit d'y répondre galamment, lorſque la Vicomteſſe l'in-terrompit par une nouvelle inſtance. ... Chevalier, dit-elle, vous trouvez donc bien de l'impoſſibilité à imaginer des flà-mes au deſſus d'une Fontaine? que pen-ſeriez-vous donc de la Fontaine bru-lante de *Vif,* qui ſe trouve en Dauphiné à quelques lieues de Grenoble? Voilà un fait conſtant: ma Mère qui l'avoit vue, m'en a cent fois raconté les mer-veilles. Elle m'a dit même que les Curieux y font cuire des œufs : elle m'a du moins affuré qu'elle l'a vue bruler & couverte de flâmes de la hauteur d'un pied. Plufieurs de mes Amis qui y ont été, m'ont dit encore que lorfque l'on frappe fur la terre autour de cette Source, les flâmes paroiffent en fortir en mille endroits à quelques pas de diftance. Cette Fontaine cependant roule de l'eau, & les flâmes paffent à travers les ondes, qui paroiffent bruler auffi, & qui bouillonnent. Souffrez, Madame, reprit le Chevalier, que j'aye l'honneur de vous dire qu'il ne s'agit pas tant ici de la poffibilité, que d'un fait. Je ne doute point qu'il n'y ait dans la Nature quantité de vapeurs qui puiffent s'enflâmer ; le Tonnerre, les Eclairs, les Feux-follets & les autres Météores ne font que des vapeurs enflâmées : mais dans les vapeurs qui s'échappent de ce Ruiffeau, il n'y a que des corpufcules colorés, qui n'ont de la flâme que le brillant & l'éclat, fans en avoir la chaleur, comme Mad. de la Br. . . . l'a obfervé. Ces vapeurs font en cela bien différentes de celles qui s'enflâment fur la Fontaine de Vif en Dauphiné. Je connoiffois cette Fontaine, & j'allois vous la citer, lorfqu'il vous a plu de nous en parler. Je fai, Madame, toutes les merveilles qu'on en raconte ; mais il faut en rabattre quelque chofe. Il en eft de ce prodige, comme de tous les autres : on les augmente ordinairement, ou par vanité

pour

pour fon pays, ou par l'amour que tous
les hommes ont pour le merveilleux.
J'ai vu cette Fontaine célèbre , & l'on
m'a dit comme à vous , qu'on y pouvoit cuire des œufs ; & qu'autrefois il
y avoit auprès de cette Source de feu,
un petit Ruiffeau qui en paffant par deffus écartoit la flâme, qui fe réuniffoit
au deffus de l'eau.   Encore n'étoit-ce
que la nuit, ou dans les tems fombres
& pluvieux, que ces flâmes paroiffoient.
Le Ruiffeau s'étant détourné il y a longtems, on n'y voit plus qu'un affez vi-
lain trou, rempli d'une certaine terre
graffe & gluante, qui exhale des vapeurs fulphureufes, qui rarement s'enflâment d'elles-mêmes.   Auffi ceux qui
le montrent, ont foin d'aider au miracle, en approchant de ce trou de la
paille allumée qui enflâme auffi-tôt les
environs, fur-tout fi l'on y frappe ; parce qu'alors on fecoue les vapeurs fou-
phrées qui s'allument d'elles-mêmes en
fortant de la terre , dès qu'une fois
l'air qui eft au deffus a été échauffé par
la flâme de la paille ou d'un flambeau:
à peu près comme une bougie éteinte
fe rallume auprès d'une autre qui brû-
le. Au refte, quoiqu'à préfent le Ruis-
feau qui a changé fon cours ne puiffe
plus mêler fes eaux avec ces flâmes, &
que ce trou ne foit , à proprement parler, qu'un Antre fouphré, tel que ceux
qu'on trouve dans les Campagnes de
Pouz-

Pouzzol en Italie ; les Auteurs & les gens du pays lui donnent toujours le nom de *Fontaine brulante*.... Je vois bien, dit la Vicomteſſe, qu'il faut que je renonce à voir des flâmes ſur le Ruiſſeau de *Borſet*; car le Chevalier nous en dira tant, que je ſerai obligée de recourir aux vapeurs.... Il n'eſt pas étonnant que Madame la Vicomteſſe, reprit galamment le Chevalier, ait quelque amour pour les flâmes; ſes beaux yeux ſont ſi accoutumés à les porter par-tout, qu'il eſt naturel qu'elle les voye quelquefois, & qu'elle les protège.... Ce compliment nous jetta dans une converſation galante, que le Chevalier ſoutint juſqu'à la porte de la Ville, avec tout l'enjouement qui lui eſt naturel. Il fit excuſe aux Dames, de l'opiniâtreté qu'il avoit marquée en ſoutenant un ſentiment contraire au leur. Pour moi je pris congé d'elles juſqu'au lendemain après midi, parce que, pour plaire à la Faculté, & me mettre à la mode, j'avois réſolu de commencer le régime des Eaux par les cérémonies ordinaires. Par la même raiſon je n'allai point à table, & je me retirai à ma chambre. J'y trouvai des nouvelles qui dérangèrent mes projets. J'avois une Lettre de Crédit ſur un Marchand de Liège, à qui je l'avois fait préſenter par une perſonne de confiance. Ce Marchand, par un ſcrupule qui tenoit un peu de la chicane, refuſoit d'y

fai-

faire honneur, & je fus obligé d'aller m'y montrer pour tirer de l'argent. C'étoit une affaire préliminaire qui preſſoit plus que ma médecine, & je réſolus d'y aller dès le lendemain. Il me paroiſſoit incivil de quitter ſi brusquement la compagnie. J'allai trouver D. Nugnez, & le priai d'en faire mes excuſes aux Dames. Il s'en chargea, & je partis dès le lendemain matin. Je fus quatre jours dans ce petit voyage; & tout en arrivant j'allai retrouver nos Dames, qui étoient au Bal chez *Bougy*. Elles me firent une cruelle guerre ſur mon éclipſe, & pour m'en punir, elles me firent impitoyablement danſer, tout fatigné que j'étois. Elles me condamnèrent enſuite à me mettre le lendemain dans les remèdes, tant pour me repoſer, que pour être enrollé dans le Regiſtre des *joyeux Malades*. Il falut s'y ſoumettre, & ſubir cet Arrêt.

Je perdis cependant beaucoup, de n'aller point ce jour-là à la Fontaine; il y eut des Haut-bois, des Trompettes, des Harpes & autres Inſtrumens de Muſique, qui mirent tous les Buveurs en belle humeur. Je les entendois de ma chambre, & je regrettois de ne pouvoir y aller prendre plus de part. J'en eus tant de dépit, que je me reprochai la folie que j'avois de me rendre malade par complaiſance, pour me mettre en état de prendre des remèdes dont je

I. d.

n'avois pas befoin. J'étois appuyé fur
ma fenêtre, pour profiter au moins de
l'harmonie des Haut-bois ; & comme ma
chambre donnoit fur la Cour, je vis
notre gros Abbé que l'on rapportoit dans
fa chaife. Il en fortit, & je ne fus pas
peu étonné de voir qu'il commençoit à
marcher, appuyé feulement fur fa can-
ne. L'état dans lequel je l'avois vu en
arrivant, augmenta ma furprife, & je
l'en félicitai du haut de ma fenêtre. On
eft fi fort accoutumé à Aix à voir des
robes-de-chambre, que quoique je fuffe
en deshabillé, je defcendis pour lui té-
moigner ma joie des heureux fuccès de
fes Bains. Il n'en avoit pris encore que
huit, & il avoit tout lieu d'efpèrer que
fa paralyfie fe diffiperoit. Il parut très fenfible à mon compliment, & comme les
convalefcens font charmés de montrer
les progrès de leur fanté, il m'invita
d'entrer dans la grande Salle de l'Auberge, où il fit plufieurs tours avec moi.

Ses infirmités s'accordoient fi mal avec
l'air de jeuneffe qu'il avoit encore, que
je ne pus m'empêcher de lui dire, qu'apparemment fon Abbaye étoit fituée dans
un mauvair air : c'étoit le tour le plus
honnête que je pouvois donner aux foupçons injuftes que j'avois fur la caufe de
fon mal. L'Abbé me dit que fon Abbaye étoit dans la fituation la plus avan-
tageufe de la Province de . . . . ; qu'elle
étoit fur une Colline environnée de Bois,

&

& au bout d'une Plaine très fertile, où l'on respiroit le meilleur air du monde. Aussi, me dit-il, on n'y meurt & l'on n'y languit, que lorsque l'on est empoisonné. L'air y est si sain, que les plus foibles tempéramens y vivent des siècles; & si la bonté du mien n'avoit pas été dérangée par le poison, je croi que j'y aurois vêcu aussi longtems que les Patriarches. Apparemment, lui dis-je, que vous avez été empoisonné par l'imprudence ou la mal-adresse de votre Cuisinier, ou par le mélange de quelques herbes venimeuses qui se seront glissées dans vos potages? Non, non, me dit-il; on m'a donné un poison des plus fins & des mieux préparés: c'est l'ouvrage d'un de mes Moines, à qui la tête avoit tourné. Je lui avouai que quelques contes que l'on fît dans le monde sur les gens de Cloitre, je n'aurois jamais cru qu'il y en eût d'assez perfides pour en venir à ce point de scélératesse, sur-tout à l'égard d'un Abbé qui paroissoit aussi doux & aussi indulgent que lui. Cela est vrai, me dit-il; & ce qui ne l'est pas moins, c'est que tout indulgent que je parois, & quoique je le sois peut-être à l'excès, je suis pourtant une victime de la plus sévère Discipline. Il y a trois ans que je suis en cet état, & sans l'habileté de mon Médecin qui sut à propos me donner un contre-poison, je n'aurois pas vécu un mois. Mais comme le poison

son que j'avois avalé avoit déja fait son effet, & que tout contre-poison d'ailleurs est lui-même un poison, l'un & l'autre ont affecté mes nerfs & mes fibres, & je me suis vu à la fleur de mon âge attaqué d'une paralysie générale. Mon cerveau même en a paru altèré pendant les prémières semaines, & le délire dans lequel je me trouvai avoit tellement affoibli ma mémoire, que j'avois oublié les plus communes Prières, & les Pseaumes qui m'étoient les plus familiers. Cet état n'a pourtant duré que quatre ou cinq mois, au bout desquels ma tête s'est fortifiée, à l'aide de tous les cordiaux & de tous les remèdes *céphaliques* que la Médecine connoisse. On m'envoyai aussi l'an passé à *Bourbon-Lancy*, dont les Eaux passent pour souveraines contre les langueurs du poison. Je m'en suis trouvé assez bien en boisson; elles ont tempéré les cruelles ardeurs que je sentois dans les entrailles : mais leurs Bains n'ont rien fait contre ma paralysie. C'est toujours beaucoup gagné, si elles ont assoupi & mortifié les restes de poison que je pouvois avoir encore. Les Médecins m'ont conseillé de venir prendre les Bains d'Aix, comme plus propres à rendre à mes nerfs le ton de souplesse, dont le défaut fait aujourd'hui tout mon mal ; & comme vous voyez, dit-il, j'ai lieu d'en tout espèrer. . . . . La cause de cette maladie me parut si étrange, que

je doutai un moment ſi cet Abbé ne ſe
reſſentoit pas encore du délire dont il
m'avoit parlé.   Mais je trouvai tant d'ordre & de bon-ſens dans ce qu'il me dit,
que loin de le ſoupçonner de mélancolie, ou de viſion, je le plaignis comme
je le devois, & lui marquai quelque curioſité d'apprendre les circonſtances de
ſon empoiſonnement. Je n'oſerois pourtant, lui dis-je, vous faire ſur cela des
queſtions qui ſeroient indiſcrettes. . . .
L'Abbé m'interrompit auſſi-tôt, en me
diſant qu'il étoit prêt à me ſatisfaire,
parce qu'outre que le fait en lui-même
n'étoit pas abſolument un myſtère pour
les voiſins de l'Abbaye, il comptoit aſſez
ſur ma diſcrétion pour croire que ſi je le
racontois à d'autres, je ſupprimerois les
noms des perſonnes intéreſſées. Je le
lui promis; & en me laiſſant la liberté
d'en parler, il n'y mit que cette condition, que j'obſerve encore en le publiant.

Au moment que l'Abbé alloit me faire
ce récit, ſon Valet lui apporta le bouillon qu'il avoit coutume de prendre au
ſortir du Bain, & le fit ſouvenir que le
Médecin lui avoit ordonné quelque exercice, pour faciliter l'extenſion de ſes
nerfs. La promenade étoit l'unique qu'il
pouvoit prendre, & ſes porteurs l'at-
tendoient pour le conduire dans le Quarré d'arbres qui eſt près la Fontaine. Je
m'offris à l'y accompagner, & m'étant
ha-

habillé à la hâte tandis qu'il prit son bouillon & qu'il s'y fit porter, j'allai l'y joindre. Je le trouvai appuyé contre un arbre, au milieu d'un tas de Moines, de Capucins & de Religieuses, que la Croix d'or qu'il avoit au cou en qualité de Prélat, avoit attirés auprès de lui. Leurs félicitations paroissoient l'importuner, parce que leur présence ne lui permettoit pas de me raconter son Histoire: cependant il falut essuyer leurs complimens, & parler pendant quelque tems de choses fort indifférentes. Je m'apperçus qu'il laissoit quelquefois tomber la conversation, à dessein de les écarter, & nous nous vimes réduits à parler de la commodité de cette Promenade, qui n'a rien de fort riant. C'est une Esplanade quarrée, sur laquelle on a planté une cinquantaine d'arbres en quatre rangées. Les murailles qui la ferment d'un côté, & les bâtimens qui la serrent de l'autre, en font un lieu assez triste & fort semblable à un Cloitre de Moines. La gallerie qui est sous une aile du bâtiment que l'on trouve à gauche, & la longue grille qui est sur le devant, contribuent beaucoup à lui donner cette ressemblance. L'air qu'on y respire, n'est pas aussi des plus agréables : car, outre la vapeur souphrée des eaux de la Fontaine, on est régalé de l'odeur infecte des Commodités qui sont aux deux bouts. Cependant cette Prome-

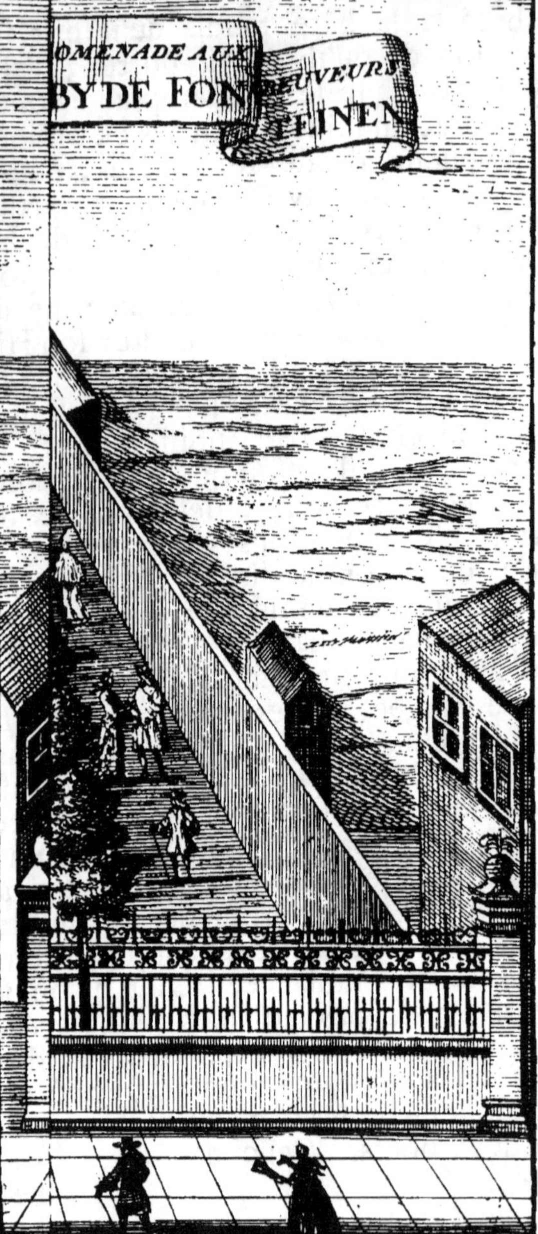
PROMENADE AUX ABBREUVEURS
BY DE FONTEINEN

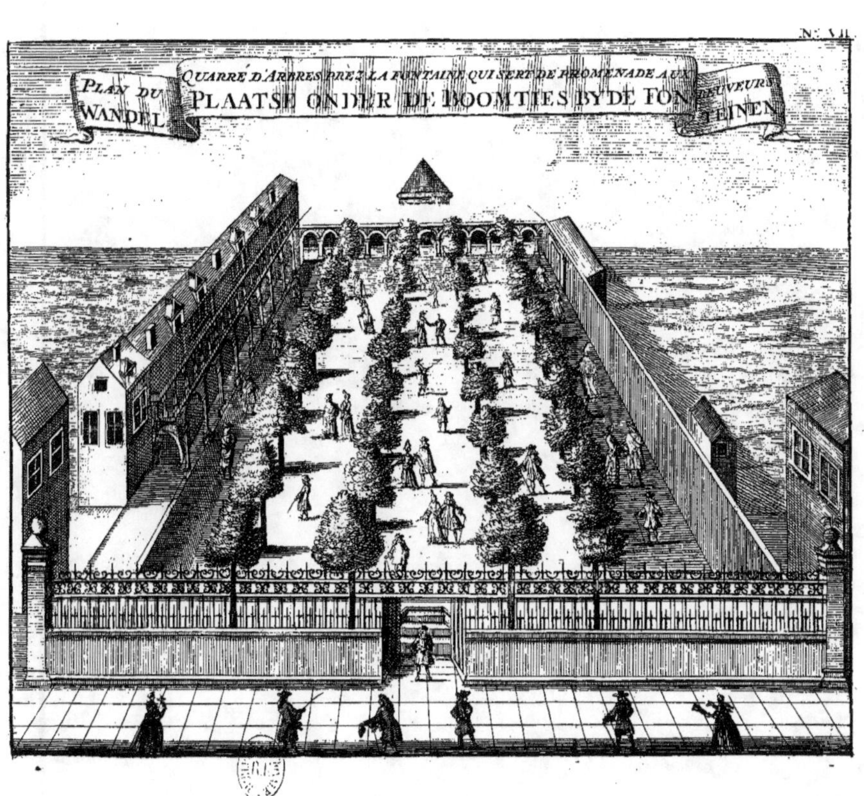
N.° VII.
PLAN DU WANDEL
QUARRÉ D'ARBRES PREZ LA FONTAINE QUI SERT DE PROMENADE AUX BEUVEURS
PLAATSE ONDER DE BOOMTIES BY DE FONTEINEN

menade est très fréquentée tous les matins par les Buveurs, qui sont encore heureux de la trouver si près de la Fontaine, & de pouvoir s'y promener au frais
à l'ombre des arbres quand le Soleil est
trop chaud, & de se réfugier sous les
galleries lorsque le tems est pluvieux,
sans s'écarter beaucoup ni de la Fontaine, ni des apartemens nécessaires à
l'effet des Eaux.   Nous courions risque
de passer le reste de la matinée dans cette fade conversation, dont le bon Abbé n'osoit se retirer par bienséance, si
la dernière Messe des Capucins qui vint
à sonner, ne nous eût délivré de cette
Troupe importune, que je ne voyois
plus moyen d'écarter. A présent, dit-
il, nous sommes seuls ; allons sous la
Gallerie, & je vous conterai mon Histoire, pourvu que de tems en tems vous
me laissiez la liberté de marcher, selon
que mes forces me le permettront ; &
si-tôt que nous y fumes assis, Mr. l'Abbé me fit cet étrange récit.

❀❀❀❀❀❀❀❀❀❀❀❀:❀❀❀❀❀❀❀❀❀❀

HISTOIRE

DE L'ABBE' DE S. P....

PRéparez-vous, Monsieur, à entendre
des horreurs dont l'Enfer seul m'auroit paru capable, si je n'en avois été
la

la victime. L'état où vous m'avez vu en arrivant ici, suffit pour vous donner une idée des crimes médités & employés pour m'ôter la vie. La bonne-foi avec laquelle j'embraffai la Profeffion Religieuse dès mes prémières années, devoit, ce femble, m'y faire efpèrer un fort plus doux; mais peut-être ne l'ai-je effuyé, que pour expier tout ce que l'ambition de mes parens avoit mêlé d'impur dans ma vocation. J'étois cadet d'une famille plus noble que riche, & je fus facrifié à l'élévation de mes Frères. L'ainé qui vit encore fut élevé avec la diftinction qui convient à un homme de naiffance, & s'eft heureufement avancé dans le Service. Le fecond fut jetté dans l'Ordre de Malthe. Pour moi, comme le dernier de tous, je fus, fuivant l'ufage des Maifons obèrées, deftiné à l'Eglife. Quoique l'on ne m'eût pas confulté dans ce choix, mon inclination & mon tempérament fe trouvèrent affez d'accord avec cette deftination, & tout concourut à me la faire aimer. On me donna une éducation convenable au parti que l'on m'infpiroit; on me tint à la campage, éloigné du monde, des compagnies & des plaifirs; l'on ne me fit voir que des Prêtres & des Moines. La Terre de mon Père n'étoit qu'à deux petites lieues de l'Abbaye dont je fuis préfentement Abbé, & nos Ancêtres en étoient les principaux Fondateurs. Les

Moi-

Moines venoient souvent à la maison, &
je trouvois leur manière de vie & leur
habit extrèmement agréables; les petits
présens qu'ils m'apportoient de tems en
tems, me les rendoient outre cela fort
aimables.   Aussi je fus charmé de la résolution que prit mon Père, de me mettre en pension chez eux pour y apprendre le Latin.   Je passai sept ou huit ans
dans cette Abbaye, & comme je n'en voyois que le dehors, & que l'on me flattoit d'ailleurs de l'espèrance d'en devenir Abbé si j'en prenois l'habit, je priai
mon Père de consentir que j'y restasse.
Il n'eut garde de s'y opposer: comme
il n'étoit occupé que de l'élévation de
son Ainé, il approuva tout ce qui pouvoit à si peu de fraix le délivrer d'un
Cadet.   Il confirma les idées de vanité
que l'on m'avoit inspirées par rapport à
la place d'Abbé, qu'il me fit envisager
comme immanquable, à cause du nom
que je portois, & des bienfaits de mes
Ancêtres.
  Vous m'avouerez, Monsieur, qu'il en faloit beaucoup moins pour éblouir un enfant qui n'avoit aucun usage du monde, &
qui ne manquoit pourtant pas de cette
ambition inséparable d'un homme qui se
sent né quelque chose.   Il eût été à souhaiter qu'on lui eût donné un autre objet, & que mon Père songeant à mon
repos plus qu'à ma fortune, m'eût informé des troubles de cette Maison, &

de tout ce qu'on en penſoit dans le monde. Ses avis pourtant n'euſſent peut-
être ſervi de rien ; car il en eſt, je croi,
de la vocation de la plupart des jeunes-gens pour le Cloître, à peu près
comme de l'Amour : c'eſt une ivreſſe,
ou plutôt une paſſion qui s'irrite à proportion des obſtacles. L'Habit Monaſ-
tique eſt à leurs yeux un manteau de
charité, qui couvre & pallie tous les défauts ; & leur ferveur ſéduite par un
certain extérieur de paix, de concorde
& de régularité, tourne leur dévotion
en une eſpèce de fureur, qui les aveugle ſur les défauts eſſentiels. L'éducation que j'avois reçue, étoit toute propre à m'inſpirer ces ſentimens alors ;
mais ſi mon Père, qui voyoit le précipice où j'allois me jetter, m'en eût
averti, je n'aurois pu m'en prendre qu'à
moi-même, quand je ſentis mon engagement. Hèlas ! mes yeux ne s'ouvrirent ſur mon imprudente démarche,
que quand elle fut irrévocable, & l'ill-
luſion ne dura qu'autant que mon No-
viciat !

Dès que j'eus fait mes Vœux, les é-
gards que l'on me marquoit ceſſèrent :
on ne me cacha plus l'état de l'Abbaye : les diſſenſions domeſtiques, les querelles de mes confrères entre eux, l'hiſtoire des ſévérités de l'Abbé, ſa conduite impérieuſe & despotique, ne furent
plus un myſtère pour moi. Je ſentis
le

le poids affreux d'une obéiſſance exi-
gée plutôt par menaces que par amitié:
mais il n'étoit plus en mon pouvoir de
m'en délivrer, que par des éclats toujours deshonorans aux yeux du monde dans les cas les plus légitimes. La
raiſon & l'honneur aidèrent ma conſcience à s'y ſoumettre, & après un
combat de pluſieurs mois, je vins à
bout de calmer mes regrets, & de faire
par vertu ce que j'avois commencé par
légèreté.

Je ne vous diſſimulerai pas, Monſieur,
continua l'Abbé, qu'il m'en coûta beaucoup pour ſuivre ce parti: l'état de l'Abbaye rendoit ma ſituation fort épineuſe.
Vous en jugerez, dit-il, par la peinture que je vais vous en faire. Quoique
le revenu n'en ſoit pas extrèmement
gros, elle a des droits fort étendus; elle nomme à quantité de Bénéfices qui
ne peuvent être poſſèdés que par des
Religieux, & elle s'eſt conſervé la poſſeſſion d'élire elle-même ſes Abbés, qui
ne peuvent être que Moines ou Cardinaux. Les droits de cette Abbaye faiſoient la reſſource de toute la Nobleſſe
du pays, qui regardoit comme un avantage d'y pouvoir placer tous ſes Cadets,
dans l'eſpèrance d'obtenir des Bénéfices
à leur tour. En effet, juſqu'au tems de
mon Prédéceſſeur, on n'y avoit reçu que
des Gentilshommes.

Cet Abbé, qui étoit lui-même de la

Maison de S.... & très bien allié d'ailleurs, avoit fuccèdé au Cardinal de....
qui avoit poffèdé l'Abbaye plus de trente ans. Cette Eminence ne s'en étoit mêlée que pour en toucher les revenus: le bon ordre s'étoit fort dérangé pendant fon règne, & chacun des Moines fe croyant le maitre ne reconnoiffoit aucune autorité. Ils vivoient en leur particulier, jouoient, buvoient, chaffoient tout le jour, & fe livroient, dit-on, à toutes fortes d'excès. Le desordre de quelques-uns étoit même allé fi loin, que la Juftice en avoit pris connoiffance, & que les Payfannes des environs n'ofoient paffer feules dans l'Enclos de l'Abbaye. Tous à la vérité n'étoient pas de même; & il en reftoit encore quelques-uns qui, fidèles à ce qu'ils devoient à leur naiffance & à leur Profeffion, favoient fe tenir dans les bornes de leur état. La mort du Cardinal changea la face de cette Maifon, qui élut en fa place l'Abbé de S.... mon Prédéceffeur. Cet homme, qui avoit du mérite, de l'efprit, & de l'étude, voulut rétablir la réputation de l'Abbaye; mais il prit des moyens trop violens. Il fe mit en tête d'y établir une Réforme auffi févère que celle de la Trape, & flatté peut-être par la vanité de paffer pour Réformateur, & occupé de fe faire un nom pareil à celui de l'Abbé *de Rancé*, il pouffa les chofes à l'excès. Il fomma les

Re-

Religieux de rentrer dans l'Enclos, de remettre en commun tout ce qu'ils posfèdoient en particulier, de manger enfemble ; & non-feulement éteignit les Penfions que le Cardinal leur avoit faites, mais voulut toucher celles que chaque Particulier recevoit de fa famille. Cette Réforme, qui fentoit un peu l'avarice, révolta les plus modèrés, & tous refufèrent d'obéir. L'Abbé de S. . . . fe livrant alors à toute l'âcreté de fon zèle, employa le bras féculier contre eux, & appella la Maréchauffée à fon fecours. Les Moines fe cantonnèrent, foutinrent un Siège dans les formes; il y eut même deux Archers de tués dans l'attaque: mais les Religieux furent obligés de cèder à la force. L'Abbé fit enfoncer leurs apartemens, en enleva tous les meubles, faifit la vaiffelle & autres petits bijoux que chacun d'eux avoit reçus de fa famille, & les fit vendre fur le champ, s'autorifant d'un article de la Règle. Cette violence, loin de lui gagner les cœurs, ne fit qu'irriter ceux qu'il vouloit réformer; & il fe vit plufieurs fois expofé à leur defefpoir. Deux des plus violens l'attaquèrent un jour, pour l'obliger à leur rendre ce qu'il leur avoit ôté; mais aiant été fecouru à tems, il s'échapa de leurs mains. Voyant pourtant qu'il n'y avoit point de fûreté pour lui, il alla folliciter en Cour des Lettres de cachet, & vint à bout

M 3

d'en

d'en exiler quelques-uns & d'en emprifonner deux. Ceux qui reftoient pliè-
rent fous fes loix, & confentirent à tout.
Il appella des Moines étrangers dans
l'Abbaye, & y reçut quantité de jeunes-
gens fans naiffance, fans éducation, é-
tourdis la plupart, & qui flattés de l'idée
de partager la gloire d'une Réforme,
n'avoient d'autre mérite qu'un zèle outré pour l'obéiffance, & une grande a-
vidité pour obtenir à ce prix nos Bénéfices. Il leur prefcrivit des Règles fort
auftères, les réduifit à une table plus que
frugale, les accabla de pratiques, ne les
laiffoit fortir que peu, & puniffoit fé-
vèrement les moindres fautes. On ne peut
difconvenir que l'extérieur de l'Abbaye
ne fût alors plus édifiant qu'auparavant,
mais l'intérieur étoit une efpèce d'Enfer. Des vertus forcées, & une piété
hypocrite, font ordinairement un cloa-
que de crimes fecrets & cachés fous les
dehors d'un fauffe Régularité. L'Abbé
de S. . . . ne tarda pas à s'en appercevoir : tandis que le Public, trompé par
les dehors, admiroit le bel ordre qu'il
avoit rétabli dans cette Maifon décriée,
dont les Voifins cependant connoiffoient
bien les troubles inteftins.

Ce fut dans ces circonftances que je
fus reçu dans l'Abbaye, & je n'en reconnus le véritable état qu'après mes
Vœux. Comme elle étoit pleine de mé-
contens, chacun cherchoit à groffir fon

parti.

parti. Les Dévots me donnoient de l'horreur pour les Anciens ; & ceux-ci gémissant sous un joug insupportable, tâchoient de me mettre de moitié dans leurs murmures, en plaignant mon sort & le leur. Je les écoutai tous ; & je résolus sans en brusquer aucun, de demeurer neutre, & de suivre mon devoir d'une façon irréprochable. Par ce moyen je sus me maintenir assez tranquille au milieu de leurs divisions. Il est vrai que Mr. l'Abbé ne me marquoit aucune confiance ; & je n'en étois pas plus malheureux, parce que je hais les intrigues. Peut-être m'en auroit-il puni, s'il avoit osé ; mais le voisinage de ma famille le tenoit en respect. Ma tranquillité ne m'empêcha pourtant pas d'être sensible à la persécution qu'il fit à deux ou trois malheureux, qu'il enferma pour des bagatelles. Le refus que je fis d'autoriser cette injuste violence par ma signature, me délivra de ce séjour d'horreur. Mr. l'Abbé ne pouvant compter sur mon dévouement, & n'osant éclater contre moi, me donna un Prieuré qui vaquoit alors, pour se défaire de ma présence ; & je m'y retirai. Quoiqu'il ne fût qu'à dix lieues de l'Abbaye, je rompis tout commerce avec ceux que j'y laissois, pour ne prendre aucune part à ce qui s'y passoit. L'Abbé de S. . . . occupé de sa Réforme, mortifioit en tout ses anciens Confrères, à qui ce traitement étoit

M 4

d'aud'autant plus fenfible, qu'il leur devoit fa Prélature. Quelques-uns des nouveaux Moines le fecondoient dans cette perfécution; tandis que quelques autres d'entre eux, laffés déja de fes auftérités, cabaloient contre lui avec les anciens qu'il avoit opprimés. Ces deux Partis firent fchifme, fe foulevèrent l'un contre l'autre, en vinrent aux mains, & leur zèle alla fouvent jufqu'au fang. Ils employèrent l'un contre l'autre tout ce que la malice la plus raffinée peut inventer de plus noir. Ils n'épargnèrent ni libelles, ni calomnies, fans que l'auftère Abbé voulût rien rabattre de fa févérité. Les Lettres de cachet & la Prifon étoient fes reffources: l'Abbaye devint une Maifon de force. Dans cette confufion, ils enfoncèrent les Cachots, & délivrèrent leurs Confrères prifonniers. Ceux ci s'enfuirent; la tête tourna à quelques autres, & il y en eut un de ceux-là dont le cerveau fe trouva fi dérangé, que ne fachant comment fe délivrer de ce violent Abbé, il s'avifa d'une abomination qui fait frémir. Il prit fecrettement dans le Ciboire quelques Hofties confacrées, & les alla enterrer dans le Crachoir de fon Abbé, dans l'idée, comme il l'a dit à la mort, que cet Abbé venant à cracher fur ces Hofties fans le favoir, feroit maudit & foudroyé pour cette profanation involontaire. Un trait de folie auffi abomi-

minable prouve également, combien il
eſt dangèreux de pouſſer un Moine à
bout, & jusqu'où peut aller la fureur
d'un Dévot hypocrite. Celui qui fit cette exécrable action, avoit été d'abord
un des plus zèlés obſervateurs de la Réforme, & des plus dévoués au Réformateur.

L'Abbé de S. . . . auroit ſans doute
mieux fait de ſe relâcher un peu à l'é-
gard de ſes auſtérités : ſes jours au moins
en euſſent été plus tranquilles & plus
longs, & il les auroit finis d'une manière
moins triſte. Il avoit un petit Prieuré
à deux lieues de l'Abbaye, dans un lieu
aſſez déſert. L'Abbé de S. . . . y étant
un jour allé à ſon ordinaire, ſuivi ſeulement de ſon Valet, y fut, ſuivant les
apparences, aſſaſſiné avec ce garçon,
ſans qu'on ait jamais pu découvrir la
moindre trace de ſes meurtriers, qui
pour couvrir leur crime mirent le feu à
la maiſon. La flâme y aiant attiré les
Payſans des Villages voiſins, ils y arrivèrent encore aſſez à tems pour arrêter
les progrès de l'incendie, & ils trouvèrent le corps du malheureux Abbé & celui de ſon Valet à demi brulés, dans les
débris du bâtiment. Vous penſez bien,
dit l'Abbé, que cette nouvelle n'affligea
que médiocrement ſes Moines. On eut
de violens ſoupçons que ce coup avoit
été fait par ceux que ſes mauvais traite-
mens avoient obligés de fuir. Cepen-

dant on n'en a jamais pu rien apprendre de pofitif, quelques recherches que l'on en ait faites.

Le Prieur qui gouvernoit en fon abfence, & qui lui avoit été abfolument dévoué, me notifia cet accident par un Exprès, & m'invita aux funérailles. J'étois pour-lors abfent de chez moi, & ce ne fut qu'en arrivant que j'appris cette nouvelle. Je me rendis à l'Abbaye, & je confeillai au Prieur de rendre la liberté à ceux qui étoient en prifon, en lui infinuant qu'il pourroit par-là obtenir leurs fuffrages pour la future Election, d'autant que n'aiant que peu de voix à efpèrer, il s'en verroit exclus fans cela. Il fuivit mon confeil, & les délivra tous, à l'exception d'un feul Moine qu'il n'aimoit pas. Je crus avoir beaucoup gagné pour la paix de la Maifon, & après les avoir tous fait boire enfemble, & exhorté à la concorde, je repartis pour mon Bénéfice.

Ils vécurent affez bien jufqu'au tems de l'Election; mais alors les troubles recommencèrent, parce que chaque Parti vouloit avoir un Abbé qui lui convînt. Les anciens excluoient tous les Moines qui étoient de la façon du défunt, en haine de fa mémoire; & ceux-ci craignoient de fe voir accablés à leur tour, fi l'on élifoit un des anciens. La défiance rentra parmi eux, & leurs querelles recommencèrent, fans pouvoir
s'ac-

s'accorder. L'Evêque de . . . s'en mêla, & leur conseilla de jetter les yeux
sur moi; ceux sur-tout qui me devoient
la liberté, se joignirent aux anciens &
me firent nommer. Je fus malheureusement le seul en faveur de qui les suffra-
ges se réunirent unanimement; & l'on
députa deux Religieux pour me l'annoncer & m'emmener. Je les remerciai de
cet honneur, & refusai tout net de sous-
crire l'Acte d'élection.

Je connoissois trop bien la difficulté
de concilier ces esprits irrités, pour
m'exposer à leur animosité. Il y avoit
six ans que je goûtois les douceurs de la
tranquillité. J'étois indépendant dans
ma solitude, & je n'avois à répondre à
personne. J'avois un revenu honnête,
une jolie maison à portée de ma famille; je voyois tous les Gentilshommes
voisins, j'en étois estimé, ils venoient
chez moi; je n'étois chargé que de ma
propre conduite, & j'avois presque oublié toutes les Rubriques du Cloitre. En
un mot j'étois libre, j'aimois la liberté,
& je n'aurois pas changé mon état pour
un Evêché. Les Moines cependant re-
vinrent à la charge, & firent tout ce
qu'ils purent pour obtenir mon consentement. Les anciens vinrent me trouver, ils firent agir tous les Gentilshommes de ma connoissance. Mr. l'Evêque
m'écrivit plusieurs fois à ce sujet, &
vint à bout de me faire un cas de con-

M 6   science

ſcience de mon refus. On me repré-
ſenta, que c'étoit réſiſter peut-être à la
voix de Dieu, qui vouloit ſe ſervir de
moi pour ramener. ces Brebis égarées.
J'eus beau alléguer mon peu de goût pour
les pratiques du Cloitre, & la difficulté
que j'aurois à rompre les habitudes que
j'avois faites : chacun s'obſtina à me per-
ſuader d'accepter. On y fit intervenir
mon Frère, qui m'en écrivit auſſi, &
m'en pria au nom de la famille qui repréſentoit les Fondateurs. On fit tant
enfin, qu'après ſix mois de réſiſtance,
j'eus pour mon malheur la foibleſſe de
conſentir, & le Roi confirma l'Election.
Ah! que je me ſuis reproché ma facilité depuis ce tems-là, & que j'ai eu
lieu de regretter mon aimable Solitude!

Dès que j'eus pris poſſeſſion, je fis ſortir de priſon le malheureux qui y étoit
depuis tant d'années. Je me fis remettre les procédures que le défunt Abbé
avoit faites contre ceux qui lui déplai-
ſoient, & après y avoir joint tous les
Papiers qui regardoient ces affaires, &
qui étoient également injurieux à ſa mémoire, à la Maiſon, & à pluſieurs familles alliées aux Religieux qu'il avoit
punis, je les jettai au feu en préſence
de tous mes Religieux, & j'en fis dreſſer
un Acte. J'écrivis auſſi-tôt en Cour,
pour ſolliciter la révocation des Lettres
de cachet qui tenoient trois anciens Religieux

ligieux relégués en des Abbayes éloignées, où ils fouffroient beaucoup;   &
par le crédit de mon Frère & de Mr.
l'Evêque, j'obtins leur retour.   Je leur
donnai les apartemens les plus commodes,   je leur laiffai la liberté de vivre
felon leur confcience, & aux autres celle de fuivre leur goût pour les auftérités.   Je les priai feulement de fe trouver
à la table commune, d'où je bannis les
pratiques ridicules que mon Prédéceffeur y avoit introduites.   Je rendis à
chacun d'eux l'ufage libre des Penfions
de leurs familles, & j'en fis fur mon propre revenu à ceux qui n'en avoient
point. Enfin je fis dreffer un Acte, par
lequel il ne feroit plus permis de recevoir
dans l'Abbaye que des Gentilshommes.
A tous ces actes de clémence & de générofité, je crus devoir pour le bon ordre
joindre un petit trait de rigueur: je dépofai le Prieur que mon Prédéceffeur a-
voit établi,   & j'en donnai le Titre au
plus ancien, laiffant à un autre les fonctions de cette Charge.   Ce coup me parut d'autant plus important, que le Prieur
étoit un de ces Cagots auftères qui ne
refpirent que pénitence, & qui fous ombre de zèle, puniffent fouvent dans les
autres ce qui n'eft pas d'accord avec leurs
vifions.   Cet homme d'ailleurs s'étoit
rendu fi odieux à fes Confrères, par les
chagrins qu'il leur avoit ménagés fous
l'Adminiftration précédente, que j'avois

tout lieu de craindre que la divifion ne recommençât à fon occafion. A cela près, j'employai pour rallier les efprits, tous les moyens que la douceur & la condefcendance purent m'infpirer, comme plus convenables à mon état & à mon caractère. Je fus affez heureux pour y réuffir, & je gagnai en moins de deux mois par mon indulgence, tout ce que mon Prédéceffeur n'avoit pu obtenir pendant vingt années d'un Gouvernement de fer. Ceux qui lui avoient été les plus oppofés, fe foumirent d'eux-mêmes à quantité d'obfervances que je n'aurois ofé en exiger. Les deux Partis fe pardonnèrent mutuellement, ils vivoient enfemble en parfaite intelligence. Les anciens fur-tout me chériffoient comme leur Fils: il eft vrai que j'avois pour leur âge, leurs infirmités, & leurs vieilles coutumes, tous les égards que je leur devois. J'eus même la confolation de voir revenir de lui-même à la Maifon un de ceux qui s'en étoient enfuis; & comme il m'apporta des Certificats qu'il s'étoit retiré pendant tout ce temslà dans une Maifon règlée, je le reçus fans diftinction, & le rétablis dans tous fes droits. Cette dernière indulgence fit mon malheur.

Le Prieur que j'avois dépofé, avoit toujours eu une haine implacable contre ce malheureux, & lui avoit attiré la difgrace de mon Prédéceffeur. Il craignit

en

en le voyant de retour, qu'il ne lui rendît la pareille; car les méchans foupçonnent tout le monde des crimes dont ils
font feuls capables. Cet homme fous
ombre de piété me repréfenta affez vivement, que mon excès de douceur
pour ce fugitif alloit perdre la Maifon,
& y ramener le defordre. Je me contentai de l'écouter, fans changer de méthode; & j'eus lieu de m'en applaudir.
Ma Maifon étoit fi paiffble, & mes Religieux en fi bonne odeur, que le Public s'étonnoit que j'euffe pu en fi peu
de tems opérer un changement fi fubit.
Chacun reconnoiffoit que la Vertu ni la
Religion ne doivent pas être forcées,
& que les facrifices contraints ne font
agréables ni à Dieu, ni aux hommes.
Je ne fai fi je me trompe, dit l'Abbé,
mais je penfe qu'en tout ce qui ne tend
qu'à une plus grande perfection, il faut
fe contenter de l'indiquer, fans y forcer
perfonne. Je croi d'ailleurs qu'il faut
aider un malheureux Moine à porter un
joug, dont il s'eft peut-être chargé témérairement; & qu'il y a de la cruauté
à le furcharger d'obfervances affez fouvent inutiles. Sur cette maxime, j'ai
toujours eu en horreur les Prifons Mo-
naftiques, & je les regarde comme des
inventions de Démon pour fomenter le
defefpoir des Moines, & nourrir l'orgueil des Supérieurs. Auffi mon fyftème
eft de permettre plutôt à un Moine mé-
con-

content de fe retirer, que de le condamner à la Prifon; parce que la mifère peut
lui devenir un moyen de falut, au-lieu
que le Cachot corrige rarement ceux
qu'on y laiffe gémir, & prefque toujours
les defefpère.

Hèlas! ma fanté ne feroit pas dans
l'état où vous la voyez, fi je m'étois
conduit par d'autres principes. Tout
autre à ma place auroit enfermé le Moine que j'avois dépofé, ne fût-ce que
pour le punir de l'infolence avec laquelle il critiquoit continuellement mes actions. Ce miférable ne ceffoit de murmurer du prétendu desordre que je caufois dans l'Abbaye par ma douceur, qui
renverfoit, difoit-il, tout le bien que
mon Prédéceffeur y avoit introduit. Il
alla même jufqu'à envoyer en Cour &
au Parlement des Mémoires affreux
contre moi; il m'y taxoit de ruïner l'Abbaye, d'y renverfer l'ordre, de fcandalifer le voifinage, & d'avoir été l'auteur
du meurtre de l'Abbé de. . . . , afin
d'obtenir fa place. Ce miférable me
donnoit pour complice de ce prétendu
crime, l'infortuné Moine que j'avois
reçu, & qui étoit abfent, comme moi,
de l'Abbaye, lorfque l'Abbé fut tué.
Quoique ces Mémoires me fuffent renvoyés, & qu'on n'y fît aucune attention, je crus devoir penfer à ma juftification en cas d'éclairciffement. Je ramaffai des Certificats de l'heure & du
jour

jour que mon Prédéceffeur avoit pu
être maffacré,   & il fe trouva que j'é-
tois alors chez des Amis à 10 lieues
de mon Pricuré,   & par conféquent à
22 lieues de l'endroit où le crime s'é-
toit commis. Je pris des Atteftations
que j'y avois été huit jours auparavant,
& que j'y étois refté encore deux jours
après celui qui,   felon les apparences,
fut le dernier du défunt Abbé. Le malheureux Moine que j'avois reçu, fut
encore moins embarraffé que moi à prouver fon éloignement ; car il n'étoit pas
forti du Couvent de *B. . . .* où il s'é-
toit retiré, jufqu'au jour qu'il avoit fu
mon élection. J'cnvoyai ces Certificats
au Procureur-Général du Parlement, à
Mr. le Chancelier , & au Confeil de
Confcience ; & j'eus la confolation de
voir que mon innocence y étoit fi bien
connue, que l'on y regarda ces Témoignages comme inutiles.

Il ne me fut pas difficile de deviner
d'où venoit le coup. Cependant, comme je ne fuis pas né foupçonneux, &
que je me repofois peut-être un peu
trop fur le cri de ma confcience, je ne
voulus faire aucunes démarches pour
connoitre l'Auteur de ces Libelles. Je
n'en parlai qu'à quelques Amis de dehors, & au feul Moine qui s'y trouvoit
intèreffé. J'affectai même plus de confiance & de cordialité que de coutume
au Prieur dépofé, pour tâcher de le
ra-

ramener à son devoir. Je fis plus : je voulus lui donner un Bénéfice qui vaquoit, pour me délivrer de lui. L'hypocrite le refusa, & pour colorer son refus, il affecta un goût extraordinaire pour la retraite. Cet accès de zèle le rendit suspect à ceux même qu'il avoit pour amis; & au chagrin de ne pouvoir tromper personne par sa prétendue régularité, il ajouta encore celui de se voir contraint à continuer inutilement un train de vie fort gênant, & qui est toujours un supplice pour ceux que le pur amour de la Vertu n'anime pas. Il demeura seul de son parti, & il eut beau pleurer, jeûner & se donner la discipline pour expier l'irrégularité de nos mœurs, il ne fit aucun prosélyte; & je continuai à préférer la paix & la tranquillité de ma Maison, à des austérités toujours hypocrites, quand elles sont forcées ; & souvent pleines d'orgueil, lorsqu'elles sont volontaires. En lui laissant la liberté de vivre à sa mode, je crus le punir assez de son hypocrisie : je tâchai seulement d'empêcher qu'on ne lui marquât le mépris qu'il méritoit, & j'affectois quelquefois de louer en sa présence le zèle qu'il avoit pour les mortifications.

Sa vanité devoit, ce semble, être satisfaite : mais celle d'un faux Dévot est insatiable. Pour colorer ses singularités de quelque prétexte spécieux qui pût les
au-

autoriſer, & éblouir les ſimples, il eut recours aux Révélations, aux Apparitions, & à toutes les illuſions dont les Dévots de cette eſpèce ont coutume de ſe repaitre. Il nous raconta " que le Pa-
,, tron de l'Abbaye lui avoit révélé qu'il
,, devoit faire pénitence pour expier
,, nos prétendus ſcandales ; & que le dé-
,, funt Abbé lui étoit apparu tout ſan-
,, glant & tout environné de flâmes, &
,, qu'en lui montrant ſes bleſſures, il
,, lui avoit dit qu'il n'avoit ſubi ce gen-
,, re de mort ſi cruel, que pour expier
,, la foibleſſe qu'il avoit eu de recevoir
,, des Moines qui renverſoient la Diſ-
,, cipline de la Maiſon ; & qu'il devoit
,, reſter dans les flâmes du Purgatoire,
,, juſqu'à ce que lui (Prieur dépoſé) au-
,, roit ramené l'ordre dans l'Abbaye par
,, ſon exemple & ſes prières ". Cha-
que jour il nous débitoit de pareilles rêveries. Mes Moines étoient trop é-clairés pour donner dans ce panneau : je croi cependant, à dire vrai, qu'il y en avoit parmi eux qui n'auroient pas été trop fâchés que leur Abbé eût été un peu chauffé en Purgatoire, pour les maux qu'il leur avoit faits. Pour moi, je vous avoue que malgré la compaſſion que ce Moine me faiſoit, je commençai à m'en défier, parce que toute ma vie j'ai eu une peur étrange des Dévots à révélations. Ils n'ont en effet qu'à s'i-maginer qu'il leur aura été révélé de

tuer

tuer quelqu'un pour la gloire de Dieu;
l'effet fuivra de près la Vifion. J'en favois cent traits affreux , & j'ignorois
que j'en dûffe être moi-même un nouvel exemple.

Je compris clairement que les révélations me regardoient, & que la place
que j'occupois avoit beaucoup plus de
charmes pour ce miférable , que pour
moi. Je méditai d'y renoncer & de rentrer dans ma folitude, où libre de toutes ces inquiétudes, je me verrois rendu
à mon devoir , à mes inclinations & à
mes Amis. J'en parlai à quelques-uns
de mes Moines; mais perfonne n'y voulut confentir. Mes Religieux, les vieux
fur-tout, me preffèrent de refter au moins
jufqu'à leur mort. Ils en écrivirent à
mon Frère & à l'Evêque de... qui a-
voit eu beaucoup de part à mon élection. Mon Frère me prouva en homme du monde, qu'il y avoit de la folie
à prendre ce parti, & que pour fon honneur & pour le mien, je devois marquer plus de conftance. Ses raifons ne
me convainquirent pas tant que celles
de Mr. l'Evêque de.... Ce Prélat, dont
le mérite eft connu, me repréfenta qu'en
quittant ma place, je me rendrois refponfable devant Dieu & devant les hommes des defordres qui fuivroient infailliblement ma démiffion , & que je devois regarder mon Abbaye comme un pof-
te que la Providence m'avoit marqué.

                                Je

Je cèdai à ces raisons, & je me résolus
à tout. Mr. l'Evêque cependant, bien informé de la cause de mes dégoûts, se
livra un peu trop à l'envie d'adoucir mes
ennuis, & obtint à mon insu une Lettre de cachet qui réléguoit ce Moine
inquiet au *Bocachard* en Normandie, qui
est regardé comme la *Bastille Ecclésiasti-
que.* Cet ordre me surprit autant qu'il
réjouit mes autres Religieux, qui é-
toient charmés de se voir délivrés de
ce Censeur perpétuel. Il falut pourtant
obéir, & livrer ce Moine entre les mains
de l'Exemt qui étoit chargé de l'y conduire; & je n'appris que quelques jours
après son départ, que c'étoit au Prélat
que je devois l'éloignement de ce brouil-
lon.

Je vous l'ai dit, Monsieur, continua
l'Abbé, les voies de rigueur, d'exil &
de prison, ne furent jamais de mon
goût, & je fus sincèrement affligé que
l'Evêque eût fait cette démarche. Outre
que le nom seul du *Bocachard* fait trembler
tous les Prêtres qui doivent y aller, les
rigueurs qu'on y exerce, à ce que l'on
dit, contre ceux qu'on y relègue, me
faisoient craindre qu'on n'achevât de
renverser la tête de mon malheureux
Moine. Je crus donc, par un excès de
bonté, devoir travailler à son élargisse-
ment; & au bout de trois mois on me
l'accorda. La révocation de sa Lettre
de cachet portoit, *qu'il ne devoit sa li-*
ber-

*berté qu'à mes follicitations, & qu'il devoit
la mériter par fa docilité.* Je ne voulus
point faire la chofe à demi ; j'accom-
pagnai la grace de la Cour, d'un mot
d'amitié que je lui écrivis, & j'envoyai
ma chaife au-devant de lui à dix-huit
lieues de chez moi.

Un trait fi généreux devoit naturellement le toucher, & le faire rentrer en
lui-même. Je tâchai encore de le confoler par mille égards, de l'exil qu'il a-
voit fouffert ; & chacun, par complaifance pour moi, fe fit une loi de ne lui
en jamais parler. Je lui offris tous les
petits adouciffemens que je pus imaginer. Mais fon opiniâtrété à les refufer,
me fit juger que fon cerveau n'étoit pas
facile à guérir. Toujours poffédé de la
fureur de paffer pour un Saint, & de
mériter par-là la fupériorité, il reprit
fes anciennes auftérités, renouvella fes
lamentations ; il feignit même des Ex-
tafes dont il ne lui étoit pas permis,
difoit-il, de raconter le détail. Perfonne n'en étoit curieux, & nous le laiffames à lui-même, comme un cerveau
dérangé. Les jeûnes rigoureux qu'il affectoit quelquefois, fur-tout lorfqu'il fe
croyoit obfervé, avoient bien pu lui é-
chauffer l'imagination, & lui faire prendre l'affreufe réfolution qu'il exécuta
quelques mois après fon retour.

Il choifit pour cet effet l'Anniverfaire
de ma prife de poffeffion, jour auquel
j'a-

j'avois coutume de donner une petite réjouiffance à mes Religieux dans mon quartier Abbatial. Toute ma Communauté devoit y paffer la journée. Mon Dévot s'étoit difpenfé d'y paroitre dans le jour, fous prétexte d'éviter le grand monde. Il y vint fur le foir; je le reçus avec amitié, & je parus fenfible à la violence qu'il faifoit à fes pratiques auftères. Il me fit un compliment dévot, & affez tendre en apparence. Je ne fis pas même attention à l'embarras qui paroisfoit fur fon vifage, je l'attribuai à l'humeur fombre & farouche à laquelle il s'étoit livré. Hèlas ! j'aurois bien dû regarder fon trouble comme un indice de fa mauvaife confcience, & du crime énorme qu'il méditoit. Le malheureux fe foutint cependant affez bien: il vifita mon apartement, il fe promena dans mon jardin, & fous prétexte de hâter le fouper, il alla pour mon malheur dans la Salle où l'on avoit mis le couvert. L'heure fatale arriva enfin, & nous nous mimes à table, où fuivant ma coutume j'avois fait placer une bouteille de vin à chaque affiette, afin de pouvoir renvoyer les Domeftiques & laiffer une plus grande liberté. Je m'étois placé au milieu de mes Anciens, & ce malheureux par une fauffe humilité s'étoit mis à l'un des bouts de la table. Le traitre avoit bien fes raifons ! mais nous ne les

pé-

pénétrames, que quand nous en senti-
mes les funeftes fuites.

Toute la table étoit tranquille, tout
y refpiroit la paix & l'innocente joie.
Mes bons Anciens entre autres m'accabloient de careffes, & l'un d'eux, par
un preffentiment peut-être du malheur
qui nous menaçoit, verfa des larmes de
joie fur notre réunion, & difoit par u-
ne efpèce de tranfport, qu'il n'avoit jamais tant aimé la vie que depuis que par
mes foins il la paffoit en paix. Hèlas!
le bon Vieillard n'avoit plus que peu
d'heures à vivre. Ses pleurs, quoique
mêlés de joie, nous infpirèrent à tous
un attendriffement dont nous ne pumes
nous défendre. C'étoit un dernier a-
dieu que nous nous difions fans le favoir, car nous avions déja tous la mort
dans le cœur. Le perfide qui nous la
donnoit, ne pouvant peut-être foutenir
ce touchant fpectacle, fe leva de table,
& fe retira pour vaquer, difoit-il, à
fes oraifons. Son abfence nous remet-
mettant en liberté, je pris ma bouteille, & je tâchai de raminer la joie de
mes Frères par quelques verres de vin;
& fans y penfer, je leur donnois la mort.
Quoiqu'il fût déja tard, j'avois tant de
plaifir à les voir, que j'aurois voulu les
garder encore une heure ou deux à table; mais nous fumes obligés d'en fortir, pour foulager le bon Vieillard
qui fe trouvoit mal. On crut d'abord

que

que ce n'étoit qu'une indigeſtion, & je
le fis porter ſans bruit à ſa chambre, où
après quelques vomiſſemens, il expira
avec des convuſſions affreuſes. Cet é-
vènement inopiné me frappa vivement,
& j'attribuai d'abord à l'extrème affliction que j'en eus, & à la révolution
qu'elle m'avoit cauſée, un violent mal
de tête dont je me ſentis frappé. Je me
retirai à mon quartier, pour me repoſer : mais vers les deux heures du matin,
on vint m'éveiller pour recevoir les derniers ſoupirs d'un autre lAncien qui ex-
piroit auſſi. Il étoit prêt à rendre l'ame,
lorſque j'arrivai à ſa chambre, voiſine
de celle où l'autre venoit de mourir.
Je ne peux vous exprimer, Monſieur,
tout ce que mon cœur ſouffrit à la vue
des douleurs de cet infortuné Religieux.
La tendreſſe qu'il me marqua juſqu'au
dernier ſoupir, m'arracha des larmes.
Je l'embraſſai, malgré l'affreux mal de
tête & d'eſtomac que je ſouffrois. Il
me prit la main, & me dit tendrement:
„ Je meurs, mon cher Abbé, & ma
„ mort eſt l'ouvrage d'un Ennemi do-
„ meſtique. Je ſuis empoiſonné, je le
„ ſens bien ; & ma douleur n'eſt pas
„ tant de mourir, que de ſavoir en
„ mourant, que vos jours ne ſont pas
„ en ſureté.... Mon Confrère déja
„ mort, & les douleurs que je ſouffre,
„ me font craindre que vous n'ayez le
„ même ſort. ...Songez-y, mon cher

„ Abbé ; furement notre malheureux
„ Confrère a empoifonné le fouper....
„ Je lui pardonne, mais fongez à fau-
„ ver vos jours ".   Il expira peu après
m'avoir dit ces mots , & nous laiffa dans
les larmes & l'inquiétude.

Deux morts auffi fubites, & auffi ex-
traordinaires, confirmèrent les foupçons
que chacun formoit déja ; & les douleurs d'entrailles que je fentois augmenter, jettèrent la confternation dans toute la Maifon. Chacun fe préparoit à
la mort, & j'y penfai d'autant plus fé-
ricufement, que je me fentis fort mal.
On me reporta à mon apartement , &
les défaillances qui me prirent , augmentèrent l'allarme.   Un de mes Moines
monta à cheval pour aller chercher le
Médecin, qui demeuroit à une lieue
de là. On me fit avaler beaucoup d'hui-
le , de lait, de Thériaque , de Mithri-
date , & fucceffivement de toutes les
drogues qu'on put trouver. Elles me
foulagèrent en déchargeant mon eftomac ; & la mort prefque fubite d'un jeune Chien à qui l'on fit avaler ce que
j'avois rendu, ne laiffa aucun doute fur
le poifon. Mes Religieux , dont plufieurs fe trouvoient mal auffi , parurent
beaucoup plus fenfibles au danger de
ma vie , qu'à ceux dont la leur étoit
menacée. Jamais je n'éprouvai fi bien
qu'en ce moment, combien leur attachement pour moi étoit tendre & fincère.

cère. Ils fondoient en larmes, & faisoient mille vœux pour ma conservation:
tout malades qu'ils étoient la plupart,
ils restèrent dans ma chambre, & leur
douleur y faisoit un spectacle si touchant,
que je ne puis me la représenter, sans
me sentir encore attendri. Ils ne se bor-
nèrent pas à me plaindre : ils allèrent à
la chambre du Moine que nous soup-
çonnions, & le forcèrent à force de
coups d'avouer son crime. Le misérable, croyant peut-être que je n'étois
déja plus, ne leur dissimula point sa
joie, & se vanta d'avoir été l'exécuteur
des ordres du Ciel. Ils l'enfermèrent
dans un cachot, & vinrent me demander ce qu'ils en feroient. J'étois alors
dans une défaillance, qui fit croire que
j'étois mort. Quand j'appris ce qu'ils
avoient fait, j'en fus effrayé. Je leur
représentai que c'étoit perdre la Maison, que de faire un pareil éclat ; &
que l'unique grace que je leur demandois, & comme leur Abbé, & comme
leur Ami, étoit de me promettre avec
serment de tenir tous ce crime caché.
L'état où j'étois d'ailleurs ne me permettoit pas de songer à la vengeance,
mais plutôt à confondre par de nouvel,
les bontés un misérable que la douceur
pourroit peut-être encore ramener à
son devoir. J'exigeai d'eux, que si ce
malheureux me survivoit, ils le traite-
roient comme un insensé, & non pas
N 2

com-

comme un criminel. J'eus de la peine
à l'obtenir : ils me le promirent cependant. Mais il vint à l'un d'eux une idée
fort sage, & à laquelle je dois la conservation de mes jours. Ce fut de tâcher d'obliger le coupable à confesser
l'espèce de poison qu'il avoit employé,
pour prendre le juste antidote. J'approu-
vai ce parti. On l'amena au pied de
mon lit : mais je détournai la vue ;
sa présence étouffa mes généreuses ré-
solutions.

Je vous avoue, Monsieur, me dit ce
bon Abbé, que je sentis à son arrivée
un combat étrange de sentimens. La
Nature se révoltoit à la vue de son des-
tructeur : la Religion me disoit qu'il
faloit l'aimer, mais c'étoit d'une voix si
foible, que j'oubliai presque que je devois pardonner. Mon cœur, tout mourant qu'il étoit, ne respiroit que vengeance & punition. Il me sembloit même qu'il y auroit de la justice à en faire
un exemple. Mais ce malheureux étoit
mon Frère à double titre, & le Ciel
que j'invoquai dans ce moment, me
donna la force de lui pardonner ". Eh
„ bien, lui dis-je, vos vœux sont rem-
„ plis ! Vous avez donné la mort à
„ deux Vieillards innocens & respecta-
„ bles. Vous avez cru pareillement
„ m'ôter la vie, & vous allez être satis-
„ fait, si le Ciel par un miracle ne me
„ la conserve. Vous avez mis la mort
„ dans

„ dans le sein de presque tous vous
„ Confrères.   Que vous avions-nous
„ fait? & que vous en revient-il? Si
„ vous n'en vouliez qu'à moi, faloit-il
„ multiplier vos crimes? Ils nous sont
„ connus, & prouvés. Votre vie est
„ entre nos mains.... Mais je vous la
„ rends.   Pour prix de cette grace,
„ ajoutai-je, dites-nous de quel affreux
„ poison vous vous êtes servi, afin qu'au
„ moins l'on puisse conserver vos Con-
„ frères, qui en sentent déja les mor-
„ telles atteintes. Parlez, lui dis-je, &
„ je vous jure que nous ne vous trahi-
„ rons pas ". Mes Religieux lui pro-
testèrent à ma prière qu'ils lui pardon-
noient, & qu'ils ne le mettroient pas
entre les mains de la Justice.

Ce misérable, qui jusques-là m'avoit
écouté d'un air intrépide & d'un œil
assuré, se sentant terrassé par ma clémence, reconnut sa faute & déclara
qu'il s'étoit servi de ... & de ... qu'il
avoit coulé dans les bouteilles qui é-
toient auprès de moi, & dans un ragoût de champignons qu'il avoit vu faire
à la Cuisine. Il accompagna cet étrange
aveu des marques du plus sincère repentir. Il voulut même l'écrire & le signer,
pour nous prouver sa sincérité. Je le pris
au mot, & nous contre-signames tous
sa Déclaration, à laquelle nous ajouta-
mes une nouvelle promesse de ne le pas
livrer à la Justice ". Levez-vous, lui dis-
je;

„ je ; je vous pardonne , & Dieu veuille
„ vous pardonner! Mais comme la pru-
„ dence ne nous permet pas de vous
„ laisser la liberté dont vous avez fait
„ un si cruel usage, je vous condamne
„ à vivre dans un quartier séparé, où
„ rien ne vous manquera. (C'étoit un
„ apartement de quatre ou cinq cham-
„ bres très propres & très commodes.)
„ C'est le moins, lui dis-je , que nous
„ puissions faire pour assurer notre vie
„ & votre repentir.

La violence que je m'étois faite pour
lui parler , & les divers sentimens qui
tyrannisoient mon pauvre cœur, joints
aux douleurs cruelles que je sentois dans
les entrailles, me rejettèrent dans une
nouvelle foiblesse , pendant laquelle on
l'ôta de mes yeux. Le Médecin arriva
dans ce moment , & comme il étoit
Frère d'un de mes Religieux, on le
mit du secret, & on lui dit la qualité
des poisons employés contre nous. Le
Médecin pour s'en assurer davantage
voulut entendre le Criminel, & en tira
les mêmes aveux. Il revint ensuite à
moi; mais j'étois si mal, qu'il n'osa tenter que des vomitifs légers, parce que
j'étois déja très affoibli par la fermentation des diverses drogues que l'on m'a-
voit fait avaler, & parmi lesquelles il
y en avoit d'absolument nuisibles à mon
état. Comme j'étois d'une constitution
très robuste, il crut devoir laisser agir

la

la Nature pendant quelque tems. Il fit
prendre à tous ceux de mes Religieux
qui fe trouvoient mal , des Antidotes
plus affortis à la qualité du poifon, &
tous furent préfervés : l'on remarqua
même qu'il n'y eut de malades, que
ceux à qui j'avois fait part de ma mortelle bouteille.

Le Médecin revint enfuite à moi; &
malgré les convulfions dont j'étois agi-
té , il me fit avaler le même Antidote,
qui fit des effets furprenans. Cependant
le poifon avoit agi déja fur mes nerfs
& mon cerveau : le Médecin defefpéroit
même de me tirer d'affaire, & n'avoit
de reffource que dans la force de mon
tempérament. Cette confidération lui
fit rifquer le remède autrefois employé
en pareil cas pour *Céfar Borgia*, Fils
du Pape *Alexandre VI.* Il fit attacher un
bœuf par la tête & les pieds, & après
l'avoit fait éventrer tout vif, & lui avoir
arraché les entrailles, il m'y fit enfermer tout nud : je n'avois d'air pour ref-
pirer, qu'à travers un entonnoir qu'il
m'avoit mis fur le vifage. Je n'ai même
qu'une légère idée de ce remède extraordinaire, parce que l'on m'en tira éva-
noui. Je me fouviens feulement que j'y
éprouvai d'abord une chaleur pareille à
celle des Etuves, & que les chairs encore palpitantes de cet animal me ref-
ferrant de toutes parts, me caufèrent u-
ne fueur fi abondante & fi venimeufe,

N 4

qu'on

qu'on m'a dit depuis, qu'une heure après que j'en fus sorti , les chairs de ce bœuf étoient toutes noires & déja corrompues. Quoi qu'il en soit, je me trouvai mieux, quoiqu'avec une grosse fièvre ; mais le délire qui l'accompagna, fit desespèrer du retour de ma Raison. Le desordre de mon imagination servit peut-être à me sauver, parce qu'il me déroba la connoissance de la triste scène qui suivit mon empoisonnement.

Mes Religieux, préservés par le contre-poison qu'ils avoient pris, rendirent les derniers devoirs à leurs Confrères morts ; & pour sauver l'Auteur du mal, laissèrent au Médecin & aux Domestiques le soin de publier que cet accident étoit arrivé par un venin mêlé par malheur dans un tonneau de vin. Le Public commenta cette Histoire : plusieurs débitèrent, & on le croit même encore dans le Canton, que l'on avoit trouvé un gros Serpent dans un de nos tonneaux, & que ce venin avoit troublé le cerveau de celui que j'avois fait enfermer. L'état où j'étois moi-même, donnoit de la vraisemblance à la seconde partie de cette Histoire. Mon Abbaye ayant d'ailleurs le droit de Haute & Basse Justice, les Officiers qui la rendoient en mon nom, n'avoient garde de se mêler d'une affaire qui regardoit l'intérieur de ma Maison. En un mot, il ne tenoit qu'au Coupable d'expier secrettement

ment fon crime dans la retraite ; perfonne n'eût troublé fa pénitence. Mais hèlas ! quand on a pouffé le crime jufqu'à
un certain période, il eft rare qu'on refte
criminel à demi. Ce miférable en fut un
trifte exemple. La grandeur de fon crime,
le peu de fruit qu'il en retira, & peut-
être le defefpoir de tenir la vie d'un
homme à qui il avoit cru l'ôter, lui rendit la fienne odieufe ; le fentiment de fa
perfidie le jetta dans le defefpoir. Perfonne ne s'en défioit ; fon air contrit,
fes gémiffemens continuels, & le foin
qu'il avoit de s'informer de l'état de ma
fanté, avoient prefque perfuadé tous
mes Religieux de la fincérité de fon repentir. Cependant celui qui avoit foin
de lui, s'étant un matin apperçu que la
porte de fa feconde chambre étoit bar-
rée, appella quelqu'un pour l'aider à
l'ouvrir. Mais n'en pouvant venir à
bout, ils réfolurent de monter par une
fenêtre à celle qu'il occupoit. A peine
l'eurent-ils ouverte, qu'ils apperçurent
ce malheureux étendu fur fon lit, fans
mouvement & fans vie. L'état où il é-
toit formoit, dit-on, un fpectacle fi affreux, que ceux qui le virent ne peuvent y penfer fans frémir. Il étoit comme enféveli dans fon fang, fans forme
& fans couleur ; il avoit les yeux & la
bouche ouverte, & tout formoit en lui
une image parfaite du defefpoir. On dit
que fes yeux, tout éteints qu'ils étoient,

N 5 fem-

fembloient exprimer fa fureur. Il tenoit
encore dans fa main un couteau tout
fanglant, dont il s'étoit fervi pour fe
couper la gorge. La plaie de fon gozier, qui étoit large & profonde, avoit
quelque chofe de fi hideux, que malgré
l'horreur qu'infpiroit le double attentat
qu'il avoit exécuté fur nous & fur lui-
même, on ne pouvoit lui refufer des
larmes. Le Ciel, en nous délivrant de
ce barbare Confrère, nous donna encore une marque bien vifible de fa protection. Il y a toute apparence que ce
miférable avoit voulu s'enfévelir en
mourant fous les ruïnes de la Maifon,
& faire périr dans les flàmes, ceux que
fon poifon avoit épargnes. Peut-on pouffer plus loin le defefpoir? On trouva
fous fon lit une chandelle qui y avoit
été mife allumée, & qui devoit naturellement enflâmer le lit, & conféquem-
ment la maifon, fi le Ciel n'eût permis
que l'abondance de fon fang l'eût éteinte
comme par miracle. Mes Religieux,
continua l'Abbé, s'étant affemblés pour
délibèrer de ce qu'ils feroient, fe hâtè-
rent, par le confeil de quelques Amis
fûrs, d'enterrer fecrettement la nuit
fuivante le corps de ce miférable. Ils
le mirent dans un trou, & jettèrent par
deffus beaucoup de chaux-vive, pour
dérober à la Juftice les preuves de fon
crime, en cas que par des ordres fupérieurs on en fît des recherches. Ils eurent

rent pourtant la précaution de dresser un Acte Capitulaire en forme de Procès, par lequel ils le privoient des honneurs de la sépulture, pour des causes exprimées ailleurs. Sa mort fit un peu raisonner le Public : mais comme nous vivions bien avec tous nos voisins, il fut aisé de faire croire qu'elle étoit une suite de notre empoisonnement ; & l'on n'a jamais relevé cette affaire, dont la prémière instance regardoit les Officiers de ma Jurisdiction.

Voilà, Monsieur, poursuivit l'Abbé, quelle fut la fin tragique de celui qui, après avoir inutilement tenté de semer la discorde parmi nous, conspira contre la tranquillité de nos jours, fit périr deux Vieillards vénérables, & m'a mis dans l'état ou vous me voyez. Le trouble de mon imagination, & le desordre de ma mémoire, engagèrent mes Moines à me dérober pendant quelque tems la connoissance de cette affreuse catastrophe ; & quand je l'appris, je ne pus m'empêcher d'adorer les terribles jugemens de Dieu, & de gémir sur les funestes suites de l'Hypocrisie. Quoique l'idée de ces horreurs n'ait servi qu'à m'attacher de plus en plus le cœur de ma Communauté, par la considération de la tolèrance excessive que j'avois eue pour ce malheureux ; le souvenir continuel de son crime, & de sa terrible fin, n'a pas contribué à mon rétablissement. Je n'ai fait que languir dans les douleurs & les remèdes ;

& ce n'eft que depuis que je fuis ici, que je commence à efpèrer le retour de ma fanté. Voilà, Monfieur, l'Hiftoire de mes maux : je doute fort que vous en eufliez deviné la caufe.

Affurément, lui dis-je, non-feulement je ne l'aurois pas devinée, mais j'aurois eu peine à la croire dans toute fon étendue, fi tout autre me la racontoit, & fi je n'avois vu moi-même le trifte état ou vous avez été. Que je vous trouve eftimable, ajoutai-je, par la conduite que vous avez tenue avec vos Moines en général ! Je ne faurois aflez admirer la fageffe & la bonté d'ame, avec lesquelles vous avez fu ramener ces efprits aigris. Si les maux que vous avez foufferts font durs à la Nature, il eft bien confolant pour la confcience de ne fe les être attirés que par un excès de patience & de douceur. Il faut que le miférable qui voulut vous ôter la vie, ait été un Monftre d'horreurs & d'ingratitude ; & je trouve, qu'après les crimes dont il s'étoit chargé, il ne pouvoit périr par de plus infames mains que les fiennes.

Je vous avouerai, reprit l'Abbé en fe levant, que quoique cette avanture foit très affligeante pour moi, elle n'a pourtant point de face plus mortifiante, que quand je confidère qu'elle eut fa fource dans la fauffe Dévotion, & dans un zèle amer pour des pratiques arbitraires. Les

pro-

profanations auxquelles l'Hypocrifie fe
livre presque toujours, ont été les degrés du crime de mon malheureux Moine, qui peut-être n'eut d'abord que de
bonnes intentions. Mais l'ambition s'en
étant mêlée, l'a précipité dans cet abî-
me & lui a dérangé la tête. Il ne faut plus
s'étonner, lui dis-je, que nous autres
gens du monde nous craignions fi fort
les Dévots en général; parce qu'il eft fi
rare que ceux qui affectent des dehors
auftères, & qui crient continuellement
à la réforme, fe tiennent dans les bornes
de la charité, que l'on ne fauroit trop
s'en défier. La bienféance m'empêcha
d'étendre cette Morale, & me fit fupprimer quantité d'autres réflexions qui
me venoient affez naturellement; parce
qu'elles auroient pu offenfer un homme
qu'un caractère de douceur & de tolé-
rance, fi rares fous cet habit, m'avoit
rendu infiniment refpectable. Je termi-
nai la converfation, en l'affûrent des
vœux très fincères que je faifois pour
fon entier rétabliffement. Après ce compliment, l'Abbé fe fit reporter à fon
Auberge, & je l'y fuivis un moment
après.

A peine y fus-je arrivé, que D. Nu-
gez me vint raconter la galanterie qu'il
avoit faite aux Dames. Il m'apprit que
c'étoit lui qui avoit fait venir les Inftrumens à la Fontaine, & il me parut fort
fatisfait de cette petite Fête, qui avoit

 éga-

également réjoui tous les Buveurs. La
symphonie avoit en effet raminé tout le
monde , & avoit attiré à la Fontaine
quantité de perſonnes qui n'y avoient
point encore paru. La Comteſſe de Gol-
ſtein y avoit amené le Prince de.....
qui n'étoit arrivé que de la veille. Comme cette Dame s'eſt fait-toute ſa vie une
étude de procurer de l'agrément aux E-
trangers, elle avoit invité D. Nugnez &
la compagnie à venir prendre du chocolat chez elle avec le Prince, & l'on
s'y étoit fort agréablement amuſé à jouer
au Trictrac jusqu'à l'heure du diner. Je
félicitai D. Nugnez ſur l'agréable matinée qu'il avoit paſſée, & je lui fis des
reproches de ce qu'il m'avoit engagé
dans des remèdes qui m'avoient privé
de ce plaiſir. Il me dit pour m'en conſoler, que le Prince étant encore fatigué de ſon voyage, avoit marqué peu
d'envie d'aller au Bal; & que les Dames
Suédoiſes qui le connoiſſoient beaucoup,
lui avoient propoſé pour le lendemain
une partie chez elle, où nos Dames ſe
trouveroient, & qu'il étoit chargé de
m'y inviter en cas que je fuſſe en état
d'y venir. Je paſſai l'après-diner chez
moi avec l'Abbé, que je trouvai d'un
excellent commerce. Nous raiſonna-
mes ſur mille choſes, & comme il s'apperçut dans la converſation que j'étois
Proteſtant, il eut quelque regret de la
facilité qu'il avoit eue de me conter
ſon

ſon avanture, & me pria de ne point juger de tous les Moines par ce trait odieux. Je l'aſſurai que mes préventions n'étoient pas ſi injuſtes, en lui nommant nombre de Religieux que j'avois connus, & pour lesquels je conſerve une veritable eſtime. Nous ſoupames enſemble. D. Nugnez vint nous trouver ſur la fin du repas, & nous rendit compte de ſa journée, & des politeſſes du Prince. Enfin il m'en dit tant de bien, & me vanta ſi fort ſes belles qualités, que je me ſentis une extrème impatience de le voir. Je compris même qu'il devoit être infiniment aimable, parce qu'un Eſpagnol ne loue guères un Allemand, que lorsqu'il y eſt forcé par un mérite extraordinaire. Le lendemain je n'allai pas à la Fontaine, pour être plus en état de profiter de la compagnie. Nous nous rejoignimes à l'heure du diner, que j'attendois avec impatience.

Nous nous mimes à table, bien réſolus de bruſquer le diner pour aller retrouver les Dames, parce que le plaiſir que nous trouvions dans leur compagnie, nous rendoit celle de notre Auberge fort inſipide. L'étourderie de nos jeunes Pariſiens la rendoit même ſouvent très ennuyeuſe, & ce jour-là ils nous donnèrent une ſcène qui devint très comique, après avoir commencé d'une manière fort ſérieuſe. La Baronne ne en se mettant à table fit obligeamment comprendre à D. Nugnez, qu'elle s'étoit fort divertie la veille à la Fontaine, & que pour la part qu'elle y avoit, elle l'en remercioit. Comme l'usage des plaisirs, autant que celui des Eaux, dissipoit peu à peu sa paralysie, elle commençoit à s'expliquer d'une façon un peu plus claire ; & moitié signes, moitié jargon, on entendoit assez bien tout ce qu'elle vouloit qu'on sût. Nos jeunes Etourdis l'avoient éprouvé, & soit que leurs manières Ecolieres lui déplussent, soit qu'elle eût été piquée des déclarations trop cavalières qu'ils lui avoient faites, elle les avoit plus d'une fois renvoyés au Collège. Comme elle avoit beaucoup d'esprit, elle savoit accompagner ses mépris de tant de sel & d'enjouement, qu'elle mettoit toujours la compagnie dans son parti : ses signes souvent étoient mille fois plus piquans que la raillerie la plus fine. Les deux Frères le sentoient aussi ; mais au-lieu d'en devenir plus sages, ils la persécutoient par une galanterie si mal placée, qu'elle paroissoit ironique. Peut-étre y entroit-il aussi de la malice de leur part ; & comme il est toujours dangèreux d'offenser une femme en matière de tendresse, ils se virent traités par la Baronne d'une façon à ne vouloir plus y revenir. Le Cadet aiant pris occasion du compliment qu'elle avoit fait

à

à D. Nugnez, lui dit que puisqu'elle aimoit la Mufique, il fe feroit un plaifir de lui offrir la Symphonie, & de déclarer publiquement à la Fontaine que ce feroit pour elle. Le compliment fentoit fon Petit-maitre, & n'auroit été fupportable que dans une Guinguette de Paris. Auffi la Baronne l'en remercia froidement, d'un figne de tête. Il revint à la charge, & en lui parlant toujours de Mufique & de Concert, il affecta un vrai jargon d'Ecolier, entaffant à fon ordinaire plufieurs équivoques affez groffières, qui faifoient un fens très libre & très fale; un langage en un mot, que le plus effronté Moufquetaire n'auroit ofé tenir devant une femme d'honneur. Nous en fumes tous choqués, quoique nous n'euffions pour la Baronne que ce refpect général que l'on doit à une femme de naiffance. Elle - même n'étoit pas affez novice pour ignorer ce langage, & elle s'en offenfa. Elle auroit peut-être mieux fait de baiffer les yeux, de fe taire, & de faire femblant de n'y rien comprendre. Mais elle crut qu'en femme mariée, elle pouvoit ne paroitre pas fi ignorante, & les traita entre fes dents, d'*infolens* & d'*impudens*. L'Abbé, fuivant fon humeur pacifique, prévoyant que cette affaire pourroit devenir férieufe, repréfenta doucement à l'Ainé qui étoit à fon côté, que l'on devoit plus d'égards aux Dames, & que

gé-

généralement parlant, on s'abſtenoit de
ces équivoques, par-tout où il y avoit
des Femmes & des Eccléſiaſtîques. Le
Pariſien, piqué de cette cenſure, dit
d'un air railleur, " qu'il étoit fâché
„ d'avoir manqué de reſpect à une Da-
„ me ſi vertueuſe, mais qu'il avoit dû
„ croire qu'elle étoit auſſi ſourde que
„ muette, parce qu'aſſez ordinairement
„ ces deux infirmités ſe ſuivent ; & que
„ d'ailleurs, plus ce langage paroiſſoit
„ obſcène, moins il devoit être enten-
„ du d'une femme ſage. Et tout de
ſuite, il répéta quelques - uns de ſes
termes, comme pour les juſtifier ; &
ajouta malicieuſement, " que la Baron-
„ ne devoit lui ſavoir gré d'avoir oſé
„ les risquer ; puisque l'obſcénité de ſes
„ paroles, en lui rendant l'ouïe & la
„ voix tout à la fois, avoit opéré ſur
„ elle un plus grand miracle que les
„ Eaux d'Aix n'avoient encore pu faire
„ depuis qu'elle les prenoit ". Le trait
étoit piquant, & il y a toute apparence
que la Baronne fut plus ſenſible au ſoup-
çon de ſa maladie, qu'au reproche d'entendre trop bien l'équivoque. Bien en
prit ſans doute au Pariſien, que le miracle qu'il lui reprochoit n'avoit pas encore ſorti ſon dernier effet, & que
l'heure de parler ne fût pas encore venue. Mais au défaut de la langue dont
la paralyſie lui ôtoit le libre uſage, elle
lui jetta au nez un verre d'eau qu'elle
avoit

avoit devant elle,   en murmurant quelques injures.   Le Parifien, plus étourdi qu'elle encore, fit un mouvement pour lui jetter fa ferviette;   mais D. Nugnez l'arrêta, en lui repréfentant qu'il n'y avoit jamais de gloire à lever la main fur une Dame.   L'Aîné prit le parti de fon Frère, & ils fe plaignirent tous deux affez vivement des manières de la Baronne. Mr. d'Art. . . qui jufques-là avoit été fpectateur tranquille,   pour ne pas faire une affaire férieufe d'une querelle de femme, prit enfin la parole, & leur dit froidement, " qu'il les prioit de ne
„ pas troubler la table par des plaintes
„ inutiles, parce qu'en cas qu'ils euf-
„ fent quelque réparation à demander à
„ la Baronne,   il étoit prêt à la leur
„ donner lui-même immédiatement après
„ le diner, & qu'il les attendoit l'un a-
„ près l'autre." L'air fec avec lequel il leur fit ce défi, parut les décontenancer: ils l'acceptèrent cependant, & vouloient déja convenir du lieu du combat, & du choix des armes; mais D. Nugnez & l'Abbé leur repréfentant qu'on ne vient pas aux Eaux pour fe tuer, les engagèrent à faire quelques avances d'excufes à la Baronne, dont Mr. d'Art. . . parut content. Nous les fimes boire enfemble, nous les crumes réconciliés, & on ne parla plus que de plaifirs. *Bougy* tenoit ce jour-là le Bal, & les Dames Suédoifes n'aiant pu fe difpenfer d'invi-

ter

ter la Baronne à leur Assemblée, on étoit
sûr que son cher d'Art. . . . l'y mène-
roit ; en sorte que les Parisiens allant
au Bal public, nous n'avions aucune
crainte que la querelle se réveillât, &
nous nous séparames pour aller chercher
nos aimables Françoises.

Elles étoient déja habillées, & se
promenoient en attendant sur la rue.
Nous les régalames de la scène qui s'é-
toit passée à notre table. Elles blâmè-
rent beaucoup la Baronne, pour qui elles n'avoient pas déja une fort haute
estime. Quelque chose que nous pumes
dire pour la défendre, elles nous firent
convenir, que quand une femme a le
malheur de rencontrer un homme assez
brutal pour s'échaper en sa présence à
des discours indécens, il est infiniment
plus sage de faire la sourde, que la prude.
Toute vraie qu'étoit cette Morale, elle
avoit quelque chose de si embarrassant
pour nous, que pour détourner la conversation, je demandai à Mad. de la
Br. . . . ce que c'étoit que de larges
pierres que je voyois dans la rue, presque vis à vis de la maison où elles logeoient, & près du Bain de *l'Empereur.*
Je ne sai, me dit-elle, car je n'y ai pas
encore fait attention ; mais voici un
homme qui nous le dira bien. C'étoit
l'Hôte du Bain de *S. Quirin*, qui s'approcha civilement pour satisfaire notre
curiosité. Il nous dit que ces pierres
cou-

couvroient un Puits très pofond & très ancien, qui fuivant les apparences avoit été autrefois très célèbre. Il nous apprit que bien des gens croyoient que c'étoit même la prémière Source du Bain de *l'Empereur*, qui avoit dans la fuite des tems pris un autre cours, foit qu'on l'ait détournée, foit qu'elle fe foit elle-même échapée. Il nous affura que fes eaux étoient tièdes, & de même nature à peu près que celles du Bain de *l'Empereur*. Il nous nomma quelques endroits du voifinage, où il y a auffi des Puits d'eaux chaudes, qui font apparemment des veines échapées de la groffe Source. Au refte, il nous dit qu'on n'en faifoit aucun ufage: mais pour preuve qu'il n'avoit pas toujours été fi négligé, il nous raconta que ce Puits avoit été conftruit avec beaucoup de dépenfe, & que la maçonnerie étoit quarrée vers le bas, & que la gorge en étoit ronde en façon de Tour. Il nous fit remarquer avec affez de juftelle, que cette différence de ftructure venoit fans doute des réparations qu'on y avoit faites en différens tems; & il en concluoit, qu'il faloit au moins que ce Puits eût autrefois été de quelque ufage.

L'humeur obligeante de cet homme nous engagea à lui faire quelques queftions fur fon Bain. La Vicomteffe lui demanda pourquoi fa maifon portoit le nom de *S. Quirin*, & s'il y avoit quelque

que Chapelle de ce Saint? Point du tout, Madame, répondit-il : c'eſt uniquement à cauſe qu'il a plu à ceux qui m'ont précédé, de prendre pour Enſeigne l'Image de ce Saint, que vous y voyez encore à côté de la porte ; & on l'a appellé *Sint Quirins Badt*, comme on appelle celui qui eſt vis-à-vis de la Fontaine le *Cornelis-Badt*, pour une pareille raiſon. En cela pourtant, nous dit-il, on a très mal fait, à mon avis ; car ces différens noms donnent lieu aux Etrangers de croire que les Sources en ſont différentes, auſſi-bien que les vertus, quoique mon Bain, & celui qu'on appelle *Kleine Badt* ou *Petits Bains*, que vous voyez ici-près, viennent réellement de la même Source que ceux de *l'Empereur*. Les eaux ont la même odeur, le même goût, le même poids, & le même degré de chaleur. J'ai cependant des Puits particuliers, que je vais vous montrer. Mais il eſt ſi vrai, ajouta-t-il, que les eaux qui y ſont ramaſſées communiquent avec la Source de *l'Empereur*, que toutes les fois que l'on travaille à ce Bain, ou que l'on en arrête la Source, mes Puits tariſſent. On en vint une preuve en 1679 : on fut obligé de faire alors quelques réparations au Puits de *l'Empereur*, & par conſéquent d'en épuiſer & d'en détourner la Source : mes Puits urent auſſi-tôt à ſec, & ne ſe rempliſent que quand le Puits voiſin fut réparé.

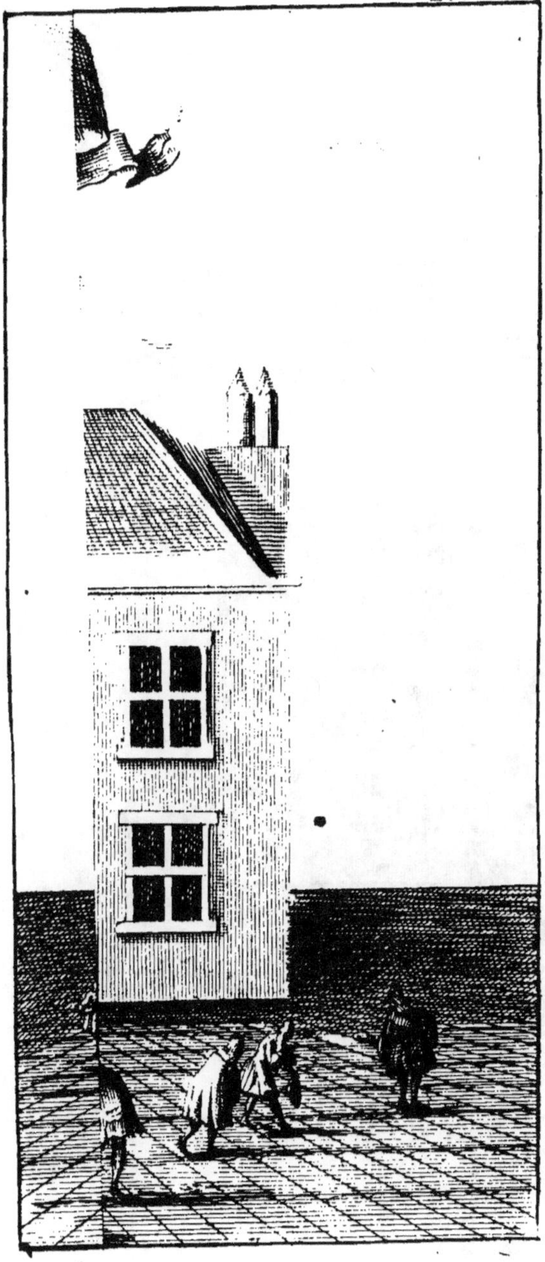

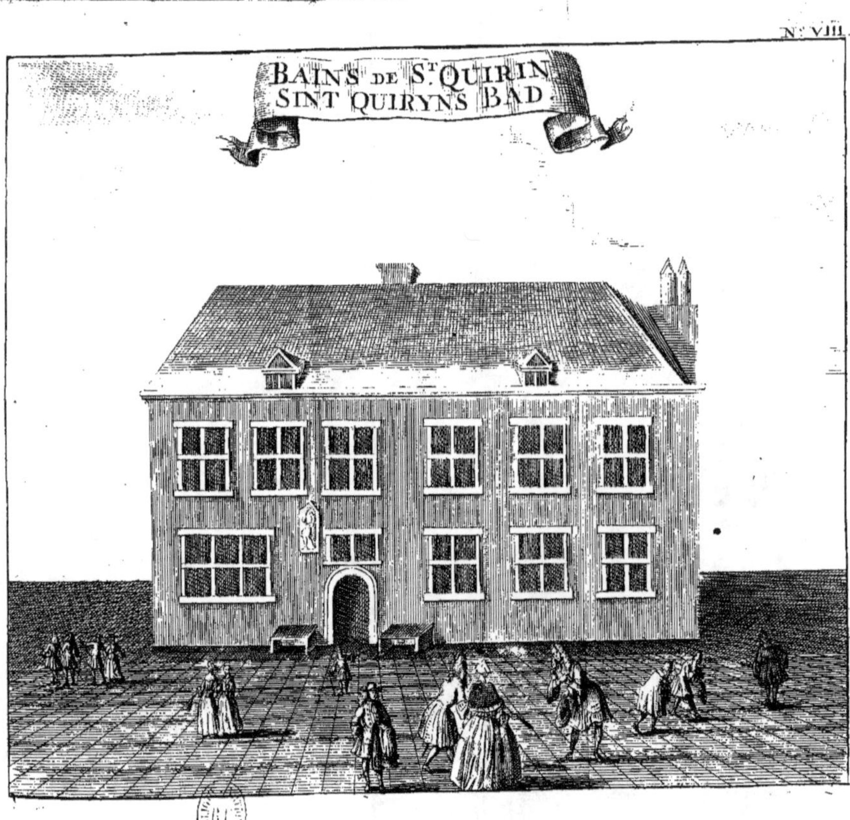
BAINS DE St QUIRIN
SINT QUIRYNS BAD

paré. C'eſt une preuve, ajouta-t-il, que l'eau de mes Bains eſt parfaitement en équilibre avec la Source du Bain de *l'Empereur*; & ſi l'on apperçoit quelque petite différence dans le degré de chaleur, il faut l'attribuer ſans doute à ce que le Puits qui fournit l'eau de mes Bains, n'eſt pas fermé : il eſt libre à chacun d'y puiſer, & d'en emporter chez ſoi. On remarque même, que plus on en tire, plus elle abonde, & plus elle paroit chaude; parce qu'apparemment elle ſe remplit aux dépens de la grande Source, & qu'en ſe renouvellant, elle reprend le degré de chaleur qu'elle perd en ſe repoſant.

Aſſurément, lui dit Mad. de la Br... on a eu tort de donner un nom différent à votre Bain; car j'avois cru qu'il avoit quelque choſe de plus ou de moins, ſoit dans la chaleur, ſoit dans la vertu, que celui de *l'Empereur*. Les Maitres du *Kleine-Badt* ont été plus ſages; outre qu'ils ont conſervé quelque analogie avec le grand Bain, il me ſemble qu'ils ont la même Enſeigne ; toute la maiſon au moins eſt couverte d'Aigles Impériales. C'eſt peut-être auſſi ce qui lui a donné un peu plus de réputation; du moins le bâtiment paroit plus grand & plus orné que celui de *S. Quirin*. . . Cela ſe peut, dit l'Hôte; il y a pourtant chez moi autant de Bains que dans le *Kleine-Badt*; & il nous preſſa tant de les voir,

voir, que fur les affurances qu'il nous
donna qu'il n'y avoit perfonne, les Dames fe déterminèrent à entrer dans la
maifon. Elle eft fort unie, mais affez
propre dans fa fimplicité. Il y a quatre
Bains, ou plutôt quatre Baffins affez
grands pour pouvoir contenir plufieurs
perfonnes à la fois. Les Bains font fort
nets, parce que quand on s'en eft fervi,
on les vuide par des égoûts fouterrains,
dans lesquels les eaux s'écoulent. Il y
a des fièges dans chaque Baffin, & des
degrés pour y defcendre. Chaque Bain
à fa chambre particulière, avec des lits
pour la commodité des Malades qui
veulent fuer ou fe repofer. On y a
pratiqué auffi des pompes, que l'on
appelle communément la *Douche*, pour
faire couler l'Eau *Thermale* fur les parties affectées de quelque infirmité particulière. L'Hôte nous fit remarquer
que toutes ces petites commodités é-
toient de fraiche date, & qu'autrefois
il n'y avoit ni Baffin, ni *Douche*, mais
que l'on y prenoit les Bains dans des
tonneaux, des cuves ou baignoires de
bois. Suivant ma coutume, je chargeai
mes Tablettes de tout ce qu'il nous dit.
Nous le remerciames enfuite de fa complaifance, & nous lui promimes de venir prendre le Bain chez lui, fi le Médecin nous le confeilloit. Enfin nous en fortimes pour nous rendre chez les Comtéf-
fes, où nous devions paffer l'après-midi.

Le

Le Prince y arriva un moment après
nous ; il fit beaucoup d'honnêtetés aux
Dames, & reçut nos complimens avec
beaucoup de bonté. Après avoir falué
chacun en particulier, il pria les Dames
de fe dispenfer de lui donner de l'*Altes-
fe*, & du *Monfeigneur*, parce que ces
Titres l'importunoient. Il ajouta obligeamment, que par-tout où il trouvoit
des Dames auffi aimables, il oublioit
qu'il étoit Prince, pour fe déclarer leur
Chevalier. Elles furent très fenfibles à
cette politeffe ; & nous admirames tous
un début auffi galant dans un Prince
d'Allemagne, où les plus petits Comtes
font fouvent plus entétés de leur *Excellence*, que le Sultan ne l'eft de fa *Hau-
teffe*. Après quelques complimens, la
Comteffe fit les parties : le Prince fe mit
au jeu avec elle, & y appella la Vicomteffe avec D. Nugnez. On eut attention
d'affortir tout le monde, & je jouai a-
vec Mad. de la Br . . . la jeune Frelle
& le Chevalier. Les autres fe rangèrent
de même ; mais on s'apperçut qu'il manquoit un quatrième à la table de la Baronne, parce que Mr. d'Art. . . . n'é-
toit pas encore arrivé. On ne s'en in-
quiéta point, d'autant qu'elle étoit venue dans le caroffe de Mad. D. . G...,
& que Mr. d'Art. . . . lui avoit promis
de la fuivre bientôt. Elle en fut quitte
pour changer de cartes ; elle commença

Tome I.   O   une

une partie d'Hombre, & chacun fuivant la coutume s'occupa de fon jeu.

Il n'y avoit pas une heure encore que nous y étions, que le Valet de chambre de D. Nugnez demanda à parler à fon Maitre, pour une affaire d'importance & très preffante. Ce meffage myftérieux lui attira des plaifanteries, de tous les coins de la Salle, & nous feignimes tous de croire que c'étoit pour quelque rendez-vous oublié. Les railleries recommencèrent, quand nous l'entendimes prier le Prince de vouloir marquer quelqu'un à qui il pût donner fon jeu. Le Prince en badina auffi: cependant, après que D. Nugnez fe fut approché de lui pour lui expliquer le meffage, il fut le prémier à le laiffer fortir; & pour couvrir le jeu, il dit tout haut en riant: *J'ai pitié des Amans, & il faut faire avec eux, comme je voudrois qu'on fit pour moi.* L'embarras étoit de fubftituer quelqu'un, qui fans déranger les autres tables, pût continuer la partie du Prince; & cela étoit difficile, parce que, comme c'étoit un *Prié*, chacun avoit les mains pleines. Mad. de la Br . . . s'en étant apperçue, offrit au Prince quelqu'un de notre table, d'autant que notre partie étant déja aux *grands Tours*, nous pourrions plus aifément la finir, & faire à trois une reprife d'Hombre. Le Prince, après quelques complimens, me fit l'honneur de m'appeller à fa table; & D. Nugnez

gnez en me donnant ſes cartes, me dit
à l'oreille que Mr. d'Art. . . . avoit tué
un de nos Pariſiens, & qu'il alloit lui
envoyer ſes chevaux, pour lui aider à
ſe ſauver avant que l'affaire éclatât. Je
fus frappé de cette nouvelle, dont je ne
pus m'empêcher de dire un mot tout
bas à Mad. de la Br. . . & je fis pluſieurs
réflexions ſur le malheur dont un honnête-homme eſt menacé, quand il ſe
trouve avec des étourdis, ou qu'il s'eſt
livré à une femme imprudente. La préſence de la Baronne, à qui l'on vouloit
cacher cet accident, ne nous permit
d'en raiſonner que tout bas: la Comteſſe
ſe chargea même de la retenir à ſouper,
pour prolonger plus longtems l'erreur.
Nous apperçumes cependant qu'elle
jouoit avec beaucoup de diſtraction. Mr.
d'Art. . . . lui étoit cher; & ſon cœur,
averti peut-être par des preſſentimens
ſecrets, partageoit les allarmes de ce
Gentilhomme. L'air myſtérieux qu'elle
remarqua dans la compagnie, augmenta
ſes inquiétudes. Elle ſe trouva mal, ou
feignit de l'être; & pria la Comteſſe par
ſignes de lui permettre de retourner
chez elle. On la porta dans une autre
chambre, où la Comteſſe paſſa avec
deux autres Dames. Son abſence nous
rendit la liberté de parler: le Prince offrit ſa chaiſe & ſon Poſtillon pour aider
Mr. d'Art. . . . à ſe retirer. Dans le
moment, un homme de *Borſet* demanda

à parler à la Baronne: il avoit un Billet à lui remettre de la part de Mr.
d'Art. . . . On le lui remit, & la mort
du Parisien ne fut plus un myftère. La
Baronne communiqua le Billet, par lequel Mr. d'Art. . . . lui mandoit qu'il
s'étoit réfugié dans l'Abbaye Libre &
Impériale des Dames de *Borfet*, jufqu'à
ce qu'il eût des chevaux pour gagner
Maftricht. Chacun plaignit Mr. d'Art...,
& s'offrit à le fervir. Il étoit en effet
plus malheureux que coupable, & comme j'avois été témoin de fa modèration
à diner, je compris qu'il avoit dû être
pouffé à bout par de nouvelles infultes
de la part de ce jeune-homme. Le Valet de la Baronne arriva dans l'inftant,
& nous apprit que le Parifien aiant appellé d'un air menaçant Mr. d'Art. . .
& l'aiant attiré dans fa chambre, il lui
avoit préfenté un piftolet; que le jeune Parifien étoit refté mort du prémier
coup, & qu'auffi-tôt Mr. d'Art. . . .
s'étoit fauvé le long des prairies. Les
foins de Don Nugnez, les offres du
Prince, & les attentions de toute la
compagnie calmèrent un peu les inquiétudes de la Baronne, qui fe contenta
de pleurer & d'exprimer fa douleur par
quelques mots très bien articulés, auxquels on ne fit pourtant pas attention
pour-lors. Cet accident dérangea les
parties, chacun oublia fes cartes & fon
jeu: cependant cette efpece de defordre

nous

nous amufa autant & plus qu'une partie
règlée, par les fuites comiques qu'il eut
pour nous. D. Nugnez revint auffi une
heure après, nous dire que Mr. d'Art...
étoit en fureté, qu'il lui avoit donné fon
propre cheval, & qu'il s'étoit déguifé
fous un habit de livrée à la fuite de fon
Valet de chambre, dont l'air Efpagnol
donneroit le change aux plus fins Archers. D. Nugnez ajouta, que tout étoit
fi tranquille à l'Auberge, qu'il avoit lieu
de croire que l'on ne s'y étoit pas encore apperçu de la mort du Parifien,
dont il croyoit même avoir vu le Frère
entrer au Bal. Je me chargeai d'y aller
pour obferver fa contenance, & l'amufer s'il étoit poffible, afin de donner le
tems à Mr. d'Art. . . . de gagner pays.

J'allai fur le champ chez *Bougy*, où
je trouvai affez de monde. Je m'amufai
moins à regarder les Dames, qu'à chercher le Frère du défunt, · & je l'apperçus bientôt auprès de fa vieille Coquette, qu'il prenoit à danfer. Mais fi quelqu'un eut jamais lieu de croire aux Apparitions & aux Revenans, ce fut moi
fans doute, quand j'apperçus auffi dans
un coin de la Salle celui que Mr. d'Art...
avoit tué. C'étoit le même port, le même habit, la même chevelure, les mêmes airs, & pour tout dire en un mot,
la même étouderie. Eft-il poffible, me
dis-je, que l'on change fi peu dans l'autre Monde, & que l'on y porte les dé-

O 3

fauts

fauts de celui-ci? En un mot, je crus
rêver ; & je me rappellai en ce moment
tout ce que j'avois jamais lu, ou entendu raconter, de certaines Apparitions
que l'on dit être arrivées entre gens autrefois amis. Je l'avoue, je balançai un
moment si mon incrédulité naturelle
pour ces Contes vulgaires & ridicules,
ne devoit pas cèder à la Vision qui frap-
poit mes sens. Tout me convainquoit ;
il étoit grand jour, j'étois bien éveillé,
je n'avois pas bu; la mort du Parisien
n'étoit pas douteuse; les circonstances
en étoient claires; le fait étoit avoué
par le meurtrier même; la fuite de Mr.
d'Art. . . ., son Billet à la Baronne, les
larmes de cette Dame, son desespoir,
tout enfin me prouvoit également que le
Parisien étoit mort, & que je le voyois
en vie : enfin je fus prêt à m'écrier sur
ce prodige. Cependant, comme j'ai
autant de prévention contre les nouveaux Miracles, que j'ai de crédulité
pour les anciens bien avèrés, je crus
qu'il y auroit de la sagesse à examiner
le fait de plus près, avant de le publier.
Je feignis de ne pas voir le Parisien, &
je demandai consécutivement à plusieurs
personnes, si on ne l'avoit point vu au
Bal. L'un me dit, *Il est là* ; l'autre, *Le
voici dans le coin* ; un troisième me montra une Dame avec qui il venoit de danser : tous enfin me parurent aussi vision-
naires que moi, si ce que je voyois é-
toit

toit une viſion. Raſſuré par ce témoignage, je m'approchai du Mort, & je
pris exprès à danſer une Dame qui étoit
derrière lui; & en attendant mon tour,
j'eus occaſion de le conſidèrer. Il me
vit, & me fit une civilité en voulant me
cèder ſa place, ſous prétexte que je n'a-
vois pas encore danſé. Je fus extrèmement ſurpris de cette politeſſe, jamais
je n'avois vu de Mort ſi civil. Comme
j'avois peu d'habitudes avec les Défunts, ſon compliment me fit éprouver
un certain frémiſſement intérieur,
dont je ris un moment après par réflexion.

Après avoir danſé mon Menuet, je
ramenai la Dame auprès de mon Revenant, & je liai converſation avec lui.
Son Frère vint nous joindre, & nous
cauſames tous trois, non pas en gens
de l'autre Monde, mais en hommes très
vivans. J'ouvris ma tabatière, & le Mort
prit de mon tabac; je pris du ſien un
moment après: je trouvai en un mot
qu'il parloit & agiſſoit en homme plein
de vie. Pleinement convaincu qu'il n'é-
toit pas un pur Eſprit, également perſuadé que Mr. d'Art. . . . l'avoit tué,
je ne pouvois comprendre ſa réſurrec-
tion. Quelques merveilles qu'on nous
eût raconté des Eaux d'Aix, je n'avois
jamais ouï dire qu'elles euſſent les qualités de la Fontaine de *Jouvence*, ni
qu'elles puſſent opérer un pareil miracle.

De doutes en doutes, je commençai à douter si sa mort avoit été aussi réelle que l'étoit sa vie; & ce doute même me tint lieu de démonstration. Je vis obscurément le vrai point de l'histoire, & sans me donner le tems de l'éclaircir, je sortis en riant de toute ma force, pour aller rassurer la Baronne & réjouir toute la compagnie.

Je rappellai tout mon sérieux en y entrant, pour rendre la scène plus divertissante. Je croyois y trouver encore tout en allarmes, & je fus surpris d'y voir tout le monde en joie. Je ne le fus pas moins d'entendre parler la Baronne très distinctement, & me demander d'une voix ferme & bien articulée, ce que faisoit notre Parisien ". Il dan-
„ se d'un air fort gai, lui dis-je, & le
„ bon garçon ignore assurément la mort
„ de son Frère; ainsi Mr. d'Art.... a
„ le tems de se sauver. Mais avant de
„ vous en dire davantage, ajoutai-je,
„ permettez, Madame, que je vous féli-
„ cite sur le recouvrement de la parole
„ & sur la guérison subite de votre pa-
„ ralysie... Voilà, dit le Prince, par où
„ il faloit commencer; un prodige aussi
„ rare méritoit bien votre attention.
„ Auriez-vous jamais cru que la frayeur
„ pût opérer un si grand miracle "? La Baronne, craignant quelque malice du Prince, ne lui donna pas le tems de continuer, ni à moi celui de lui répondre.
Elle

Elle m'interrompit pour me dire , que
rien n'étoit plus vrai que ce que Son
Alteffe me racontoit ; & elle ajouta d'un
air aifé, ce qu'elle avoit déja répété dix
fois à la compagnie fans la perfuader " :
„ Je ne l'aurois pas cru moi-même : mais
„ voici, me dit-elle , comme la chofe
„ s'eft opérée. Mr. d'Art.... m'eft in-
„ finiment cher ; & comme il étoit le
„ feul qui entendoit mon jargon , &
„ qu'il avoit pris des peines infinies pour
„ ma guérifon , jufqu'à faire exprès le
„ voyage d'Aix, j'ai été vivement frap-
„ pée du malheur qui l'obligeoit à quit-
„ ter cette Ville avant mon rétabliffe-
„ ment.   Outre que j'en étois la caufe,
„ fon éloignement m'ôtoit toute efpè-
„ rance de guérir ; le chagrin & la fra-
„ yeur que cette nouvelle m'a caufé,
„ ont produit en moi une révolution fi
„ grande, que mes organes fe font dé-
„ liés tout à coup, & que j'ai fenti que
„ je parlois fans que je le fuffe. En for-
„ te, dit-elle tendrement, que le pau-
„ vre d'Art.... a rempli fans le favoir
„ fes engagemens avec moi, & que le
„ vif fentiment de ma reconnoiffance
„ pour lui, a achevé la guérifon que fes
„ foins avoient ébauchée ".
„ L'air affuré avec lequel la fine Baronne nous débitoit ces contes, n'auroit
permis à perfonne de les révoquer en
doute, fi nous avions tous été auffi crédules que D. Nugnez.   Chacun fe con-
O 5   tenta

tenta cependant d'en fourire avec fon
voifin ; & le Prince , quoique le plus
incrédule de tous , affecta une foi com-
plette. D. Nugnez fut peut-être le feul,
qui par un fcrupuleux refpect pour les
Dames, voulut appuyer par des exemples ce que la Baronne venoit de dire.
Sa bonne-foi faifoit avec notre incrédulité un contrafte trop plaifant pour l'interrompre, & je différai exprès l'hiftoire de la réfurrection du Parifien. Ce
qu'il nous difoit, d'ailleurs, 'étoit curieux. Il nous cita un Paralytique, qui
recouvra l'ufage des jambes, par la peur
de périr dans les flâmes qui gagnoient
fon lit; un Gouteux, qui fauta très lé-
gèrement hors d'un caroffe dont les chevaux avoient pris le mords aux dents ;
un Boiteux, dont la jambe s'étoit allon-
gée dans une chûte dangèreufe; & quelques autres cures auffi prodigieufes, qui
avoient été produites par des révolu-
tions excitées dans le corps par des fra-
yeurs fubites. Sans fortir de l'efpèce de
prodige qui nous étonnoit, il allègua la
guérifon d'une femme muette, qui recouvra la parole dix ans après l'avoir
perdue : il n'oublia point la fameufe histoire du Fils de *Créfus*, dont la langue
fe délia, dit-on, à la vue d'un Soldat
Perfan qui levoit le cimeterre pour tuer
le Roi fon Père. Quelque incroyables
que paruffent ces hiftoires, la Baronne

les

les adopta toutes : elles lui étoient trop utiles, pour les rejetter.

La Vicomtesse, qui n'en croyoit pas plus que nous, demanda malicieusement à la Baronne, de quels remèdes Mr. d'Art.... se servoit pour lui procurer le retour de la parole ? La question auroit embarrassé toute autre : elle n'en parut cependant aucunement déconcertée. Elle répondit, qu'elle prenoit régulière-ment les Bains, & qu'elle se faisoit appliquer la *Douche*, en faisant couler dou-cement de l'Eau *Thermale* sur le gozier, par manière de fomentation, pour amol-lir par ce moyen les muscles de la lan-gue : & que pendant le jour, elle s'exer-çoit à prononcer quantité de mots, en se pressant plus ou moins le gozier, pour aider la langue à former les sons. D. Nu-gnez qui se croyoit engagé d'honneur, en véritable Espagnol, à soutenir tout ce qu'il plait à une Dame d'avancer de plus absurde, confirma encore cette pratique par un exemple fameux. Il nous raconta qu'il avoit vu plusieurs fois à Lisbonne une jeune fille qui parloit, quoiqu'elle n'eût ni langue, ni aucune apparence de cet organe si nécessaire à la parole. Nous crumes tous qu'il vou-loit badiner, & les Dames, sans en ex-cepter la Baronne, le soupçonnèrent un peu de donner dans le merveilleux, pour lequel les gens de son pays ont un pen-chant si violent. Il nous assura cependant

O 6

que

que rien n'étoit plus vrai, nous nomma
cette fille, nous dit qu'elle étoit native
de *Monzarez* dans la Province d'*Elvas*,
qu'elle avoit été vue de toute la Cour ;
& qu'il avoit été aussi incrédule que nous.
Il ajouta, qu'il avoit visité sa bouche, &
qu'il n'y avoit rien trouvé qui pût y
faire l'office de langue ; que cependant
elle discernoit très distinctement tous les
goûts : qu'elle avoit les dents de la mâ-
choire inférieure tellement tournées en
dedans, qu'il ne restoit qu'un très petit
espace entre les deux rangées. Il nous
dit qu'en se pressant le gozier légère-
ment, elle articuloit assez bien les mots ;
mais qu'elle parloit lentement, & que
sa voix n'avoit d'autre défaut que d'a-
voir un son tremblottant & entre-cou-
pé, comme la voix des personnes âgées.
Enfin il nous protesta qu'il avoit plusieurs
fois causé avec elle, & que l'on ne s'ap-
percevoit de son infirmité que lorsqu'elle mangeoit. Effectivement, cet exercice devoit être fort dégoûtant à voir,
parce qu'elle étoit obligée de mettre son
doigt à la bouche pour y faire l'office
de la langue, & s'aider par cet artifice
à broyer les morceaux contre ses dents.
Malgré les protestations de D. Nugnez,
la compagnie étoit d'humeur à renvoyer
ce fait merveilleux au pays des Romans,
si le Prince n'eût pris son parti. Je ne
sai, nous dit-il, si la fille ou la femme
dont parle D. Nugnez, est la même dont

on

on m'a fait l'hiftoire : mais je me fouviens bien d'avoir ouï raconter un trait tout femblable au feu Comte d'*Ericeyra*, Seigneur Portugais, avec qui je me trouvai ici en 1710. Il me dit qu'il avoit amené lui-même cette femme à la Cour de Portugal, pour l'y faire admirer : je me fouviens même qu'il me récita à ce fujet deux vers fort jolis, dont je crois qu'il étoit l'Auteur. Je ne les dirai qu'en Latin, continua le Prince en riant, car ces Dames m'en voudroient du mal. Les voici.

Non mirum, elinguis mulier quod verba loquatur :

Mirum, cum linguâ quod taccat mulier.

Courage, Mon Prince, dirent les Dames Suédoifes, qui favoient le Latin : courage, le trait eft galant ; & auffi-tôt elles expliquèrent à la Vicomteffe & aux autres le fens de ce Diftique. Elles en rirent toutes de fort bon cœur, & le Prince un peu confus dit pour s'excufer, une malice qui fit rougir la Baronne. Je conviens, dit-il, que l'Auteur de ces vers s'eft égayé mal à propos aux dépens du beau Sexe ; mais s'il étoit venu avec nous à Aix, il y auroit vu des Dames auffi capables de fe taire que de bien parler. Je croi, Monfeigneur, reprit galamment le Chevalier, que votre Auteur auroit été plus étonné de voir ici des Dames capables de fe taire, a-

vec

vec la facilité de fe fervir de plus d'une langue. Il faifoit allufion à la difcrétion des Suédoifes, qui n'étant pas plus que nous les dupes de la Baronne, avoient pourtant la politeffe de n'en rien marquer, quoiqu'elles l'euffent pu faire en deux Langues qu'elle n'entendoit point. Le correctif étoit encore plus malin : c'étoit tirer vifiblement fur la Baronne. Auffi Mad. de la Br. . . . pour détourner la converfation, chargea le Chevalier de mettre en vers François le Diftique du Comte d'*Ericeyra*, & il le fit fur le champ.

> *Que fans langue une femme ait parlé clairement,*
>
> *Le fait eft curieux, & n'eft pas ordinaire :*
>
> *Mais qu'avec une langue, une autre ait pu fe taire,*
>
> *C'eft un prodige affurément.*

Les Dames badinèrent un peu fur ces vers, & le Prince, pour confoler la Baronne qui n'en rioit que foiblement, ramena la converfation fur fa guérifon, & lui fit fur ce prodige plufieurs complimens d'un air très fincère & très convaincu. Je crus qu'il étoit tems alors de régaler la compagnie de la réfurrection du Parifien. C'eft affurément aujourd'hui, m'écriai-je, le jour des miracles : Madame a recouvré la parole, & le jeune-homme que Mr. d'Art. . . . a tué tantôt, eft reffufcité : il eft plein

de

de vie, je l'ai vu danser, je lui ai parlé, je l'ai touché, & il faisoit il n'y a
pas une heure chez *Bougy* les honneurs
du Bal avec son Frère. Cette nouvelle
étonna toute la compagnie; on se mo-
qua de moi, & la jeune Frelle Suédoise
me dit que pour le coup on avoit résolu
de mettre ce jour-là sa foi à toute épreuve; & se tournant vers D. Nugnez, elle lui dit en riant, que je lui rendois
la monnoye de son histoire. Je conviens,
dis-je, que le miracle est grand, & qu'il
faut plus de foi pour croire la résurrection d'un mort, qu'il ne nous en a
falu pour nous persuader qu'une fille pouvoit parler sans langue. Aussi j'ai cent
témoins à vous offrir, & j'en appelle à
tous vos sens: je ne vous demande même que de venir un petit moment au
Bal; j'espère que vos yeux ne démen-
tiront pas le fait. *Quoi!* me dit la Baronne avec dépit, *ce Parisien n'est pas
mort, & Mr. d'Art... se seroit sauvé? Quel
conte!* Je ne déciderai pas, Madame, lui
repliquai-je, si Mr. d'Art . . . a tué son
homme; mais je puis vous assurer que
le Parisien est très vivant. C'est un fait,
ajouta le Prince, que l'on ne peut con-
tester sans preuve du contraire; & il est
assez curieux, pour nous donner le plaisir de l'examiner. Allons, Mesdames,
dit-il en donnant la main à la Comtesse,
allons au Bal; j'en ferai les fraix, &
j'aurai le plaisir de vous régaler à bon

mar-

marché. Les Dames se levèrent : D.
Nugnez voulut y amener la Baronne ;
mais, soit qu'elle craignît que l'*Ombre
Parisienne* ne lui marquât autant d'incrédulité sur sa paralysie passée, qu'elle en
avoit elle-même sur sa résurrection, elle
s'en défendit, & voulut absolument retourner à l'Auberge. Selon les apparences, elle commençoit aussi à se défier
de nous : elle prit en effet congé de
nos Dames d'un air assez brusque, sur
ce que la Comtesse Suédoise lui dit,
qu'elle espéroit que sa guérison seroit
plus durable & plus certaine que la mort
du Parisien. D. Nugnez, qui étoit le
Chevalier de toutes les Dames, la con-
duisit jusqu'à l'Auberge ; & comme il n'y
avoit que la rue à traverser, il revint
aussi-tôt nous rejoindre.

A peine nous eut-elle quitté, que chacun s'égaya sur ce chapitre : personne
n'avoit été la dupe de son histoire,
nous savions à quoi nous en tenir, &
nous n'avions affecté tant de crédulité
que par politesse pour une femme, que
l'on n'aime jamais à offenser. Les Dames, moins indulgentes, se rappellèrent
toutes les circonstances du miracle. La
Comtesse entre autres nous assura que le
prodige s'étoit opéré malgré la Muette,
& qu'elle l'avoit vu rougir, en réfléchis-
sant sur les prémiers mots qui lui étoient
échapés dans son trouble. Mad. de la
Br . . . nous dit qu'elle s'étoit divertie

à obferver les divers mouvemens qui pa-
roiſſoient ſur le viſage de la Baronne.
On voyoit, dit-elle, qu'elle avoit regret de guérir ſi-tôt ; nos complimens
ſur ſa guériſon la dépitoient ; elle ne
pouvoit s'empêcher de parler pour nous
prouver qu'elle étoit encore muette. Elle reprenoit de tems en tems ſon jargon ;
mais l'eloignement de ſon cher d'Art...
lui arrachoit de nouvelles plaintes ; &
comme il lui étoit impoſſible de ſe contraindre plus longtems, elle a mieux aimé renoncer à ſa paralyſie, qu'à la conſolation de regretter ſon cher Médecin.

Ce petit détail nous amuſa juſques
chez *Bougy*, où nous entrames. Le Bal
étoit très avancé, & l'on en étoit aux
Contredanſes. Le prémier objet qui
nous frappa, fut le Frère du Défunt. Il
parut lui-même bientôt après : ſa viſion
fit faire à nos Dames des éclats de rire,
qui étonnèrent les Danſeurs. Quelques-
uns ſe détachèrent pour inviter les Dames à ſe mêler dans les Contredanſes :
elles les remercièrent, pour ſe donner
le loiſir de voir danſer le Mort. Sa réſur-
rection fut bientôt en évidence ; car
pour plus grande conviction, je fis ſigne
au reſſuſcité de venir offrir ſa place au
Prince ; & afin d'engager la converſation
avec lui, je lui conſeillai d'aller chercher la Baronne pour faire ſa paix avec
elle. Il me répondit d'un air de Petit-
mai-

maitre, que la pauvre femme étoit alors trop occupée de la querelle de son cher d'Art . . . & après cette fanfaronade, dont l'éclaircissement ne lui étoit pas honorable, il rentra dans la mêlée.

Quelques Danseurs plus polis firent cesser les Contredanses, pour donner au Prince & à sa compagnie occasion de danser quelques Menuets. Il n'y eut pas moyen de nous en défendre, & nous recommençames le Bal. Le Prince, malgré la fatigue de son voyage, y prit goût: nous dansames pendant une heure, & nous y eumes d'autant plus de plaisir, que la foule s'étant éclaircie, il n'étoit resté avec nous que l'élite de ce qu'il y avoit de gens distingués. Jusques-là nous ignorions tous le détail de l'affaire qui avoit donné lieu à la fuite de Mr. d'Art. . . ., & nous nous contentions d'en rire en aveugles, en attentendant le dénouement. Il étoit difficile à prévoir: il étoit sûr que Mr. d'Art... s'étoit sauvé ; il ne l'étoit pas moins que le Parisien n'étoit ni mort, ni blessé. Nous ne pouvions croire d'Art . . . . assez visionaire pour s'être imaginé qu'il se feroit battu contre un Spectre, ou qu'il auroit tué un Fantôme. Il faloit pourtant qu'il y eût quelque chose de tout cela, & nous étions fort en peine de le découvrir. L'Abbé se trouva là fort à propos, pour nous éclaircir ce mystère. Comme nous sortions du Bal,

je

je le vis qui descendoit du Caffé, où il
étoit allé causer après son souper. Il
me salua, & me demanda en riant, si je
savois l'avanture de Mr. d'Art . . . Il
comprit à ma réponse que je n'étois
que médiocrement au fait; & me promit de m'en raconter l'histoire à sa
chambre. Le Prince qui l'entendit,
l'aborda & le pria de nous dire comment
cette scène s'étoit passée; les Dames l'en
pressèrent aussi. Il sortit de sa chaise,
& s'appuyant contre un des piliers de la
Gallerie, il nous le raconta d'une manière très positive.

Immédiatement après le diner, dit-il,
où la querelle avoit commencé, je suis
remonté à ma chambre, dont la fenêtre
donne sur celle de nos Etourdis. Il n'y
avoit qu'un moment que j'y étois, que
j'entens le Parisien qui du haut de sa fenêtre disoit à Mr. d'Art . . . qui passoit dans la cour, *qu'apparemment il avoit
oublié le rendez-vous qu'ils s'étoient donnés
en dinant.* D'Art. . . . lui répond sur le
champ, *qu'en tout cas, ce seroit plutôt
par pitié que par crainte*; & monte aussi-
tôt à la chambre du Parisien, pour l'obliger apparemment à descendre & vuider
leur querelle. Leur entrevue a été vive, à ce qu'il m'a semblé; j'ai entendu
plusieurs paroles assez hautes de part &
d'autre, qui m'ont fait craindre que
d'Art . . . qui paroit assez brave, ne
se vît obligé de pousser son homme.
J'é-

J'étois seul à mon quartier.; mon Valet
étoit à diner. Je l'appelle pour m'aider
à descendre , afin d'aller trouver les
deux champions, & tâcher de les calmer encore une fois. Je me traine tout
seul, le mieux que je puis, le long de
l'escalier : je trouve mon Valet au bas,
& je traverse la cour appuyé sur son
bras, avec toute la diligence que mon
état d'infirmité pouvoit permettre. J'y
avois à peine fait quatre pas, que j'entens un coup de pistolet dans la chambre, un cri en même tems , & un bruit
sourd, comme d'un homme qui tombe.
Après la querelle dont j'avois été témoin
au diner, & ce que je venois d'entendre, je ne pouvois imaginer autre chose que la mort de l'un des deux, & je
regrettois de n'avoir pu les joindre assez
tôt pour les séparer. J'allois même appeller du secours : mais dans l'instant,
j'apperçois Mr. d'Art. . . qui descendoit avec précipitation, & qui me faisoit
signe de ne rien dire. Je l'approche,
continue le bon Abbé, & lui demande
ce que c'est? Le pauvre d'Art. . . tout
effrayé me répond presqu'en courant:
*Adieu, mon cher Abbé, je viens de faire
un terrible coup ; j'ai tué mon homme.
Adieu, je fuis. . . mais taisez-vous . .;*
& en disant ces mots, il s'échappe. Quant
à moi, ajouta l'Abbé, je suis remonté
à ma chambre pour méditer sur cette
avanture, bien résolu d'y garder mon Do-
mesti-

meſtique, pour aſſurer le ſecret pendant
quelques heures, & éviter de prendre
part aux ſuites de cette affaire. Heureuſement pour Mr. d'Art. . . les Hô-
tes & les Valets étoient occupés à diner
dans la cuiſine, & faiſoient aſſez de bruit
pour ne pas s'embarraſſer du coup de piſtolet qu'ils avoient entendu ; enſorte que
je penſois que le malheureux d'Art. . .
auroit tout le tems de ſe mettre en ſureté. Il ne devoit pas être fort loin encore, que je crois appercevoir le Pariſien
devant ſa fenêtre. J'ouvre la mienne ;
je le vois plein de vie, & occupé à ſe
faire friſer par ſon Valet. J'ai peine à
en croire mes yeux : je le ſalue, il me
reſalue : je lui parle, il me répond : je
lui demande enfin ce que c'eſt que le
coup de piſtolet que j'ai entendu ? Ce
n'eſt rien, me répond-il ; j'eſſayois mes
armes, & j'ai penſé me tuer. Il ne me
convenoit pas de le queſtionner davantage ; j'ai feint de l'en croire, & j'ai ren-
voyé mon Valet à la cuiſine pour ache-
ver de diner. J'ai balancé pourtant ſi
je n'envoierois pas après Mr. d'Art . . .
pour l'avertir de ſon erreur : mais toutes
réflexions faites, il m'a paru que cette
affaire étoit fort bonne à laiſſer démêler aux intèreſſés, d'autant plus que je
n'y voyois pas fort clair. Sans mon
Valet, peut-être n'en ſaurions-nous pas le
dénouement : mais il l'a appris en confidence de celui du Pariſien ; & ce n'eſt
pas, je crois, faire un grand mal que

de

de lui être infidèle. Comme le Valet
du Parisien étoit venu fort tard au diner,
aussi-bien que le mien , ils n'ont pas
trouvé grand' chose à la cuisine; & pour
s'en consoler, les drôles ont demandé
du vin. Vous comprenez , poursuivit
l'Abbé, qu'une bouteille de vin entre deux
Valets , est la clé de tous les secrets de
leurs Maitres. Ces Messieurs sans doute, après avoir bien pesté contre les
leurs , sont entrés en confidence. Le
mien , curieux de l'avanture de Mr.
d'Art. . . a questionné celui du Parisien. Celui-là, qui étoit dans la chambre quand la scène s'étoit passée , a
tout conté à l'autre ; & voici le fait.
D'Art. . . entrant chez le Parisien, l'a
pressé de descendre à la Prairie de *Borset*. Le Parisien y a consenti, à condition de se battre au pistolet. Mr. d'Art....
s'en défendant sur ce qu'il n'en avoit
point, l'autre lui a présenté les siens &
ceux de son Frère. Mr. d'Art. . . . en
homme sage n'a point voulu les accepter sans les essayer. Il ouvre la fenêtre, les visite, & en décharge un avec
la baguette & le tire-bourre; il prend
le second, & dans le moment qu'il le
visite, le Parisien le raille sur sa défiance.
D'Art . . . piqué de cette nouvelle in-
sulte , se retourne pour lui répondre
d'un air brusque; & soit malheur, soit
distraction , le pistolet se lâche, le coup
part, la balle frise la tête du Parisien,
&

& va donner dans la cheminée. Le Ba-
daud tombe de frayeur; fon Valet crie,
& d'Art . . . . fe fauve. Le jeune-homme, qui n'eft pas accoutumé au feu,
furpris peut-être de l'air avec lequel fon
champion le regardoit, & frappé du
bruit d'un coup lâché à l'improvifte, a
bien pu fe croire mort; & l'autre, trompé
par la chute de fon Ennemi, s'eft enfui, de
peur d'être arrêté. Quand mon Valet m'a
fait ce récit, dit l'Abbé, je vous avoue
que je n'ai pu m'empêcher de rire, & je
croi que les éclats que j'ai faits me feront autant de bien que mes Bains.
Mais ce qui m'a infiniment plus réjoui, c'eft le dépit de la Baronne,
& les mouvemens que vous avez eu
la bonté de vous donner tous, à ce
ce que j'ai appris, pour l'aider à répandre ce ridicule fur le pauvre d'Art. . . .
Eh! qui n'y eût été pris, répondit la
Vicomteffe? Puifque le Parifien s'eft
cru mort, & que d'Art. . . . a cru l'a-
voir tué, nous pouvions bien le croire
auffi. Ma foi, dit le Prince, voilà de
fots perfonnages! & je ne fai quel eft le
plus ridicule des deux. Votre Alteffe
pourroit bien en compter trois, reprit
Mad. de la Br. , . car, ne nous déplaife à toutes, Mad. la Baronne eft bien
une ridicule petite femme. Le Prince
voulut régaler Mr. l'Abbé du miracle o-
péré fur elle; mais comme il étoit tard,

il rentra dans sa chaise & se fit reporter, à l'Auberge.

Pour nous qui nous portions bien, nous nous promenames sur la Place pour rire à notre aise de cette avanture, qui nous servit encore de conversation pendant deux ou trois jours à la Fontaine, où je me rendis assiduement, pour prendre régulièrement les Eaux. Nous passames quelques après-dinées à jouer alternativement chez la Comtesse de Golstein, le Baron de Dobelstein, & quelques autres personnes qui invitèrent le Prince. Quelque brillans que fussent les plaisirs qu'on nous y procura, nous trouvames que leur uniformité ne répondoit pas à l'idée de liberté, que nous nous étions faite d'abord des plaisirs d'Aix. Le Jeu continuel nous tenoit trop en haleine, & répandoit parmi nous un sérieux qui nous étonnoit. Nos Dames furent les prémières à s'en plaindre, & à vouloir reprendre notre prémière façon de vivre : en sorte qu'il fut solennellement résolu que nous n'irions dorénavant au Bal, au Jeu, à l'Assemblée, que par caprice, sans engagement & sans partie méditée. En effet, les longues séances que nous avions faites au Jeu, avoient dérangé nos confidences, & nous avoient privés du plaisir de raisonner sur mille choses. Nous primes un matin cette résolution à la Fontaine,

&

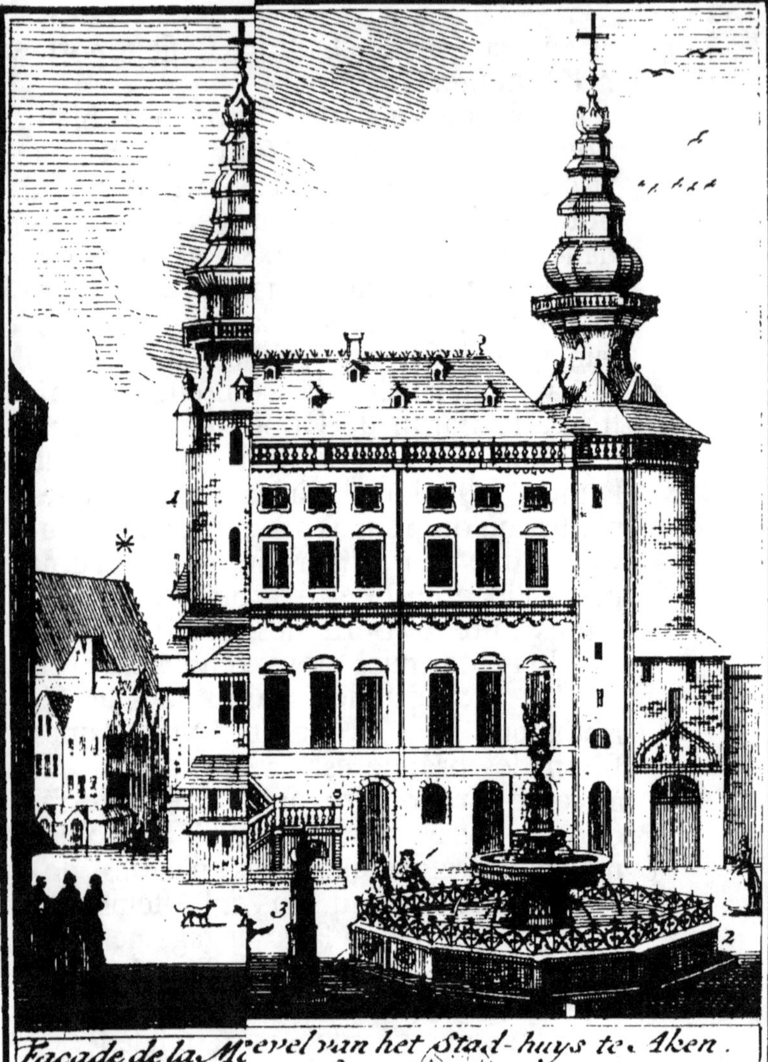

Façade de la Ma[ison] ... evel van het Stad-huys te Aken.
1. Tour de Granu[s] ... a van Granus
2. Fontaine de cui[v]re Fontein.
3. Monument de la ... nk-teeken.

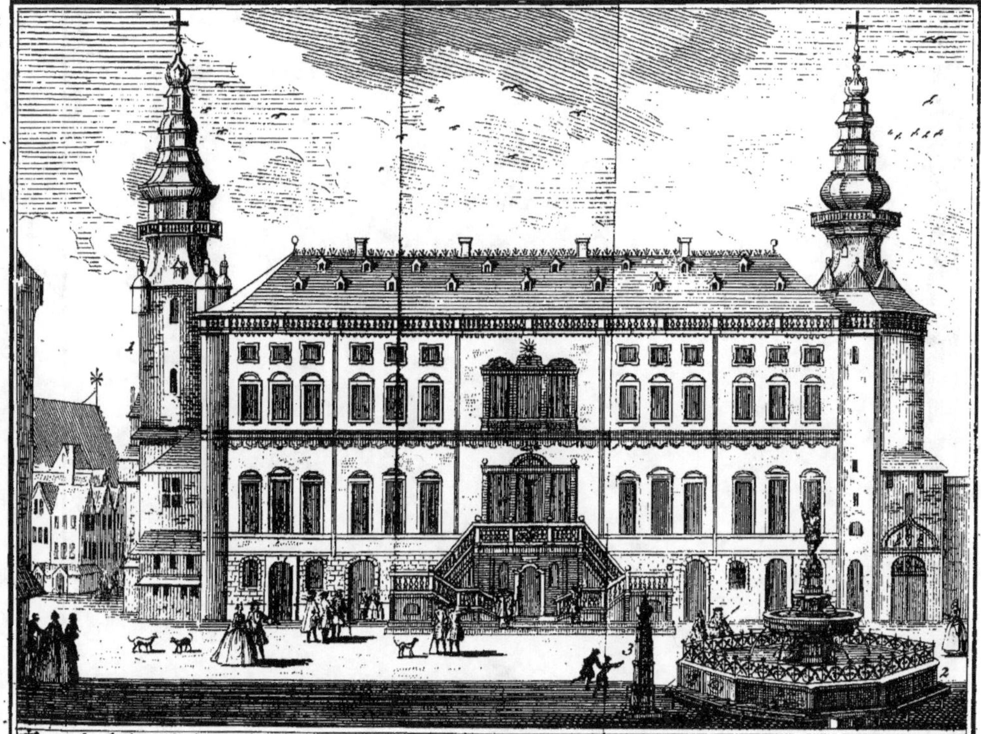

Façade de la Maison de Ville d'Aix la chapelle.
1. Tour de Granus.
2. Fontaine de cuivre.
3. Monument de la Sentence du Sr. Kalckberner.

De Voorgeevel van het Stad-huys te Aken.
1. De Tooren van Granus.
2. De Koopere Fontein.
3. Het Gedenk-teeken.

& nous commençames à l'exécuter dès l'après-midi.

Le Chevalier, qui y étoit aussi, nous en fournit l'occasion. Il y fut joint par l'Echevin qu'il connoissoit. Cet honnête-homme se plaignit obligeamment de ce qu'il ne le voyoit plus, & l'invita à venir dîner avec moi chez lui. Nous acceptames son invitation, dans la vue de rendre sa connoissance utile aux plaisirs de la compagnie. Le Chevalier le présenta au Prince, qui lui fit plusieurs questions sur les réparations que l'on faisoit actuellement à la Maison de ville, que l'on rendoit méconnoissable à ceux l'avoient vue autrefois. L'Echevin répondit, que les Magistrats s'étant flattés que la Ville d'Aix auroit été choisie pour le Congrès, (qui s'est tenu depuis à Soissons,) ils avoient fait beaucoup de dépenses, pour tâcher de mettre l'Hôtel de ville en état de recevoir commodément cette illustre Assemblée. Il nous parla des embellissemens intérieurs, & de la beauté des apartemens, d'une façon à nous donner envie de les aller voir. Les Dames lui demandèrent s'il étoit permis d'y entrer, & il s'offrit de les venir prendre pour les y mener après le dîner. Le Prince ne fut pas de la partie, il en avoit une autre chez le Général de . . . . qui étoit arrivé la veille.

L'Echevin nous régala proprement, & dès que nous eumes diné, nous allames chercher la Vicomteſſe & Mad. de la Br. . . chez qui les Suédoiſes s'étoient rendues avec le Comte & D. Nugnez. Nous allames en cortège à la Maiſon de ville, qui mérite aſſurément d'être vue. Elle eſt ſituée ſur une grande & belle Place, qu'elle termine par une façade magnifique. La prémière choſe que l'on nous fit remarquer, fut la belle Fontaine de cuivre qui eſt vers le milieu de la Place, & un peu à côté de la Maiſon de ville. C'eſt une groſſe Source d'eau douce & froide, qui fut trouvée en cet endroit en 1353, lorsque l'on bâtiſſoit la Maiſon de ville. *Gerard Chorus*, qui avoit alors la direction ou la ſurintendance des Ouvrages de la Ville, fit conſtruire à grands fraix cette Fontaine, tant pour l'ornement, que pour la commodité. C'eſt un baſſin de cuivre, d'environ dix pieds de diamètre, & trente de circonférence, du milieu duquel s'élève un piédeſtal ſur lequel eſt poſée la Statue de Charlemagne en cuivre doré. Cet Empereur y eſt repréſenté debout avec la Couronne Impériale, armé à l'antique avec la cotte, la cuiraſſe, les cuiſſards, & toutes les pièces de l'armure ancienne; tenant le Sceptre de la main droite, & le Globe Impérial de l'autre; & aiant le viſage tourné vers l'Allemagne. Du piédeſtal de cette figure ſortent quatre gros tuyaux, par où l'eau coule continuellement

dans

dans le baſſin de cuivre, lequel ſe dégorge
par ſix autres tuyaux dans un grand Réſervoir qui eſt au deſſous. Quoique l'enceinte de ce Réſervoir ne ſoit que de
pierres ſurmontées d'un treillis de cuivre, l'ouvrage en a été fort curieuſe-
ment travaillé ſelon le goût de ce tems-
là. Il eſt chargé de beaucoup de ſculp-
tures qui repréſentent les noms, les De-
viſes, les Armes & les figures de pluſieurs Empereurs. L'Echevin nous aſſura qu'on lit dans les Regiſtres de la Ville, que l'on employa plus de 12000 livres de cuivre dans la fonte de cet ouvrage. Auprès de cette Fontaine on
nous fit remarquer une Inſcription très
infamante à la mémoire d'un Bourguemeſtre de cette Ville, avec ſon effigie.
Il y eſt repréſenté nud ſur un échaffaud,
couché ſur un banc, la tête coupée &
jettée par terre; & l'on y voit le Bour-
reau occupé à hacher ſon corps en quartiers, pour les placer ſur les portes de
la Ville. Nous lumes l'Inſcription La-
tine, & parce que nous en ignorions le
vrai ſujet, nous la regardames comme
bien méritée. A moins d'être au fait
de l'Hiſtoire de la Ville, tout le monde y ſeroit trompé. Le Lecteur en ju-
gera.

INSCRIPTION

Gravée sur une Colonne de pierre élevée vis à vis l'Hôtel de ville d'Aix-la-Chapelle.

SIC PEREANT
QUI HANC REMPUBLICAM
ET SEDEM REGALEM
SPRETIS SACRÆ CÆSAREÆ MAJESTATIS
EDICTIS
EVERTERE MOLIUNTUR:
ET AD
DAMNANDAM MEMORIAM
JOANNIS KALCKBERNER
IN ULTIMO TUMULTU ANNO CIƆ. IƆ. C. XI.
HIC EXCITATO
INTER PERDUELLES
ANTESIGNANI,
COLUMNA HÆC EX DECRETO
DD. SUBDELEGATORUM SAC. CÆS. MAJEST.
ERIGI JUSSA
III. NONAS DECEMBRIS ANNO CIC. IƆ. C. XVI.

C'est à dire:

*Ainsi périssent
toux ceux,
qui au mépris des Edits*

de

de fa Sacrée Majefté Impériale,
s'aviferoient de machiner quelques intrigues
pour détruire cette République
& ce Siège Royal.
Cette Colonne a été érigée par un Décret
des Commiffaires de fa Majefté Impériale,
le 3 de Décembre de l'an 1616,
pour flétrir à jamais la mémoire
de JEAN KALCKBERNER,
qui fut Chef des Rebelles dans le dernier
tumulte qui arriva ici en 1611.

L'Echevin nous raconta que ce tumulte avoit commencé fous l'Empereur
Rodolphe II. & qu'il s'étoit réveillé après
fa mort pendant la vacance de l'Empire
fous la protection de l'Electeur Palatin
dont *Kalckberner* avoit la confiance. Il
ajouta, que *Matthias* étant parvenu à
l'Empire, fe fit une affaire de réduire
la Ville d'Aix, & la mit au Ban de l'Empire, qu'il y envoya des Commiffaires
foutenus des Troupes du Marquis *Spinola*; & qu'enfin ils procédèrent à la dé-
pofition des Rebelles, dont ils flétrirent
la mémoire par l'érection de la Colonne que nous regardions. Il alloit nous
faire une longue lifte des prétendus crimes de *Kalckberner*; mais le Comte qui
en favoit les vraies Anecdotes, nous
donna un coup d'œil pour paffer outre,
& s'avança avec nos Dames Suédoifes

P 3

vers

vers la Maiſon de ville, où il nous dit en deux mots, que ce Magiſtrat ſi ignominieuſement traité méritoit plutôt d'être regardé par les Proteſtans comme un Martyr ou Confeſſeur de la *Réformation*, que comme un Traitre ; & il nous promit de nous en faire quelque jour l'Hiſtoire. Soit que l'Echevin en eût dit un mot aux autres Dames & au Chevalier, ſoit qu'ils ſe doutaſſent que cet objet ne nous réjouiſſoit pas, ils nous ſuivirent ſans relever cette converſation, que nous laiſſames auſſi tomber exprès, pour ne pas les offenſer par nos réflexions. Elles firent quelques jours après le ſujet d'un entretien hiſtorique, & très touchant.

Nous montames enſuite à la Maiſon de ville, dont la façade eſt toute moderne, avec de grandes & belles croiſées. Le perron eſt élevé de pluſieurs degrés, & le veſtibule en eſt vaſte & noble. Ce bâtiment eſt flanqué de deux Tours, dont celle qui eſt du côté de l'Orient porte encore nom de *Grannus*, prétendu Fondateur de la Ville. Si la prétention des Habitans là-deſſus étoit bien appuyée, ce ne ſeroit pas une des moindres raretés d'Aix. Nous trouvames dans le veſtibule Mylord M.... qui logeoit à la *Roſe* avec le Chevalier ; c'étoit le même avec qui j'y avois diné: il nous joignit, & nous paſſames l'après-midi enſemble. Ce veſtibule renferme

une

une autre curiofité : c'eft un Tableau antique. Il le paroit en effet ; mais par le goût qui y règne , on peut juger qu'il l'eft beaucoup moins qu'on ne le dit. Il eft très grand , & repréfente Charlemagne avec les ornemens Impériaux, conférant aux Magiftrats & Habitans de la Ville d'Aix ce qu'ils appellent la *Bulle d'Or*, qui contient les Privilèges qu'il leur accorda.   Charlemagne y eft peint, comme par-tout ailleurs, avec une longue barbe & une taille presque gigantesque. On nous fit regarder ce Tableau avec beaucoup de vénération ; & pour nous en infpirer davantage, on eut foin de nous avertir qu'il étoit en admiration à tous ceux qui l'avoient vu.   De là nous paffames dans la grande Salle, qui eft réellement d'une beauté & d'une magnificence rare.   Nous vifitames les autres, qui font auffi très claires, & ornées de peintures fymboliques qui ont rapport aux différens devoirs des Magiftrats Chrétiens. Les Armes de la Ville y font de tous côtés.   Elles font *d'argent , à une Aigle éployée de fable , membrée , onglée, & couronnée d'or.*   On prétend à Aix, que cet Hôtel de ville a été originairement le Palais où Charlemagne tenoit fa Cour, & qu'il l'avoit titré du nom de *Latran*, pour imiter en tout l'ancienne Rome. On trouve au moins des Actes de cet Empereur datés de ce Palais de *La-*

tran

tran à Aix; & Mr. *de Valois* en cite fous
ce nom.

Les apartemens d'en-haut ne font pas
moins fuperbes que ceux d'en-bas. Quoique tout ne fût pas encore achevé quand
nous y fûmes, nous ne pûmes refufer
notre admiration à la chambre qu'on
appelle, je croi, le *Confeil Impérial*,
près de la Chapelle; du moins on nous
y montra le Siège ou le Trône de l'Empereur. Tout le haut n'étoit autrefois
qu'une même Salle, qui avoit, dit-on, 170
pieds de long fur 60 de large au moins.
Cette longue Salle étoit deftinée au repas folennel qui fe donnoit au Couronnement des Empereurs, où les Electeurs
devoient avoir leurs tables féparées.
Comme les Empereurs ont perdu le goût
de fe faire couronner à Aix, il paroit
que cette Ville a auffi perdu l'efpèrance
d'y revoir cette cérémonie; car on a
pris les nouveaux apartemens fur la longueur de cette Salle. Elle devoit être
auparavant très remarquable par fon é-
tendue, & par la conftruction fingulière
de fa voûte, qui porte fur quatre groffes
colonnes creufes qui raffemblent les tuyaux de toutes les cheminées des a-
partemens inférieurs. Pour nous faire
juger de la dépenfe que le Magiftrat a
dû faire pour la remettre dans le goût
d'à préfent, Mr. l'Echevin nous montra
le plan de ce bâtiment, tel qu'il étoit
avant les réparations commencées en
1727.

1727. Il eſt certain qu'on auroit peine
à le reconnoître. Mais à mon avis, la
façade antique avoit quelque choſe de
plus majeſtueux que celle qu'on lui a
donnée. Elle étoit ornée de quantité
de ſtatues d'Empereurs, de Saints & de
figures grotesques, qui ont dû couter
des travaux & des ſommes immenſes.
Malgré le goût bizarre de ce tems-là,
on y voyoit un air de magnificence Gothique qui la diſtinguoit, & pour laquelle on ſe ſent je ne ſai quelle vénération
ſecrette.   Telle enfin qu'elle étoit alors,
elle a toujours paſſé pour une des plus
belles de l'Allemagne. L'Echevin nous
montra la copie de diverſes Inſcriptions
qui étoient autrefois ſur les portes &
dans les chambres, & qui en ont été
ôtées depuis ſon renouvellement : quoique peu élégantes, elles étoient aſſez
honorantes à la Ville pour mériter d'y
être conſervées. Je ne les rapporte point
ici, parce qu'elles ſe trouvent dans tous
les Auteurs qui ont écrit ſur cette Ville.

Au reſte, notre Guide nous aſſura que
ce ſuperbe bâtiment étoit pourtant l'ouvrage des Habitans, qui l'avoient élevé
à leurs fraix en 1350, cent ans environ
après un incendie qui avoit ruïné la Ville. Rien ne prouve mieux, lui dit le
Comte, que les richeſſes de votre Ville ſont inépuiſables. Sans doute, dit une
de nos Dames, que cette opulence eſt
fondée ſur le revenu des Eaux & des

P 5   Bains.

Bains. D. Nugnez prétendit que le Gouvernement Républicain de cette Ville y contribuoit plus qu'autre chofe, d'autant que fi elle étoit foumife à quelque Souverain, il en tireroit la fubftance ; & le Gouverneur qu'il y établiroit, l'épuiferoit encore par les droits qu'il s'attribueroit : au-lieu que de la façon dont elle fe gouverne, tous fes revenus entrent dans le Tréfor public. Cependant, dit le Chevalier, quoiqu'elle n'ait pas d'autre Souverain qu'elle-même, elle n'en eft guères plus libre à l'égard de l'Empereur, de l'Empire, & des Princes fes voifins, qui lui font fous d'autres noms payer affez cher la protection qu'ils lui accordent. . . C'eft le fort de tous les petits Etats, répondit l'Echevin : cependant le Gouvernement de notre Ville eft parfaitement libre. Ce font les Habitans qui gouvernent, & la Régence eft partagée en deux Collèges, dont l'un s'appelle *le grand Sénat*, & l'autre *le petit*. Le prémier, qui eft compofé de 129 perfonnes, connoit des affaires criminelles, & des différens intèrêts des particuliers. Les deux Confuls Régens font à la tête de ce Confeil, & recueillent les voix. Le petit Sénat eft compofé de 41 Membres, & juge des affaires de la Police, & de celles qui concernent le Commerce & les Métiers : l'adminiftration des Revenus publics eft auffi entre les mains

de

de ce Conseil.   Le Duc de Brabant a droit de protection sur la Ville: le Duc de Juliers en nomme le Bourguemestre, qui est comme Maire perpétuel des Bourgeois: & les Corps des Métiers qui composent la Communauté d'Aix, nomment tous les ans aux Charges de Consuls, de Sénateurs, d'Echevins & autres Magistrats.   Voilà, nous dit-il,   une idée générale du Gouvernement & de la Régence de cette Ville.

Après cette conversation, l'Echevin nous fit passer dans une autre chambre, où les Dames trouvèrent une jolie collation;   il nous fit servir du vin dans les *Pots d'honneur*, & nous bumes tous à la prospérité de la Ville, & au rétablissement de la splendeur dans laquelle Charlemagne avoit desiré de la voir.   L'Echevin qui étoit bon Citoyen, nous parut très flatté de ce verre, & en nous en remerciant,   il nous dit franchement, qu'il n'y avoit guères d'apparence.   Il nous cita ensuite une partie des Privilèges que cet Empereur avoit accordés à la Ville dans sa *Bulle d'Or*.   Nous ne pumes, à la vérité, savoir de lui, si l'Original de cette Bulle subsistoit encore, ou non: mais il alla chercher un cahier imprimé,   qui contient un Recueil de plusieurs Privilèges, & entre autres une Bulle de l'Empereur *Frideric II.* qui en renferme une autre de *Frideric I.* son Aieul, lequel y renouvelle celle de Char-

lema·

lemagne. Il eſt vrai que ce que chacun de ces Empereurs y affirme, eſt fondé ſur la foi de ſes Prédéceſſeurs; le témoignage même de Frideric I. qui eſt le plus important, n'eſt appuyé que ſur la repréſentation & les inſtances des Moines ou Chanoines de la Ville d'Aix, de ce tems-là: témoins un peu ſuſpects ſur l'article, ſuppoſé que l'Original de la Bulle de Charlemagne fût dès-lors perdu. On pourroit peut-être les ſoupçonner ſans injuſtice, d'avoir fait parler Charlemagne quelques ſiècles après ſa mort, comme ils croyoient qu'il auroit fait de ſon vivant. Je ne prétens pas en taxer Mrs. de la Ville d'Aix; mais il eſt certain que ces ſortes de *Proſopopées* n'étoient pas inconnues au Clergé de ces ſiècles, qui ſe prévaloit de l'ignorance des Princes & des Peuples. En ce cas, c'étoit aux *Frères de l'Egliſe* d'Aix à garantir la crédulité des deux Frideries qui ont confirmé de bonne-foi la Bulle de Charlemagne. On ne peut cependant s'empêcher de faire quelques obſervations critiques ſur les faits énoncés dans la Bulle du prémier de ces trois Empereurs. Le merveilleux qu'on y trouve, ſent ſi bien le *Protocolle* des Ecrivains Eccléſiaſtiques des huit, neuf, dix, onze & douzième Siècles, que l'on ne peut s'y méprendre. C'eſt peut-être anticiper le jugement du Lecteur, que de placer ici les réflexions que nous fîmes tous ſur ces Pièces: &

pour

pour éviter le foupçon de malignité contre des noms célèbres , j'infère ici ces
Bulles, telles qu'elles font , ou telles au
moins que l'Echevin nous les montra.
Indépendamment des Privilèges accordés à la Ville & à l'Eglife d'Aix, on y
trouve quelques faits hiftoriques , qui
malgré leur incertitude, font parfaitement du reffort de cet Ouvrage, puisqu'ils nous amufèrent agréablement, foit
par eux-mêmes, foit par les réflexions
qu'ils excitèrent.

Voici la Bulle, dont l'obligeant Echevin me donna copie.

PRIVILEGES MAGNIFIQUES ET PREROGATIVES,

Accordés par les Empereurs CHARLE-
MAGNE, FRIDERIC I. & FRIDE-
RIC II. *à la Ville Royale, Impériale,
& Libre d'*AIX-LA-CHAPELLE, *&
à fon Eglife Collégiale de N. Dame.*

,, *Au nom de la très fainte & indivifible
Trinité. Amen.*

,, FRIDERIC II. par la grace de
,, Dieu, * Empereur des Romains,
,, toujours Augufte, Roi de Jérufalem
,, & de Sicile. Nous nous fentons obligés

P 7

* On a fuivi la traduction du Sr. *Heifs* dans le
dernier Volume de fon *Hiftoire de l'Empire.*

,, gés de condefcendre aux juftes deman-
,, des de nos fidèles Sujets ; & fi nous
,, ne les écoutions favorablement, nous
,, ferions une efpèce d'injuftice, puis-
,, qu'elles ne contiennent rien que de
,, raifonnable. Nous faifons donc favoir
,, par ces préfentes Lettres à tous pré-
,, fens & à venir, que nos fidèles *Guil-*
,, *laume* Avocat de la Ville d'Aix, *Henri*
,, fon frère notre Trifcamérier †, &
,, *Théodoric d'Orlovesbergen*, Députés de
,, la part de nos fidèles Habitans de la
,, Ville d'Aix vers notre perfonne pour
,, les intèrêts publics de la mème Vil-
,, le, ont préfenté à notre Majefté Im-
,, périale certain Privilège à icelle li-
,, béralement & depuis longtems accor-
,, dé par *Frideric* notre Aieul de glo-
,, rieufe mémoire ; nous fupplians très
,, humblement de le renouveller , &
,, de vouloir de notre grace confirmer
,, tout le contenu en icelui, dont voici
,, la teneur de point en point.

Au Nom de la fainte & indivifible
Trinité. Amen.

,, F R I D E R I C par la grace de Dieu,
,, Empereur des Romains. Depuis que
,, par

---

† *Trifcamerarius*, felon *Du Cange*, étoit une Dignité inférieure à celle de *Chambellan*: ainfi au-
lieu de *Trifcamérier*, on pourroit dire *Soufchambel-*
lan.

„ par la clémence divine nous avons
„ pris en main les rênes de l'Empire Ro-
„ main, nous nous sommes proposé,
„ & nous n'avons rien eu plus à cœur,
„ que de suivre les traces des augustes
„ Rois & Empereurs qui nous ont pré-
„ cédé, & particulièremet du très grand
„ & glorieux Empereur CHARLES,
„ pour la conduite de notre vie, & le
„ gouvernement de nos Sujets ; afin que
„ l'imitant & l'aiant toujours devant les
„ yeux, nous maintenions à son exem-
„ ple les droits des Eglises, la forme
„ du Gouvernement de l'Etat, & ne
„ permettions pas que les Loix soient
„ aucunement violées dans toute l'éten-
„ due de notre Empire. En effet, les
„ amples & fidèles Mémoires que nous
„ avons de sa vie, nous apprennent bien
„ au long que son cœur n'aspiroit qu'a-
„ près la vie éternelle ; & combien dans
„ l'ardeur qu'il avoit d'étendre par-tout
„ le Nom Chrétien, & le Culte de la
„ sainte Religion, il a fondé d'Evêchés
„ & d'Abbayes ; combien il a bâti d'E-
„ glises, de combien de fonds & de re-
„ venus il les a enrichies ; combien en-
„ fin sa munificence & sa charité se sont
„ répandues en aumônes non-seulement
„ au-deçà, mais aussi au-delà des Mers.
„ Les pays de Saxe, de Frise & de West-
„ phalie, l'Espagne & les Vandales qu'il
„ a tous convertis à la Foi Catholique,
„ & par la prédication de l'Evangile &
„ par

„ *par l'épée*, nous fourniſſent une autre
„ preuve du zèle qu'il a eu pour la pro-
„ pagation de la Religion Chrétienne,
„ & pour la converſion des Infidèles;
„ & qu'en cela il s'eſt montré un puis-
„ ſant Athlète, & un vrai Apôtre. Et
„ quoiqu'on ne puiſſe pas dire que l'é-
„ pée ait tranſpercé ſon ame, on peut
„ dire cependant que les diverſes tri-
„ bulations qu'il a ſouffertes, les dan-
„ gèreux combats auxquels il s'eſt ex-
„ poſé, & le deſir perpétuel qu'il avoit
„ de mourir pour la converſion des
„ Païens, ont fait de lui un vrai Mar-
„ tyr. Nous le tenons aujourd'hui pour
„ un des Elus, & pour un ſaint Con-
„ feſſeur, & l'honorons en Terre en
„ cette qualité: croyant qu'après avoir
„ fait pendant ſa vie mortelle une pure
„ profeſſion de la vérité, & pratiqué
„ une ſincère pénitence, il a été reçu
„ en Paradis; & que comme Saint &
„ vrai Confeſſeur de la Foi, il en a ob-
„ tenu la Couronne dans le Ciel avec
„ les autres Saints. Animés puiſſamment
„ par les glorieux faits & les mérites du
„ très ſaint Empereur CHARLES;
„ excités auſſi par les inſtances de notre
„ très cher Ami l'illuſtre *Henri* Roi
„ d'Angleterre; munis du conſentement
„ & autorité du Seigneur Pape *Paſchal*,
„ & de l'avis de tous les Princes tant
„ Séculiers qu'Eccléſiaſtiques, pour la
„ découverte, exaltation & canoniſa-
„ tion

„ tion de fon très faint Corps, nous a-
„ vons tenu une Cour folennelle au jour
„ de Noël dans la Ville d'Aix; auquel
„ lieu ce très faint Corps avoit été fe-
„ crettement dépofé, par la crainte des
„ ennemis du dedans & du dehors:
„ mais aiant été manifefté par une ré-
„ vélation divine, nous l'avons levé &
„ exalté le 29 Décembre avec crainte &
„ révérence, à la vue d'un grand nom-
„ bre de Princes, & d'une grande af-
„ fluence d'Ecciéfiaftiques & de peuple,
„ avec Hymnes & Cantiques fpirituels,
„ pour l'honneur & la gloire du Nom
„ Chrétien, l'affermiffement de l'Empire
„ Romain, & le falut particulier de no-
„ tre très chère Epoufe l'Impératrice
„ *Béatrix*, & de nos fils *Frideric* & *Henri*.
„ Ces cérémonies aiant été folennel-
„ lement achevées, comme nous nous
„ informions dans ledit Lieu fondé par
„ ledit Empereur CHARLES, des Li-
„ bertés dudit Lieu, comme aufli des
„ Inftitutions légales, foit pour la Paix,
„ foit pour la Juftice, par le moyen
„ desquelles il avoit gouverné l'Empire
„ du Monde; *les Frères de ladite E-*
„ *glife* nous ont préfenté un Privilège
„ accordé par ledit faint Empereur
„ CHARLES à icelle très célèbre E-
„ glife, au fujet de fa fondation & dé-
„ dicace, & concernant les difpofitions
„ des Loix civiles & particulières de
„ ladite Ville: & pour obvier à l'abo-
„ lition

,, lition & extinction dudit Privilège,
,, foit par le tems, foit par oubli, nous
,, l'avons de notre Autorité Impériale
,, ici renouvellé. (*Enfuit la forme &*
teneur dud. Privilege donné par Charle-
magne.)

,, Nous CHARLES, qui par la gra-
,, ce de Dieu, règnons & gouvernons
,, l'Empire Romain, de l'avis des Prin-
,, cipaux de notre Etat, Evêques, Ducs,
,, Marquis & Comtes, & à la requête
,, de tous autres tant libres que non
,, libres, en plufieurs Affemblées géné-
,, rales tenues en divers Lieux de no-
,, tre Etat, avons, fuivant qu'il a fem-
,, blé à tous jufte & expédient, pré-
,, mièrement examiné les Privilèges des
,, faintes Eglifes, les Droits particu-
,, liers des Evêques dans l'adminiftra-
,, tion de la Juftice, les Droits auffi
,, & la manière de vivre des Prêtres
,, & autres Eccléfiaftiques; & confor-
,, mément aux inftitutions de nos Pré-
,, déceffeurs, les avons de nouveau
,, mis dans leur force & vigueur, con-
,, firmés & augmentés; fans déroger en
,, rien à tout ce que les bons Catholi-
,, ques qui s'étudioient à bien vivre,
,, ont inftitué & décerné de bon & d'u-
,, tile chacun de fa part, foit pour le
,, Spirituel, foit pour le Temporel. En-
,, fuite, de l'avis auffi des plus fages de
,, notre Etat, & fuivant la coutume de
,, nos Prédéceffeurs, & l'autorité qu'ils
,, ont

,, ont eue en qualité d'Empereurs, nous
,, avons diftingué la Loi des Saxons,
,, Noriques , Suèves, Francs , Ripua-
,, riens & Saliques, & icelle appuyée de
,, notre Autorité Royale & Impériale.
,, Non qu'elle ait été par nous inventée
,, & mife en avant ; mais feulement re-
,, nouvellée, amplifiée & rectifiée, ain-
,, fi que nous apprenons que nos Pères
,, & Prédécefleurs ont fait. Car vous
,, favez bien, & perfonne ne peut l'i-
,, gnorer, que tout ce qui a été une
,, fois ordonné & décerné par les Em-
,, pereurs & les Rois, doit toujours de-
,, meurer ferme & tenir lieu de Loix ;
,, & à plus forte raifon, ce qui aiant
,, été obtenu & pratiqué par tout ce
,, qu'il y a de gens bien fenfés, & qui
,, affectent un jufte difcernement dans
,, leur manière de vivre, aura été con-
,, firmé & validé par notre Majefté Roia-
,, le & Impériale. Vous donc, nos Pè-
,, res, Frères & Amis, qui vous intè-
,, reffez pour la gloire de notre Règne,
,, vous favez que nous n'avons rien re-
,, tranché ni abrogé de toutes les Con-
,, ftitutions de notre Père *Pepin*, les-
,, quelles vous avez demandé que nous
,, renouvellaffions, & leur donnions
,, force & vigueur, tant pour le bien &
,, l'honneur de la Sainte Eglife, que
,, pour le maintien des chofes tempo-
,, relles & des Loix ; mais qu'au con-
,, traire nous y avons ajouté ce que
,, nous

„ nous avons trouvé de meilleur. Nous
„ avons déféré à tous les pieux con-
„ feils qu'on nous a donné: nous avons
„ été les prémiers à requérir au milieu
„ de vous, l'équité des Loix, ne rejet-
„ tant aucune demande jufte & légiti-
„ me: nous avons acquiefcé à tout ce
„ que vous avez réfolu & demandé,
„ vous écoutant comme nos Pères &
„ nos Frères. NOUS VOUS PRIONS
„ DONC maintenant non-feulement d'é-
„ couter nos intentions & nos deman-
„ des, mais de travailler tous de bon
„ cœur à les exécuter; car nous ne de-
„ mandons rien que d'honnête & de
„ raifonnable, & à quoi toute la Gaule
„ & tous les Princes ne doivent donner
„ la main.

„ Vous favez ce qui nous arriva, lors-
„ qu'étant *allé un jour chaffer à notre or-*
„ *dinaire, & nous étant égarés dans les*
„ *bois, en nous écartant de ceux de notre*
„ *compagnie, nous nous trouvames dans*
„ *ce lieu qui a été appellé AIX à caufe de*
„ *fes Eaux chaudes : & comment nous*
„ *y découvrimes des Bains chauds, & un*
„ *Palais que GRANUS, Prince Romain,*
„ *Frère de Néron & d'Agrippa, avoit fait*
„ *bâtir il y a longtems: que voyant ces*
„ *lieux ruïnés par le tems, & tout cou-*
„ *verts de brouailles & d'épines, nous*
„ *les avons rétablis; & qu'aiant découvert*
„ *& apperçu dans les forêts fous les pieds*
„ *du cheval fur lequel nous étions montés,*

„ *des*

„ *des Ruisseaux d'eaux chaudes*, nous a-
„ vons enfuite dans ce même lieu fait
„ bâtir un Monaſtère de marbre pré-
„ cieux en l'honneur de Ste. *Marie* Mè-
„ re de notre Seigneur JESUS - CHRIST,
„ avec tout le ſoin & la magnificence
„ dont nous avons été capables : en ſor-
„ te que par l'aſſiſtance divine, nous a-
„ vons amené cet ouvrage à une ſi gran-
„ de perfection, que l'on ne peut trou-
„ ver ſon pareil.   Après avoir donc mis
„ la dernière main à cet admirable E-
„ difice, qui par une grace particulière
„ du Ciel ſurpaſſe même nos deſirs,
„ nous avons ramaſſé en divers Pays
„ & Royaumes, & notamment en Grè-
„ ce, ce que nous avons pu trouver de
„ Reliques des Saints Apôtres, Martyrs,
„ Vierges & Confeſſeurs, & les avons
„ fait apporter en ce Lieu ſacré, afin
„ que par leurs prières notre Empire
„ ſoit de plus en plus affermi, & que
„ l'on obtienne le pardon des péchés.
„ Outre cela, dans la ferveur & la
„ dévotion que nous avons toujours eue
„ pour ce Lieu & pour les ſaintes Reli-
„ ques qui y ont été raſſemblées par nos
„ ſoins, nous avons obtenu que le Sei-
„ gneur *Léon* Pape conſacrât & dédiât
„ lui-même cette Egliſe.   Auſſi étoit-il
„ bien juſte qu'une Egliſe qui ſurpaſſe
„ par la beauté de ſon architecture tous
„ les Edifices religieux de notre Empire,
„ & qui a été fondée par nos ſoins ro-
„ yaux

„ yaux à l'honneur de la Ste. Mère
„ de Dieu, les furpaffât encore par la
„ dignité de fa confécration, comme
„ auffi cette facrée Vierge elle-même eft
„ élevée au-deffus de tous les Chœurs
„ des Saints. C'eft pour cela que de
„ notre propre mouvement nous avons
„ fait venir en ce lieu ledit Seigneur
„ Pape, Chef de tous les Eccléfiafti-
„ ques, pour faire lui-même la confé-
„ cration & la dédicace de cette Eglife.
„ Nous avons auffi mandé avec lui les
„ Cardinaux de Rome, grand nombre
„ d'Evêques d'Italie & de Gaule, des
„ Abbés de tous les Ordres, & une mul-
„ titude d'autres Eccléfiaftiques, afin
„ qu'ils affiftaffent à cette facrée céré-
„ monie. Nous y avons auffi fait affem-
„ bler les Princes de l'Empire, & plu-
„ fieurs autres Seigneurs élevés en tou-
„ tes fortes de Charges & de Dignités,
„ comme Ducs, Marquis, Comtes, &
„ généralement tous les Principaux de
„ notre Empire, d'Italie, de Saxe, de Ba-
„ vière, d'Allemagne, & de la France
„ tant Orientale qu'Occidentale, les-
„ quels ont tous obtempéré à notre de-
„ fir. Etant donc là affemblés ledit
„ Seigneur Pape, & les autres fusdites
„ perfonnes éminentes en nobleffe & di-
„ gnités, nous avons obtenu d'eux par
„ la grande dévotion que nous avions,
„ tant pour le Lieu, que pour la Ste.
„ Mère de notre Seigneur J. C., que
„ l'on *drefferoit un Siège dans ladite E-*
„ *glife*

„ glife pour notre perfonne, que cette *Ville*
„ feroit tenue pour *ROYALE ET POUR*
„ *CAPITALE* de la *Gaule Cifalpine*; &
„ qu'en icelui Siège .*Royal*, les *Rois nos*
„ *fucceffeurs & héritiers de notre Empire*,
„ *aiant été duement initiés & facrés*, e-
„ xerceroient enfuite les fonctions Im-
„ périales dans la Ville de Rome plei-
„ nement & fans aucun empêchement.
„ Ce qui a été ainfi confirmé & ainfi
„ ordonné par led. Seigneur *Léon* Pape
„ de Rome, comme auffi par nous
„ CHARLES qui avons fondé ladite
„ Eglife & ledit Lieu : à ce que notre
„ préfente Conftitution & Décret de-
„ meurent fermes & inviolables, & que
„ *ce dit Lieu foit le SIEGE DE L'EM-*
„ *PIRE au-delà des Alpes & la VILLE*
„ *CAPITALE de toutes les Provinces de*
„ *la Gaule.* Nous ordonnons auffi, de
„ l'avis & fuivant l'intention favorable de
„ tous les Princes de l'Empire qui ont
„ affifté à la cérémonie de la dédica-
„ ce, que les Evêques, Ducs, Mar-
„ quis, Comtes & tous autres princi-
„ paux Seigneurs de la Gaule, fidèles &
„ affectionnés à l'Empire, en refpectant
„ & honorant ce Lieu & SIEGE IM-
„ PERIAL, le protègent & défen-
„ dent comme un rempart contre tou-
„ tes fortes de troubles & d'infultes.
„ Voulons en outre, que fi quelqu'un
„ par injuftice, ou par chicane, violoit
„ les Loix que nous avons établies &
„ entreprenoit de gréver & molefter
„ quel-

,, quelque perſonne que ce ſoit, de
,, condition libre ou autre, il ſe rende
,, en ce Lieu d'Aix que nous avons é-
,, tabli pour notre SIEGE IMPERIAL
,, & pour la Ville CAPITALE de la
,, Gaule: que les Juges & Protecteurs
,, du Lieu s'y trouvent auſſi, afin d'exa-
,, miner les Cauſes ſuivant l'équité: en
,, ſorte que les Loix reprennent leur vi-
,, gueur, que l'Injuſtice ſoit réprimée,
,, & la Juſtice rétablie. Puis donc que
,, par le Décret dudit Seigneur Pape,
,, par notre puiſſance Impériale, & par
,, votre conſentement, nous avons tel-
,, lement honoré ce Lieu que d'y éta-
,, blir notre SIEGE IMPERIAL, il
,, convient, & la choſe mérite nos ſoins
,, & notre application, que comme vous
,, voulez bien être non - ſeulement nos
,, auditeurs, mais auſſi exécuteurs de
,, nos demandes, vous nous accordiez
,, encore celle-ci, tendante à ce que
,, non-ſeulement les Clercs & Laïques
,, Habitans naturels de ce Lieu, mais
,, auſſi tous autres Etrangers qui deſire-
,, ront y établir leur demeure, pour le
,, préſent ou pour l'avenir, y vivent en
,, ſureté ſous la protection d'une Loi
,, libre, exemts de toute condition ſer-
,, vile; & que pareillement tous les des-
,, cendans desdits Habitans juſqu'à la
,, cinquième génération incluſivement,
,, quoique faiſant ailleurs leur demeure,
,, ne puiſſent être par aucuns de nos
,, Suc-

„ Succeſſeurs , ni par aucun machina-
„ teur que ce ſoit qui entreprendroit
„ de renverſer les Loix, privés du bé-
„ néfice de ladite Loi par nous pré-
„ ſentement dictée; ni être traduits de
„ la main de l'Empereur, ou du Roi,
„ dans celle de quelque perſonne que
„ ce ſoit, Noble ou autre, pour lui ê-
„ tre aſſujetti à droit de corvées. Tous
„ lesdits Seigneurs qui s'étoient rendus
„ de toutes parts à cette cérémonie,
„ acquieſcèrent à la demande & volon-
„ té du Grand Empereur CHARLES,
„ aſſurant que tout ce que led. Seigneur
„ Pape & l'Empereur avoient décerné
„ en cela, étoit bon & acceptable de-
„ vant Dieu; & tout ce qu'il y avoit là
„ de gens grands & petits s'écrièrent
„ d'une commune voix, que ladite pé-
„ tition de l'Empereur devoit être ren-
„ due authentique & confirmée par le
„ ban & publication de tous les Evê-
„ ques, Abbés & autres Prelats. (*Ici*
finit la Bulle de Charlemagne.)
„ Ainſi notre Ville CAPITALE
„ d'AIX, (continue *Fridéric I.*) a de-
„ quoi s'éjouir d'une joie inexprimable,
„ avec le vénérable Clergé & le Peuple
„ ſi dévot qu'elle renferme, de ce que
„ chacune des autres Villes conſidèra-
„ bles de notre Empire , qui forment
„ comme un diadème précieux, étant
„ enrichie & relevée de quelque orne-
„ ment particulier, elle ſeule ſe trouve

Tome I.   Q   éle-

„ élevée par-deſſus & comme enchâſſée
„ ſur le ſommet de notre Couronne, où
„ elle brille comme une Roſe de pier-
„ res précieuſes très éclatantes. Sa gloi-
„ re eſt principalement rehauſſée, en
„ ce qu'elle poſſède le Corps ſaint d'un
„ Patron, qui pour avoir ſi fort avan-
„ cé la Foi Chrétienne, & réformé les
„ mœurs, fait aujourd'hui l'ornement de
„ l'Empire Romain. Car c'eſt un effet
„ de la main du Très-haut, & par un
„ échange très heureux, que la *Ville*
„ *d'AIX ne doit plus ſa fondation à Gra-*
„ *nus Frère de Néron, mais du très ſaint*
„ *Empereur CHARLES; non plus à un*
„ *Païen & à un ſcélérat, mais à un Em-*
„ *pereur Catholique.* Nous donc, mar-
„ chant ſur ſes traces & imitant ſa pié-
„ té, autant que la grace de Dieu nous
„ l'a permis, *avons pris & prenons ſous*
„ *notre protection Impériale le vénérable*
„ *Clergé de la Ville d'AIX, avec l'Egliſe*
„ *magnifique de la très Ste. Vierge Marie*
„ *Mère de Dieu, & tous ſes fonds & re-*
„ *venus; comme auſſi la Ville d'AIX elle-*
„ *même , CAPITALE & SIEGE DE*
„ *L'EMPIRE d'Allemagne , avec tous ſes*
„ *Habitans grands & petits :* & ce fai-
„ ſant, lui confirmons toutes les Liber-
„ tés & les Droits qui lui ont été accor-
„ des par le très ſaint Empereur CHAR-
„ LES, & ſes Succeſſeurs. Voulant·&
„ ordonnant par une Loi irrévocable,
„ que tous lesdits *Habitans de la Ville*
„ *d'AIX*

„ *d'AIX vaquent à leurs affaires, & com-*
„ *mercent dans toute l'étendue de l'Empire*
„ *librement & sans aucun empêchement,*
„ *exemts de tous impôts, charriages & tri-*
„ *buts.* Défendons aussi, comme a fait
„ le très saint Empereur CHARLES, à
„ toutes personnes de molester ceux qui
„ seroient originaires de cette Ville SA-
„ CRE'E & LIBRE, en attentant à leur
„ liberté, & s'ingèrant de les en priver.
„ *N'entendons point non plus qu'aucun Roi*
„ *ou Empereur ait le pouvoir d'asservir au*
„ *Fief de quelque personne que ce soit, au-*
„ *cun de ceux qui en quelque lieu qu'ils*
„ *fassent leur demeure, appartiendront à ce*
„ *Siège.* Enfin pour donner à toutes les
„ sacrées Constitutions du très glorieux
„ Empereur CHARLES, une force &
„ validité perpétuelle, nous avons fait
„ dresser les présentes Lettres, icelles
„ fait sceller & signer de la Bulle d'Or,
„ & marquer de notre Sceau.
„ Collationné par moi *Henri*, Proto-
„ notaire du sacré Palais, au nom & en
„ l'autorité de *Christian* Archichance-
„ lier, & Electeur de Mayence. Donné
„ à Aix l'an de l'Incarnation de Notre
„ Seigneur mil cent soixante-six, In-
„ diction quatorzieme, le 8 Janvier
„ l'an quatorze du Regne de *Fridéric*
„ très glorieux Empereur des Ro-
„ mains, & le second de son Empire.
„ Nous donc (reprend *Fridéric II.*) à
„ ce que la fidélité, & les bons servi-
                    ces

,, ces de nos Sujets ne demeurent fans
,, récompenfe: attendu la fidélité pure,
,, & l'affection fincère que le Corps de
,, nosdits fidèles Habitans a marqué en-
,, vers la perfonne de notre Majefté, &
,, le faint Empire ; & en confidèration
,, des agréables fervices qu'ils ont ren-
,, dus jufqu'à préfent tant à nous qu'à
,, l'Empire, & de ceux qu'ils pourront
,, nous rendre encore à l'avenir; étant
,, enclins de nous-mêmes à écouter fa-
,, vorablement leurs requêtes, avons fait
,, inférer de mot à mot le Privilège du
,, fusdit Empereur (Fridéric·) notre très
,, honoré Aieul, dans le préfent Acte
,, par nous accordé; confirmant de no-
,, tre grace Impériale, tout ce qui eft
,, contenu en icelui. Ordonnons & dé-
,, fendons par la même Autorité Impé-
,, riale, qu'aucun Duc, Marquis, Com-
,, te, ou autre perfonne de quelque qua-
,, lité & condition qu'elle foit, Ecclé-
,, fiaftique ou Laïque, par une entrepri-
,, fe téméraire, contre la teneur du pré-
,, fent Privilège, ne s'avife d'inquiéter,
,, molefter, ou aucunement troubler le
,, fusdit Corps, fous les peines de notre
,, indignation, & de cent livres d'or pur
,, d'amende applicable une moitié à no-
,, tre Chambre (Impériale) & l'autre moi-
,, tié à ceux qui auront été léfés. ·Et
,, afin de rendre ftable & d'une vigueur
,, perpétuelle la mémoire dudit renou-
,, vellement & confirmation de Privilè-
　　　　　　　　　　　　,, ge,

,, ge, nous avons fait dreſſer les pré-
,, ſentes Lettres, & à icelles fait atta-
,, cher un Sceau d'or portant notre Ef-
,, figie, en préſence de *Raimond* Comte
,, de Toulouſe, *Ernich* Comte de la Fo-
,, rêt, *Berthold* Comte du Sacré-Mont,
,, *Richard* Comte de Cazerte, Maitre
,, *Pierre de la Vigne-Thiebaut*, *François-
,, Gerard de Buengow*, & de pluſieurs
,, autres. Fait l'an de l'Incarnation de
,, N. S. 1244, au mois d'Août, Indic-
,, tion deuxieme, ſous l'Empire de *Fri-
,, déric II.* très glorieux Empereur des
,, Romains, toujours Auguſte, Roi de
,, Jéruſalem & de Sicile, l'an 20. de ſon
,, Empire, & de ſon Règne de Sicile le
,, 46. Donné à Piſe, l'an, mois & In-
,, diction comme ci-deſſus. Etoit le
,, Sceau travaillé en or, pendant en
,, ſoye rouge.

Eh bien, Meſſieurs dit le Chevalier
en ſe tournant vers le Comte & moi,
douterez-vous encore de la fondation
d'Aix par *Grannus*, de ſa parenté avec
Néron & Agrippa, & de la découverte
des Fontaines chaudes par Charlemagne? Je ne conteſterois, lui répondis-
je, ni l'un ni l'autre article, ſi j'étois
auſſi à portée que l'étoit l'Empereur
Fridéric, de vérifier la Bulle de Charlemagne que lui préſentèrent ceux qui y
ſont appellés les *Frères de l'Egliſe d'Aix*.
Je ne voulus pas en dire davantage,
pour ne pas mortifier notre Echevin.

Q 3　　　　　Mais

Mais le Comte, & nos Dames même, l'embarrafferent un peu. Je croi, dit le Comte, que Monfieur ne s'offenfera pas, fi je lui dis que de ces trois Pièces, la plus importante eft celle qui me paroit la moins fûre. Je n'ai aucun intèrêt à contefter les Privilèges de l'Eglife d'Aix: mais je croi pouvoir dire que la Bulle qui porte le nom de Charlemagne, me paroit incomplette; elle ne porte ni feing, ni témoins, & elle n'eft pas collationnée comme les autres. Ce défaut me femble effentiel, & me feroit foupçonner ceux qu'elle appelle *les Frères d'Aix*, d'avoir interprété les bons fentimens de leur Fondateur, ou du moins de les avoir fait revivre. *Aubert* * *le Mire*, que je vous ai déja cité ci-devant, continua le Comte, avoue en rapportant cette Bulle, qu'il a beaucoup de fujets de douter de fa validité. Il ne la rapporte même, à ce qu'il dit expreffément dans une Note, *que pour ne point fupprimer l'éloge que l'on y trouve de l'Eglife d'Aix.* Du refte, il déclare *que cette Pièce lui eft abfolument fufpecte, à caufe des qualifications, titres & dignités* qui s'y trouvent exprimées, & qui n'étoient point encore ufitées au tems de Charlemagne. Le Comte, en faveur des Dames qui n'étoient point à notre prémier entretien, ajouta les ob.

* * *Aub. Mir. Cod. Donat. piar. pp.* 14. *& 15. vol. L.*

objections que l'on peut former contre l'authenticité de ce prétendu Diplome de Charlemagne, en le conférant avec une Charte du même Empereur, & une autre de *Lothaire*, qu'*Aubert le Mire* prétend avoir vues dans les Archives de l'Eglise de Notre-Dame d'Aix. . . J'avoue, dit la Vicomtesse, que ces raisons sont un peu mortifiantes : mais sans entrer dans un détail trop savant pour moi, il me paroit qu'à juger de cette Pièce seulement par les règles du bon-sens, on doit s'appercevoir qu'elle se contredit elle-même. On fait dire à Charlemagne, qu'il a trouvé les ruïnes d'un Palais, & des Bains chauds, dans des lieux sauvages ; & la manière dont il le raconte insinue qu'il en fut étonné, & qu'il ignoroit qu'ils y fussent. Il décide pourtant que ce Palais démoli avoit été bâti par un Prince Romain, frère de Néron & d'Agrippa : cela n'est pas clair. Puisqu'il ignoroit le lieu même, comment en connoissoit-il le Fondateur ? Peut-être, Madame, répondit D. Nugnez, qu'il y trouva quelque Inscription qui s'est perdue depuis : car cette Tour ne porte pas sans raison le nom de *Grannus*. Je vous avoue, dit Madame de la Br... que cette Histoire ressemble si fort à celles de S. Eustache, de S. Hubert, & de quelques autres Saints Chasseurs de ces tems-là, qu'elle en paroit copiée mot pour mot. . . . Madame a raison, re-

Q 4

prit

prit le Comte: c'étoit le goût de ces fiècles; & à notre honte, je dirai encore que c'étoit un peu celui de nos anciens Ecrivains Allemands. Les Habitans de *Carlsbadt* ont une Hiſtoire toute pareille à celle-ci, pour la découverte de leurs Fontaines chaudes. Ils ont été cependant plus circonſpects que Mrs. d'Aix: ils ont ſuivi le Protocolle des Hiſtoires de ce tems-là, quant au merveilleux; mais au moins, ils ont gardé les bienſéances. Ils attribuent * la découverte de leurs Bains à l'Empereur *Charles IV.* & prétendent que ce Prince étant auſſi à la Chaſſe, (vers l'an 1370,) fut attiré dans le fond des Bois par les pitoyables cris d'un Chien qui pourſuivant un Cerf, étoit tombé dans un ruiſſeau d'eau chaude, inconnu juſques-là. Ils ajoutent que cet Empereur s'étant peu après bleſſé à la cuiſſe, avoit éprouvé en ſe baignant dans ces Fontaines, leur ſalutaire vertu. Voilà du merveilleux, dit le Comte; mais il n'y a rien de contradictoire. J'avoue cependant que l'avanture de Charles IV. paroit moulée ſur celle de Charlemagne... J'en jurerois presque, dit Mad. de la Br... car les faiſeurs d'Hiſtoires & de Légendes trouvèrent la prémiere invention ſi belle, que quand ils vouloient faire arriver quelque choſe de merveilleux à leurs Héros,

* *J. Gothofred. Berger. de Thermis Carolinis, p.* 2.

Héros, c'étoit toujours dans le milieu des Bois, & en les égarant à la Chasse. Trouvez-vous qu'ils eussent grand tort? dit en riant la Frelle Suédoise; ils ne pouvoient, ce semble, mieux placer leurs Héros, pour éviter les témoins incommodes. C'est à dire, Mesdames, ajouta la Vicomtesse, que vous regardez ces Chasses en des lieux solitaires à l'égard de ces Histoires, à peu près comme le rideau de la Comédie, derrière lequel un Auteur fait arriver tout ce qu'il n'ose exposer sur la scène. L'Echevin lui-même ne put s'empêcher de rire de cette saillie, mais il ne répondit pas à nos objections.

Je craignois cependant que notre conversation ne lui déplût, lorsque le Seigneur Anglois qui étoit avec nous, ajouta pour le consoler, quelques traits sur l'origine des Eaux de *Bath*, qui n'augmentèrent pas notre crédulté sur l'histoire de celles d'Aix. C'est dommage, Monsieur, lui dit-il, que ces Dames ne soient pas venues aux Eaux de Bath en Angleterre; elles s'y feroient plus familiarisées avec l'antiquité, & vous les trouveriez un peu plus indulgentes sur l'histoire de vos Fontaines. Mais qu'y aurions-nous vu, Mylord, dit Mad. de la Br...? Mille merveilles, Madame, reprit Mylord: vous auriez vu, & cru sans doute, que la Source des Eaux chaudes de Bath fut jadis une Fontaine confacrée à Pallas ; qu'elle fortoit d'un Temple dédié au Soleil, à Hercule & à Minerve, où cette Divinité réfidoit en corps & en ame ; & que par cette raifon, le Lieu que l'on nomme aujourd'hui *Bath*, s'appelloit autrefois *Caër Palladwr*, & qu'il a pris le nom de *Bath* par honneur pour *Bladudus*, un de nos prémiers Rois Bretons, qui prît la peine de dégager ces Sources de deffous leurs ruïnes & d'y bâtir des Bains, qu'en reconnoiffance de fes foins, on a appellés de fon nom *Caër Bladud*, & enfuite *Bath*. Ce Roi *Bladud* ou *Bladudus*, eft encore bien plus ancien que Charlemagne ; car fuivant nos Chronologiftes, il a dû être contemporain du Prophète *Elie*, & à ce compte il y auroit déja près de 2600 ans qu'il feroit mort. Notre *Bladud* étoit pour le moins auffi favant que Charlemagne : il avoit fait fon Cours d'Académie à Athènes, d'où il étoit revenu grand Philofophe, & habile Mathématicien. Sans doute, Monfieur, reprit la jeune Suédoife, qu'on y conferve auffi quelque Bulle Grecque de ce bon Roi, où tout cela eft prouvé clair comme le jour. Point tout à fait, reprit agréablement Mylord ; mais on ne peut impunément douter de ceci, quand on eft à *Bath*, où cette hiftoire, & la généalogie de *Bladud*, fe lifent dans une Infcription, * que l'on s'eft

avifé

* Voici l'Infcription. *Bladulus Ludhudibrafii octavi*

à

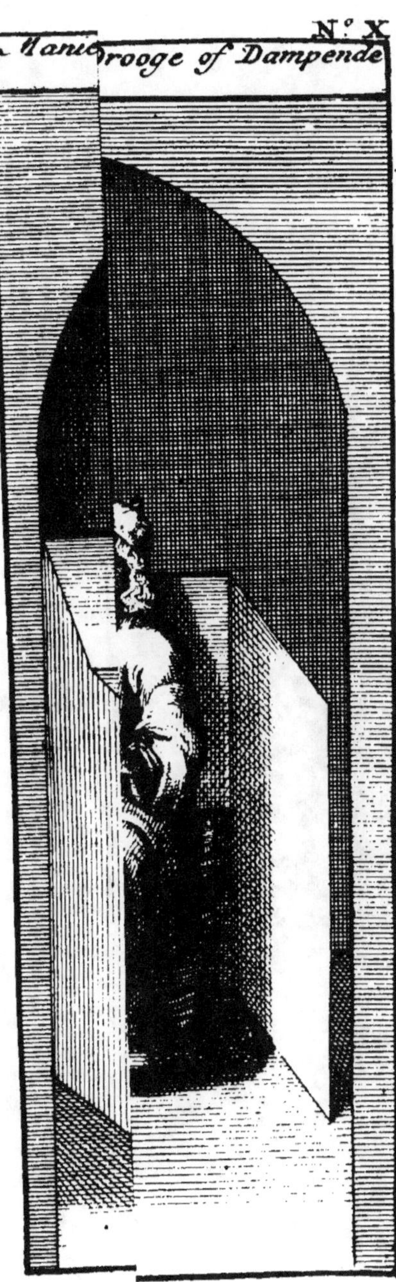

Nº X.
Manie drooge of Dampende

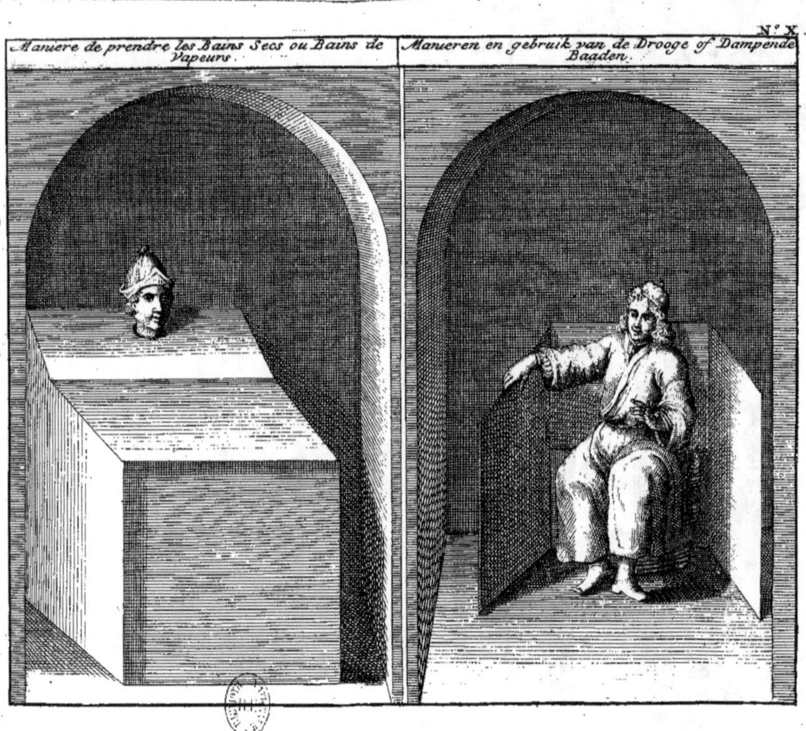

Maniere de prendre les Bains Secs ou Bains de Vapeurs.
Manieren en gebruik van de Drooge of Dampende Baaden.

avifé d'y mettre en 1672. La date eſt un peu récente, reprit la Vicomteſſe ; & j'aime mieux m'en tenir encore aux Bulles des deux Fridérics par rapport à *Grannus* ; elles fatiguent moins ma foi, que l'Inſcription de Bath à l'égard de votre Roi *Bladud*. Si l'antiquité des Eaux d'Aix eſt moins reculée, elle paroit mieux fondée ; & les témoins qui dépoſent en ſa faveur, ſont bien plus voiſins de l'époque qu'ils établiſſent, que l'Auteur de l'Inſcription Angloiſe ne l'eſt de votre *Bladud*. Par ce mot la Vicomteſſe nous réconcilia avec l'Echevin, à qui notre critique commençoit à déplaire. Au reſte, il profita de la narration de Mylord, pour juſtifier la Tradition de ſa Ville. Il convint de bonne grace, que c'eſt une maladie de toutes les Nations, de chercher dans la plus obſcure Antiquité dequoi relever l'origine des choſes, que l'on ne doit qu'à l'Auteur de la Nature. Cet aveu nous fit faire une réflexion plaiſante : c'eſt que les hommes, qui craignent tant de vieillir eux-mêmes, ne ſont jamais plus ſenſiblement flattés que lorsqu'ils peuvent

prou-

à *Bruto Brittannorum Regis filius, Philoſophus juxta ac Mathematicus magnus, Athenis educatus, Lac Balnea primus retexiſſe, fundaſſe-que traditur, annis ante Chriſtum ſexaginta tribus ſupra octingentos, hoc eſt annis ab hinc bis mille quingentis & triginta quinque.*
Anno Domini MDCLXXII.

Q 6

prouver qu'ils tiennent par quelque endroit à quelque chofe d'ancien. Nous
fimes pourtant excufe à l'Echevin, de la
liberté avec laquelle nous avions parlé
devant lui; mais, outre qu'il étoit accoutumé à ces petites critiques, il étoit
fi galant-homme, qu'il nous protefta que
loin de s'en offenfer, il étoit charmé de
donner lieu à des doutes qui avoient
leur utilité. C'eft une juftice que je fuis
obligé de rendre à fa mémoire: je n'ai
rien vu de plus obligeant & de plus cor-
dial envers les Etrangers que l'étoit cet
honnête-homme, dont la mort eft une
vraie perte pour fa Ville, & pour ceux
qui y viennent.

Ce qu'il nous avoit montré dans la
Maifon de ville, fit le lendemain à la
Fontaine le prémier fujet de notre entretien. Le Prince y donna lieu par les
excufes qu'il fit aux Dames de n'avoir
pu les y accompagner, & elles lui rendirent compte de notre Differtation fur
les Bulles des deux Empereurs Fridérics. Il nous trouva bien hardis d'a-
voir ofé expliquer nos doutes fur ces
Pièces facrées, dans le Palais même de
la Magiftrature d'Aix, où les Mânes
de Charlemagne font prefque adorées;
& il en conclut, que nous avions dû
compter beaucoup fur la complaifance
de notre Guide. Ce petit reproche,
que nous méritions à jufte titre, ne fup-
pofoit pourtant pas dans le Prince un
plus

plus grand fonds de crédulité que chez nous ; car il lui échappa dans la suite des traits de critique beaucoup plus forts que ceux qu'il blâmoit. Il commençoit même à nous débiter mille choſes rares au ſujet de Charlemagne, dont ſa famille prétend deſcendre, lorſqu'une petite allarme fit changer la converſation.

Le Valet de l'Abbé dont j'ai raconté l'Hiſtoire, parut tout effrayé ſur la Gallerie, demandant à tout le monde un Médecin pour ſecourir ſon Maitre qui ſe mouroit dans le Bain. Comme la douceur du caractère de cet Abbé, & le récit de ſon malheur, m'avoit inſpiré pour lui une véritable eſtime, & que notre compagnie avoit pris du goût pour lui, ſur le portrait que j'en avois fait, nous nous intèreſſames tous à cet accident. Le Prince lui envoya ſon Chirurgien, & les Dames me prièrent de lui porter tout ce qu'elles avoient ſur elles d'Eſſences & de Poudre - d'or. J'entrai dans le Bain où il étoit, & je le trouvai en effet très mal & très abbattu. Il étoit baigné de ſueur, mais d'une ſueur froide & preſque glacée. La connoiſſance lui étoit cependant revenue, & il me fit ſans parler un petit ſigne d'amitié. Le Comte & D. Nugnez entrèrent un moment après, pour ſavoir de la part du Prince & des Dames de quoi il s'agiſſoit: & nous aidames ſon Valet,

&

& ceux du Bain, à le mettre au lit. A
l'aide de nos Effences, & des fecours
que le Chirurgien du Prince lui donna
à propos, il fe trouva bientôt en état
de nous remercier de nos attentions,
& de nous raconter lui-même ce qui
avoit donné lieu à cet accident.

Il nous dit que s'entretenant la veille,
de l'origine de fes maux avec une efpèce de Médecin qui étoit à la fuite de
Mylord M. . . . cet Anglois lui avoit
confeillé de prendre le *Bain fec*, pour
expulfer par de violentes fueurs, ce que
la malignité du poifon pouvoit avoir
laiffé dans tout fon corps. Le remède
étoit féduifant, & promettoit à l'imagination un effet fenfible & promt. Pour
le rendre encore plus actif, l'Abbé,
par les confeils du même Médecin, avoit
avalé avant de prendre le Bain, une
dofe extraordinaire de Thériaque, qui
par elle-même eft un puiffant fudorifique,
& un véritable Antidote. Ces deux remèdes combinés jettèrent en un moment le pauvre Abbé dans une fueur fi
abondante, qu'il s'évanouit. L'un des
deux fuffifoit affurément pour diftiller
entièrement un tempérament ordinaire,
& pour peu que l'on ait l'idée de ces
Bains fecs, on doit comprendre le danger où ce pauvre Malade fut jetté par
l'imprudence de fon Charlatan. La dif-
fipation dans laquelle j'avois vêcu jufques-là à Aix, ne m'avoit pas encore
don-

donné le tems d'examiner ces différentes fortes de Bains, dont l'invention eſt
extrèmement curieuſe : l'accident de l'Abbé me donna occaſion de me mettre
au fait.

Il y en a de pluſieurs fortes, que l'on
appelle tous à Aix, *Bains ſecs*, ou *Bains
de Vapeurs*. Ce dernier nom ſembleroit
pourtant leur convenir mieux, car les
Médecins diſtinguent *les Bains ſecs de Vapeurs* d'avec les *Bains de Vapeurs humides*. Par les prémiers, ils entendent des
ſueurs provoquées ſeulement par le moyen des briques, ou des pierres bien
chaudes & preſque ardentes, que l'on
met le long des reins, ſous les aiſſelles
& à la plante des pieds d'un Malade. Ils
appellent *Bains humides* de Vapeurs,
l'exhalaiſon de quelque liqueur ſpiritueu-
ſe, comme du Vin ou de l'Eau de vie,
ou de quelque décoction d'herbes, dont
on raſſemble les vapeurs dans des eſpèces d'entonnoirs, au moyen desquels
on les fait recevoir aux parties malades,
pour ouvrir les pores & provoquer les
ſueurs. Les Bains *vaporeux* d'Aix &
de Borſet ont imité, & perfectionné
même tout ce que la Médecine avoit
inventé en ce genre. Ces *Vaporatoires*,
que l'on trouve dans presque toutes les
maiſons où il y a des Bains, ſont infiniment variés, pour la commodité des
Malades, & ſelon l'eſpèce d'infirmité.

La machine dont l'Abbé s'étoit ſervie,
n'eſt

n'eſt pas abſolument inconnue, dit-on, à ceux qu'un indiſcret uſage des plaiſirs a condamnés à des remèdes odieux, & que Dame *Vénus* a réduits à prendre *Mercure* pour Médecin. Je la vis; c'eſt une eſpèce de boîte plus haute que large, qui peut avoir quatre pieds de haut ſur trois de largeur. Elle eſt doublée en dedans de linges propres, & il y a un ſiège ſur lequel le malade s'aſſied, vêtu d'une chemiſe ſeulement. La boîte ſe ferme exactement de tous côtés, pour que l'air n'y puiſſe entrer. Le deſſus même ſe ferme de deux planches taillées chacune en demi-lune, qui viennent ſe rejoindre autour du cou, en ſorte que l'on n'apperçoit que la tête du Malade. Ces machines ſont toujours placées dans les chambres ſous leſquelles paſſent des canaux d'Eau *Thermale*, qui vont remplir les Bains : le pavé de la chambre eſt percé en rond immédiatement au deſſus du tuyau ou réſervoir, & l'ouverture eſt couverte d'une eſpece de ſoupape de cuivre qui s'ouvre en tournant ſur un pivot, pour donner l'iſſue aux vapeurs d'eau chaude, autant qu'il eſt ordonné, & ſuivant les forces du Malade. Ces exhalaiſons ainſi renfermées dans la boîte, s'inſinuent bien plus facilement dans le corps, pénètrent les parties les plus ſecrettes, détachent les humeurs peccantes, & les font réſoudre par les ſueurs qu'elles provoquent.

quent. Cependant ce remède, tout innocent qu'il eſt, doit être ſagement ad-
miniſtré. Il eſt dangèreux d'y reſter trop
longtems ; & il eſt peu de perſonnes
qui puiſſent ſupporter la doſe d'exhalaiſons que fournit la ſoupape entière. Il
eſt bon d'avertir ici ceux qui s'y expo-
ſent, de s'en rapporter abſolument au
jugement des Médecins du Lieu : il faut
même avouer à la gloire de ceux d'Aix,
qu'ils ont à ce ſujet une discrétion très
louable ; & l'Abbé s'en fût mieux trouvé, s'il eût pris leurs directions. Il eſt
aiſé de comprendre après cette description-
tion, à quel péril il s'étoit expoſé : on
ne le voit pourtant encore qu'à demi.
A peine l'Abbé s'étoit placé dans la boîte, où il ne devoit reſter qu'un très petit quart-d'heure au plus, qu'il envoya
ſon Valet chercher un bouillon qu'il
devoit prendre en ſortant. Son domes-
tique s'arrêta dans la cuiſine, un peu
plus qu'il ne penſoit. Le Maitre qui
comptoit tous les inſtans, & qui cui-
ſoit presque dans ſon Etuve, fit quelques efforts pour ſe dégager de cet étui ;
& dans les mouvemens qu'il ſe donna
inutilement pour en ſortir, il dérangea
malheureuſement la ſoupape, & augmenta par-là le danger. La vapeur trouvant alors une libre iſſue, pénétra tous
ſes pores, développa les principes de la
Thériaque qu'il avoit priſe, & en les
exaltant avec une violence extrème, lui
                                    cauſa

cauſa dans un moment des vertiges, des défaillances, & un aſſoupiſſement, dans lesquels il eût expiré, s'il n'eût été promtement ſecouru à l'arrivée de ſon Valet. Il s'y ſeroit infailliblement étouffé ; car l'état de foibleſſe où il étoit appeſantiſſant tout ſon corps, entrainoit ſa tête, & lui ſerroit la gorge contre les deux aix qui joignoient le cou. Il n'avoit peut-être plus que quelques inſtans de vie, lorsque ſon Valet revint : du moins il avoit encore les yeux enflés, & le viſage pourpré, lorsque j'accourus auprès de lui. Il étoit comme enivré des exhalaiſons ſouphrées dont il étoit pénétré, & la ſueur qu'elles lui cauſoient à l'aide de la Thériaque qui faiſoit fermenter ſon ſang, l'avoit jetté dans un épuiſement extrême : enfin il fut obligé de reſter couché dans la maiſon du Bain. Les ſueurs continuèrent tout le jour avec une abondance extraordinaire, & l'on craignit pour ſa vie, malgré les aſſûrances contraires que le Chirurgien du Prince nous donna.

Immédiatement après le diner, j'allai rendre aux Dames les boîtes de Poudre d'or & les flacons, qu'elles m'avoient donnés pour ſecourir le pauvre Abbé. Elles n'étoient que médiocrement inſtruites de ſon avanture : elles frémirent au détail que je leur en fis, & voulurent abſolument lui envoyer le Médecin dont elles ſe ſervoient, & qui m'avoit donné

ſes

ſes avis pour boire les Eaux ſans danger. Il étoit actuellement avec elles: mais il en fit quelque difficulté, ſur ce qu'il n'étoit point appellé. Cependant il cèda à leurs inſtances, & y alla avec D. Nugnez. Il nous dit à ſon retour, que graces au tempérament robuſte de Mr. l'Abbé, il n'y avoit pas à craindre pour ſa vie, & que pour peu qu'il pût ſupporter ſes ſueurs, il y avoit tout à eſpèrer pour ſon entier rétabliſſement. La ſuite vérifia cet heureux pronoſtic, & augmenta notre confiance pour cet habile homme; qui nous avoua ſans jalouſie, que le Chirurgien du Prince conduiſoit le Malade avec beaucoup de ſageſſe.

Le Prince, qui entra dans le moment, fut charmé de ce témoignage. Il amenoit le vieux Général de . . . . avec lui, & le préſenta aux Dames. La connoiſſance fut bientôt faite; il avoit connu le Perè des Dames Suédoiſes dans les dernières Guerres de Suede & de Pologne. Il fit pour le prouver un catalogue aſſez ennuyeux des diverſes occaſions où ils s'étoient vus. Un vieil Officier entêté de ſes exploits, eſt toujours un meuble peu amuſant dans un cercle de Dames. Les nôtres furent peu rejouïes de la connoiſſance de Mr. le Général, quoiqu'il fit le galant avec elles. Il leur dit à toutes cent choſes tendres & paſſionnées, mais d'un air ſi ſec & ſi uſé, que s'il eût ajouté qu'il étoit prêt à mourir d'amour, on

cût

eût pu croire la moitié du compliment.
Sa figure étoit un vrai squélette habillé.
Il avoit le visage pâle, maigre, déchar-
né, & sa face étoit entourée d'une
grande perruque à travers laquelle on ne
voyoit presque que son nez. En un mot,
il avoit l'air d'un vieux Satyre ; peut-être
en avoit-il l'inclination, comme on le
verra plus bas. Aussi les Dames aimèrent mieux parler Médecine, que de lui
répondre ; & en attendant l'heure de
l'Assemblée, elles interrogèrent leur Médecin sur l'origine & l'usage des Bains
de vapeurs. Le Médecin nous dit, que
leur usage à Aix n'avoit guères plus de
soixante ans d'antiquité : nous n'avons
pas même la gloire de l'invention, dit-
il ; mais je ne sai à qui la rapporter.
C'est sans doute aux Allemands, dit le
Prince, à qui vous devez l'attribuer.
Le nom d'*Etuves* qu'on leur donne ordinairement, est un mot dérivé de notre Langue, dans laquelle on appelle
Stube les lieux échauffés par nos Poê-
les, qui sont si propres à provoquer la
sueur dans les tems les plus froids. De
ce mot on a formé celui de *Badt-Stube*,
qui signifie *Bain d'étuves*, ou Bain de
vapeurs, que les Médecins employent
en Allemagne dans les lieux où il n'y a
pas de Bains naturels. Ainsi, ajouta le
Prince, il y a toute apparence que c'est
à l'imitation de nos *Etuves*, que l'on a
pratiqué ici ces Bains secs. Avec la permission

miffion de Votre Alteffe, reprit le Chevalier, fi l'Allemagne a donné le nom d'Etuves aux Bains de vapeurs, comme il n'y a pas lieu d'en douter, je croi que l'invention en eft dûe aux Italiens. Cette efpèce de Bain eft fort ancienne chez eux. L'on trouve en plus d'un endroit d'Italie, des Grottes & des Caves deftinées à cet ufage. Le Royaume de Naples en eft plein, & l'on en trouve quantité du côté de *Bayes*. J'ai vu, dit-il, les Bains de *Tirtoli* qui font près de Pouzzol: c'eft une Etuve naturelle, où l'on prend le degré de chaleur dont on a befoin. Cette Etuve eft une longue Grotte fort antique, que l'on dit être un ouvrage des anciens Romains. Si cela eft, les Bains de vapeurs font plus anciens qu'on ne le croit; car cette Grotte n'a jamais eu d'autre ufage, du moins qui foit connu. Elle eft située le long de cette Campagne fouphrée, que l'on voit fumer & bruler jour & nuit. Cette Grotte eft tellement échauffée par les vapeurs fouterraines, que l'on commence à fuer dès que l'on y entre. La chaleur y eft fi fenfible, qu'on fent les exhalaifons chaudes fortir des deux côtés. Je vous avoue, dit la Vicomteffe, que je n'aimerois point à aller fuer dans cet endroit; je craindrois toujours que les vapeurs ne s'enflâmaffent, & que je ne m'y viffe griller. Qui fait fi cette Grotte n'a pas quelque communication avec

le

le Mont Véfuve? Il y a encore, reprit le Chevalier, quelque diftance de l'une à l'autre; &, comme j'ai eu l'honneur de vous le dire, elle paroit avoir été pratiquée exprès pour fuer : fa conftruction a quelque chofe de fort particulier. La Grotte de Tirtoli, qui eft un refte des anciennes *Thermes* des Romains, eft compofée de fix chemins creufés à la façon des Mines fous une montagne. Il y a diverfes chambres avec des bancs, ou lits de pierre, fur lesquels les Malades fe couchent pour fuer à leur aife. L'Hôpital de Naples, à qui la propriété de ce lieu appartient, y envoye tous les ans fes Malades à diverfes faifons, & on y en voit quelquefois des troupes de cinq ou fix cens à la fois, qui y demeurent huit ou neuf jours. On montre une grande Salle à l'entrée de la Grotte, avec des reftes de Statues antiques, qui marquoient autrefois du bout du doigt fur leurs corps, les maux dont ces *Etuves* guériffoient. On prétend même qu'elles étoient fi fouveraines, que trois Médecins de *Salerne*, jaloux de l'efficace de ces Bains, vinrent furtivement mutiler ces Statues, & effacer les Infcriptions, qui fervoient de directions aux Malades.

Un peu plus loin, & près du *Lac Agnano*, on voit encore le *Sudatorio di San Germano*. C'eft une grande chambre voûtée, où l'on fent en entrant une chaleur

leur extrème, caufée naturellement par les vapeurs fulphureufes de la terre. On en fait remonter l'antiquité affez haut; car, fuivant ce que j'ai déja eu l'honneur de vous raconter touchant le miracle de *S. Germain*, il y a au moins 1200 ans que ce Sudatoire eft connu. Il y a outre cela dans les environs, quantité d'autres petites Cabanes deftinées à cet ufage, pour ceux qui ont des maladies honteufes, ou pour les pauvres qui vont s'y guérir à peu de fraix depuis un tems immémorial. Suppofé donc l'antiquité de la Grotte de *Tirtoli*, répondit le Prince, je conviens que nos *Stubes* d'Allemagne n'en font qu'une imitation; & je me fouviens que les Romains qui avoient pouffé fi loin la magnificence & la délicateffe des Bains, avoient auffi des Etuves pour y fuer. Surement, Monfeigneur, dit D. Nugnez, & ces Etuves étoient même très ingénieufement inventées. C'étoit ordinairement une grande Salle, où l'on entroit par un veftibule échauffé doucement par la vapeur des Bains chauds qui étoient à côté, afin que ceux qui y alloient ne fuffent pas incommodés par le changement d'air, en paffant fubitement du froid au chaud, & du chaud au froid. De ce veftibule on entroit dans la Salle d'étuves; elle étoit presque toujours ovale, voûtée & fans fenêtres. La voûte étoit extrèmement bombée, & il y avoit une

ou-

ouverture au milieu pour donner du jour
dans la Salle: mais de peur qu'il n'en-
trât trop d'air par cette ouverture, ou
que la pluye n'incommodât ceux qui y
étoient, on avoit suspendu au dessus une
espèce de grand bouclier, qu'ils faisoient
hausser ou baisser plus ou moins, selon
le degré de chaleur qu'ils vouloient avoir
dans l'Etuve; auprès de laquelle il y a-
voit, comme dans les Bains, divers ca-
binets pour se faire frotter & parfumer.
Rome est pleine encore de ces Edifices,
& j'en ai vu plusieurs. Avouons, dit la
Comtesse Suédoise, que les Romains a-
voient poussé la volupté jusqu'au dernier
période; car je ne croi pas que les plus
habiles Baigneurs de nos jours eussent
pu rien imaginer de plus sensuel. Les
Grecs ne leur cèdoient en rien à cet é-
gard, Madame, reprit le Médecin;
c'est d'eux que les Romains ont pris l'u-
sage des Bains en général, & celui des
Etuves sèches en particulier: si je n'ai
point eu l'honneur de vous le dire d'a-
bord, c'est que j'ai compris que Son
Altesse ne me demandoit que l'invention
des Bains de vapeurs tels qu'ils sont ici.
Je sai, poursuivit le Médecin, que les
Etuves en général sont d'un usage extrèmement ancien: on les inventa à Lacédémone, dont elles conservent le nom
parmi les anciens Auteurs, qui les con-
noissent sous celui de *Laconicum.* On
prétend même que leur invention est dûe

à la

à la sage politique de ces Peuples, qui crurent que les Bains d'eaux chaudes ne servoient qu'à rendre les hommes lâches & efféminés, ou du moins à les entretenir dans les délices. Quelques * Auteurs attribuent cette réforme à *Apollonius de Thyane*, qui de l'avis des Ephores fit défendre les Bains. On sait du moins qu'il cria beaucoup contre l'usage des Bains chauds. Cependant, comme il faloit y substituer quelque chose de semblable, pour prévenir peut-être les murmures des Citoyens accoutumés à cet exercice, on inventa les *Etuves*, où par le moyen des fourneaux qui étoient au dessous, chacun pouvoit aller suer, autant qu'il convenoit à sa santé. Les Romains aiant imité toutes les coutumes des Grecs, enchérirent encore sur leur luxe, & comptèrent parmi leurs plus chères délices cette nouvelle espèce de Bain, que les sages Lacédémoniens avoient inventée dans une vue bien différente. Je croi, continua le Médecin, que les Pères de l'Eglise n'ont tant crié contre les Bains, que pour enlever au Paganisme la gloire de cette réforme. Il y a même toute apparence que *Clément Alexandrin*, qui avoit parcouru toute la Grèce pour recueillir les Maximes des Philosophes, avoit puisé à Lacédémone les déclamations

qu'il

* *Danet Diction. Antiqu't. Rom.* Article *Balnea.*

Tome I.   R

qu'il fait contre les Bains chauds. Il traite leur ufage d'*impudente volupté* † : il interdit aux hommes toutes fortes de Bains chauds, fi ce n'eft en cas de maladies ; les défend aux jeunes-gens, & ne permet aux femmes que les Bains tièdes…. Heureufement, dit le Chevalier, que fa Morale n'a point fait Loi dans l'Eglife ; cette Ville y perdroit trop, fi pour s'y baigner en fureté de confcience, il faloit produire des Certificats de maladie. Enfin chacun dit fon mot.

Toute férieufe qu'étoit cette converfation, elle n'ennuyoit que le vieux Général, qui bâilloit de toute fon ame. Les Dames fe faifoient un fecret plaifir de la prolonger malicieufement, à deffein de l'écarter ; car il les menaçoit de les accompagner à l'Affemblée, & toutes quatre craignoient également qu'il ne fût de leur partie. Le Prince, qui voyoit leur embarras, s'en divertiffoit au fond du cœur, d'autant qu'il n'avoit amené le vieux Général, que pour faire une malice à la jeune Frelle, à qui il vouloit, difoit-il, le donner pour Galant. Un incident qui furvint, dérangea le badinage du Prince, & vengea la Frelle : nous laiffames la Médecine & les Bains de vapeurs, pour raifonner fur un objet plus matériel & des plus phyfiques.

Dans

---

† *Clem. Alexand. dans fon Pédagogue.* Voyez Mr. *Barbeyrac, Morale des Pères, Chap. V. §. 23.*

Dans le fort de notre Differtation fur les Etuves , nous fumes interrompus par les huées & les criailleries de quantité de perfonnes. On crut d'abord que c'étoit quelque badinerie entre les Laquais , & l'on n'y fit que peu d'attention. Cependant , entre les éclats de rire , quelqu'un crut diftinguer la voix d'une perfonne qui gémiffoit. Enfin le bruit redoubla , & devint fi importun , que nous pouvions à peine nous entendre dans l'apartement où nous étions. Le Comte fortit pour appeller un Valet, & favoir la caufe de ce tumulte; mais ils étoient tous fi fort occupés , qu'il fut obligé d'aller dans la cour , voir par lui-même ce dont il s'agiffoit. Il fut quelques momens à revenir, & comme fa préfence impofa filence à la troupe mutine , nous le foupçonnames d'avoir régalé fes gens *à l'Allemande*. Il parut cependant un peu après, & pria notre Médecin d'aller fecourir un Valet qui étoit pris d'une colique fi violente , qu'elle lui caufoit des convulfions étranges qui faifoient rire les autres. Le Comte n'y entendoit pas fineffe , & paroiffoit auffi touché de l'état de ce Malade , qu'il étoit irrité de l'infenfibilité de cette canaille. Nous croyions même que le patient étoit un de fes gens ; mais il nous dit que c'étoit le More de Mr. le Général , & qu'il ne pouvoit comprendre pourquoi l'on avoit fi peu de pitié de ces misérables. Nous fumes tous surpris de la maladie subite de ce Nègre, que nous avions vu quelques momens auparavant jouer avec les autres Valets. C'étoit d'ailleurs un garçon gros & gras, & d'un embonpoint assez ordinaire à ses semblables. Nos réflexions déplurent apparemment au Général; il pâlit, & nous n'avions garde d'en deviner la cause. Il se remit cependant, & nous dit que son More étoit sujet à ces accidens, & nous fit sur cela je ne sai quel conte assez mal lié. Le Médecin revint en riant, & parla en particulier au Général, qui sortit aussi-tôt. On questionna le Médecin; il se fit un peu prier: enfin il nous dit qu'il n'avoit jamais vu d'homme sujet à une colique si extraordinaire, & qu'il étoit bien trompé si le pauvre More n'étoit en mal d'enfant; & je gagerois, ajouta t-il en riant de toute sa force, qu'il ne tardera pas à accoucher.

Cette idée fit faire un éclat de rire à toute la compagnie; non pas que personne crût le fait en soi-même, mais seulement par les réflexions que chacun y attachoit. Apparemment, s'écria la Vicomtesse, que c'est ici le pays des Miracles: on y voit tous les jours quelque prodige nouveau. Nous avons vu une Muette parler, un Mort ressusciter; & voici un Garçon qui accouche. Cette dernière merveille n'est certainement

pas

pas la moindre. Eſt-ce aux Eaux, eſt-ce à l'air du pays, ou aux Cendres de Charlemagne, que nous devons ces rares évènemens ? On ſe mit à rire encore. Cependant, quand nous fumes un peu remis, chacun pria le Médecin de nous expliquer, s'il etoit poſſible, le myſtère de cette maladie. Il perſiſta dans ce qu'il avoit dit & nous proteſta auſſi ſérieuſement que l'exigence du cas le permettoit, qu'il étoit ſûr que le pauvre More accoucheroit dans peu, ſi cela n'étoit déja fait; & qu'il avoit ordonné d'avertir une Sage-femme. Nouveaux éclats de rire auſſi-tôt de notre part, qui furent répondus, comme par Echo, de la troupe de Laquais qui étoient ſous nos fenêtres. Le Comte lui-même, malgré ſa pitié, penſa ſe pâmer, & D. Nugnez oublia ſa gravité. On fit mille plaiſanteries à ce ſujet, malgré la préſence des Dames & de la jeune Frelle. Il faut, dit le Prince, qu'au pays de ce More ce ſoit la mode que les hommes accouchent. Apparemment, ajouta le Chevalier, qu'il vient des Terres Auſtrales & du pays dont *Sadeur* a fait la relation, & où il dit que les hommes naiſſent dans le ſein des autres hommes, & ſe multiplient à la façon des arbres. C'eſt donc grand dommage, dit Madame de la Br . . . que la *Bourignon* ſoit morte; elle trouveroit dans cet évènement le modèle ſur lequel elle

le

le a imaginé la figure & la fécondité du prémier Homme. C'étoit de quoi ajouter un volume à ſes extravagantes viſions. Il n'y eut ſorte de badineries enfin que cette hiſtoire ne nous fît dire. C'etoit pourtant *gratis*, car nous ne ſavions encore qu'imparfaitement de quoi il s'agiſſoit. Les Dames feignoient de croire que le Médecin avoit fait cette plaiſanterie pour les divertir. Le Prince, avec tout ce que nous étions d'hommes, penſoit un peu différemment, & plus juſte. L'abſence du vieux Général ſembloit d'ailleurs éclaircir l'affaire. Elle ne fut pas longtems obſcure. L'Hôteſſe de la maiſon ouvrit aſſez brusquement la porte de la chambre où nous étions, & moitié colère, moitié raiſon, ſe plaignit amèrement du ſcandale & de l'embarras qu'on lui cauſoit. Qui auroit jamais cru, dit-elle, qu'un homme de condition eût ſouffert à ſa ſuite une fille déguiſée en Valet, & ſur-tout une vilaine Nègreſſe qui vient accoucher chez moi ? . . . La colère de l'Hôteſſe réveilla notre belle humeur; nous ne lui répondimes que par des éclats de rire réitérés, dont nous penſames étouffer, ſans que la préſence de Mr. le Général, qui rentra un moment après elle, pût nous retenir. Perſonne n'eut la force de lui parler; il n'y eut que le Prince qui oſa le féliciter ſur l'augmentation de ſa maiſon. Apprenez - nous, Mr. le Général,

lui

lui dit-il, où vous avez pris votre More ?
Si tous les garçons de son pays accouchent comme lui, j'en voudrois lever
un Régiment ; ils ne tarderoient pas à
me faire une Armée.   Le Général ne
rioit que médiocrement de l'avanture,
& quelque envie qu'il eût de se fâcher,
il n'osoit, à cause du Prince.   Il voulut
cependant en badiner aussi, & il eût
mieux fait de commencer par-là : mais
son embarras & ses plaisanteries forcées
nous divertissoient autant que l'avanture
même.   L'Hôtesse d'ailleurs le pressoit
de payer la Sage-femme, & de la dédommager elle-même des peines que cette
affaire lui avoit causées.   Le Général,
qui n'aimoit pas à payer, cachoit son a-
varice sous le nom de bienséance, &
prétendoit qu'il y avoit pour lui quelque
infamie à entrer dans cette affaire.   Il
renvoya l'Hôtesse vers le garçon accouché & ses autres Valets : ceux-là préten-
doient s'excuser aussi du payement.   Ils
avoient plus de raison, parce que l'Accouché avoit déclaré en présence même
de son Maitre, que sa colique étoit du
fait d'un Valet resté en Allemagne. Cette scène fut très divertissante, & nous
ne cherchions pas à l'abréger. Nos Dames disoient, que pour la rareté du fait,
c'étoit à nous autres hommes à payer
en commun les couches d'un de nos pareils.   Les badineries recommencèrent :
le Général se fâcha, & se plaignit de ce
R 4   que

que nous paroiſſions croire qu'il eût quelque part à l'avanture ; & pour nous prouver le contraire, il ſortit, & fit chaſſer
ſur le champ ſon More, & un Valet qu'il
accuſoit du fait, parce qu'il les avoit
toujours, diſoit-il, trouvés fort unis: il
leur fit ôter ſa livrée ; cependant il n'en
paya pas moins les fraix de la *Géſine*.
Il auroit ſans doute mieux fait de garder l'un & l'autre ; car le Laquais, piqué
de cet affront, cauſa d'une façon fort
indiſcrette dans la ſuite, parmi les ca-
marades. Les Dames demandèrent grace pour la pauvre Nègreſſe qui méritoit
quelque compaſſion dans l'état où elle
étoit, vu l'ignorance & la groſſièreté
dans leſquelles on élève ces miſérables
créatures. L'Hôteſſe promit aux Dames
d'en avoir quelque ſoin. La Comteſſe
Suédoiſe & Mad. de la Br. . . . eurent
la curioſité d'aller la voir. Elles nous
dirent à leur retour, que malgré la compaſſion que cette miſérable leur avoit fait,
elles n'avoient pu s'empêcher de rire en
la voyant. Une Accouchée en habit
d'homme, doit faire en effet un objet
très comique. Les circonſtances de
cette avanture la rendoient encore plus
burleſque. Perſonne n'avoit ſoupçonné
l'état du More: les Valets même avec
qui il étoit toujours, ne s'en étoient
point défiés. Ce qui dévoila le myſtère, fut une querelle que la Nègreſſe
prit avec nos Valets qui badinoient avec
elle,

elle, comme ils ont coutume de faire
avec ceux de cette couleur. Le More
se fâcha: il n'étoit pas le plus fort, les
autres le prirent, & le bernèrent entre
eux, en se le jettant les uns aux autres.
Dans ce jeu, le More culbuta deux ou
trois fois assez violemment, & ces chu-
tes avancèrent son terme, qui n'étoit
encore qu'à moitié. Le coup fut triste;
car l'Hôtesse nous assura que la Nègresse étoit accouchée du plus joli petit Mu-
lâtre qui fut jamais.

La colère du Général, la peine qu'il
prit d'aller voir l'Accouchée, & les
soins qu'il eut de se disculper du fait,
ne persuadèrent pas tous ceux à qui il
en parla.   Les plus modérés crurent
qu'il n'ignoroit pas absolument l'état de
son More, & que le Valet qu'il avoit
chassé, n'avoit peut-être d'autre crime
que d'avoir indiscrettement partagé les
faveurs de la Moresque. Tout favorisoit ce soupçon. Le Général étoit vieux,
avare, débauché & bizarre. Il n'étoit
plus en âge de plaire, & les Dames ne
pouvoient le souffrir. Il n'y avoit que
l'or & l'argent qui pussent faire valoir
ses soupirs, & il n'aimoit pas la dépense. Sa Nègresse pouvoit à moindres
fraix suppléer à ses inclinations. On
nous assura d'ailleurs quelque tems après,
que la Nègresse étoit allé rejoindre son
Maitre. Quoi qu'il en soit, nos Dames
ne voulurent plus le revoir, & le Prin-
R 5

ce

ce fe vit obligé de leur faire excuf:
de leur avoir amené ce vieux Satyre:
& pour faire fa paix avec elles, il offrit
le Bal à la jeune Frelle, d'autant qu'il é-
toit trop tard pour aller à l'Affemblée.
Elle l'accepta, & pendant qu'on ran-
geoit la chambre. & qu'on étoit allé
chercher les Violons, chacun fit fes
réflexions fur cette avanture. Les uns
voulurent excufer le vieux Général, en
la rejettant fur fes Valets; d'autres lui
en firent l'honneur tout entier. Les
prémiers ne pouvoient comprendre
qu'un homme qui avoit vieilli à la Cour
& dans un Monde poli, pût fe livrer à
de fi *noires* inclinations; & regardoient
le déguifement de la Nègreffe comme
un ftratagème, foit de la part de ce
prétendu More, foit de la part du Valet qu'on lui donnoit pour Galant. On
raconta à ce fujet mille petites rufes
en ufage parmi la Livrée, qui lorfque
l'amour la talonne, ne le cède à perfonne en artifices. Ce fait en feroit u-
ne preuve nouvelle, s'il étoit vrai que
le Général n'y eût eu aucune part, &
que la Nègreffe, comme il fe tua de
nous le dire, lui eût été préfentée en
habit d'homme par le Valet qu'il chaf-
fa. Quoi qu'il en foit, cette fcène comique nous divertit extrèmement; &
quoique paffée fous nos yeux, ainfi que
celles de la Muette, & du Parifien reffufcité, nous convinmes que nous aurions

rions eu peine à y ajouter foi, fi quelqu'un nous les eût racontées. Nous en
conclumes enfin, qu'il n'eſt pas de Lieux
plus féconds en avantures de toute eſpèce, que les Endroits où l'on va prendre les Eaux. Si l'on ramaſſoit en effet
tout ce qui s'y paſſe à chaque Saiſon
dans les différens Cercles, & les Socié-
tés diverſes qui s'y forment, on feroit
des volumes remplis des ſingularités les
plus bizarres.

Les Inſtrumens que le Prince avoit
envoyé chercher, étant arrivés, on ne
ſongea plus qu'à ſe divertir. La Symphonie attira quelques perſonnes, que
l'on refuſa, parce que c'étoit moins
un Bal qu'un divertiſſement particulier.
Cependant le Prince aiant vu paſſer la
jolie Marquiſe de *C.* . . . avec ſa Mère, il leur envoya ſon Gentilhomme
pour les prier d'entrer. Elles étoient
ce ſoir un peu mieux accompagnées :
les deux Frères n'étoient point avec
elles ; mais elles étoient conduites par
un Commandeur de S. Lazare, & un
Conſeiller du Parlement de Paris. On
prolongea les Menuets en leur faveur,
& nous continuames les Contredanſes
fort avant dans la nuit. Les rafraichiſ-
ſemens que le Prince fit préſenter nous
ſervirent de ſouper, dont l'avanture du
Général faiſoit la *Rocambole.* La converſation étant revenue ſur ce chapitre,
chacun s'égaya de ſon mieux ; mais per-
R 6

ſon-

fonne ne le fit fi joliment que Don Nugnez.　Il difparut pour un moment , il
quitta fon habit, refta en vefte, fe mit
un crêpe fur le vifage, & fit une efpèce de Tocque à la Moresque. Il rentra
dans la chambre fous ce déguifement,
qui furprit agréablement toute la compagnie.　Il fit plufieurs révérences Ara-
besques, & ordonnant aux Violons de
jouer une *Sarabande*, il la danfa avec toute la grace poffible. Son Valet lui aiant
apporté un moment après fes Caftagnet-
tes, il danfa une *Chaconne* dans le vrai
goût Arabe.　Le Chevalier qui aimoit
paffionnément la danfe , & qui les favoit toutes , imita le déguifement de
Don Nugnez, & ils s'efforcèrent à l'envi de divertir les Dames par cette efpèce de Ballet. D. Nugnez l'emporta cependant ; car comme la Sarabande a quelque chofe de férieux & de lent, la gravité Efpagnole s'en accommode mieux
que la vivacité Françoife.　Ce divertiffement, où tout fe faifoit à l'impromp-
tu , réjouit infiniment la compagnie ,
fur-tout par la liaifon fingulière que ces
Danfes Morefques avoient avec l'avanture du *More accouché*. Il eft vrai, qu'au
grand fcandale des Buveurs & des Médecins, nous ne nous féparames qu'à
deux heures après minuit, fort fatisfaits
de notre journée.

　Perfonne de nous ne parut le lendemain à la Fontaine : la fatigue de la
veil-

veille nous retint tous au lit. Quoique
j'en fortiſſe fort tard, je fus des prémiers levés, & j'allai éveiller D. Nugnez. Nous nous fimes un plaiſir d'aller
lutiner le Comte & le Chevalier, fous
prétexte de les amener à la Toilette des
Dames. Tandis qu'ils s'habillèrent,
nous paſſames au quartier de l'Abbé pour
favoir comment il ſe portoit. Nous le
trouvames fort bien, excepté qu'il é-
toit pâle, un peu foible & maigri. Un
jour & demi de fueurs continuelles ab-
battroit un tempérament de fer. L'Abbé
cependant n'eut pas lieu de s'en plaindre. Ses fueurs avoient entièrement
diſſipé fa paralyſie. Il nous fit remarquer qu'il avoit recouvré le libre uſage de ſes bras & de ſes jambes. Nous
lui en fimes nos félicitations, & dans
le tems que nous étions avec lui, un
Valet de pied du Prince & les Laquais
des Dames vinrent ſucceſſivement demander des nouvelles du Malade. Nous
primes cettĕ occaſion de nous faire annoncer chez elles. Nous y allames, &
après avoir un peu badiné ſur l'hiſtoire du jour précédent, nous leur racontames l'état ſurprenant où nous avions
vu l'Abbé. Elles en furent auſſi étonnées que nous, & marquèrent quelque
impatience de le voir, tant par curioſité, que par cet air de bonté que les Malades d'Aix ont les uns pour les autres.
A Aix on n'obſerve pas tant de meſu-
R 7 res ;

res ; la cordialité fait faire des démarches dont on rougiroit ailleurs. La
partie fut remise à l'après-midi: le rendez-vous fut à la Gallerie. Le Prince
s'y trouva ; & comme nous étions à
deux pas du Bain où l'Abbé étoit resté, Son Altesse lui fit annoncer la visite des Dames. Nous le trouvames habillé ; il reçut la compagnie avec beaucoup de civilités, & nous fit voir par
divers mouvemens, qu'il avoit lieu de
croire qu'il étoit guéri. Il raconta suc-
cintement l'histoire de son empoisonnement, & fit servir du caffé. Les Dames, pour l'égayer, lui racontèrent à
leur tour l'avanture du More, qu'il savoit
déja. On en rit beaucoup encore, &
le Médecin qui entra pour le voir, vint
fort à propos pour nous rappeller les
circonstances burlesques de l'accouche-
ment. Chacun lui fit compliment sur
son habileté. Il en faloit pour démêler
si juste les symptomes d'une femme prête d'accoucher, dans le pouls d'un Malade que personne ne soupçonnoit d'être
femelle. Il nous avoit d'ailleurs assuré
que la Crise imprudente dans laquelle le
Charlatan Anglois avoit jetté l'Abbé,
pourroit être heureuse, si elle étoit bien
conduite ; & l'effet avoit vérifié son rai-
sonnement. Insensiblement nous rentrames dans la Dissertation des Bains de
vapeurs.

Nous en étions à Lacédemone, dit le
Prin-

Prince, quand le More accoucha ; &
nous parlions, ce me femble, des *Etuves* que les Ephores avoient fubftituées
aux Bains, parce qu'ils foupçonnoient
les Bains d'énerver les hommes. Mais
je ne me fouviens plus de la conclu-
fion que Mr. le Médecin vouloit en tirer. . . . La voici, Monfeigneur, reprit le Médecin : c'eft que quel qu'ait
été le prémier but, & l'ufage des *Etuves*, chez les Peuples qui les inventè-
rent, la Médecine en a fu tirer parti
pour la confervation, ou le rétabliffement de la fanté. Les Médecins Allemands ont été les prémiers à s'en fervir, comme Votre Alteffe l'a remarqué,
& ils ont fuppléé par leurs *Badt-Stuffs*,
aux Bains que la Nature nous fournit
ici. Mais comme les Afthmatiques a-
voient peine à les fupporter, parce
que les vapeurs chaudes ramaffées dans
un lieu fermé leur offufquoient la ref-
piration, on a imaginé ces efpèces d'E-
tuves que vous voyez ici. Perfonne n'a
fu me dire encore bien précifément qui
eft celui qui les a introduites à Aix,
mais je croi que c'eft le célèbre *Blondel*. Les prémières qui y parurent,
ont été faites dans le *Kleine-Badt* ; c'eft
tout ce que j'en fai. L'invention, pourfuivit-il, eft pourtant affez belle & affez utile, pour que l'on aimât à en connoitre l'Auteur. Si les Etuves ordinaires, & les Bains de vapeurs artificiel-
les,

les, font de quelque fecours dans la
Médecine, il eft inconteftable que des
Etuves échauffées par des vapeurs pré-
parées par les mains de la Nature même, doivent être infiniment plus efficaces. J'ofe dire que l'ufage bien entendu de ces *Vaporatoires*, eft encore plus falutaire que nos Bains mêmes.
Quelque puiffante qui foit notre Eau
Thermale contre les maladies les plus
tenaces, il eft pourtant d'expérience,
qu'elle ne les guérit qu'à force de ré-
péter les Bains; parce que leurs parties les plus fubtiles s'evaporent & s'é-
chappent dans la préparation, jufqu'à
ce qu'elles foient parvenues au degré
de chaleur fupportable. Les Etuves au
contraire en confervent toute la force
& la vertu. Ces Bains fecs raffemblant
dans un petit efpace les vapeurs les plus
fines, & les fubftances les plus fpiri-
tueufes de nos Eaux, les enchainent
en quelque forte aux parties malades;
& comme elles n'ont point d'iffue, &
qu'elles ne peuvent retourner vers leur
fource, d'où elles font continuellement
repouffées par de nouvelles vapeurs, elles font comme forcées de s'infinuer
dans le corps, qu'elles embaument de
ce fouphre médicinal dont elles font
impregnées. Ces fortes de Bains de vapeurs font efficaces, fur-tout, pour détacher les humeurs froides, pour fondre
les dépôts qu'elles font dans le corps,

&

& pour amollir les Loupes & les Squirrhes. Ils font d'ailleurs infiniment plus commodes aux Femmes, aux Vieillards, aux Enfans, & à tous les tempéramens délicats. Oh! furement, s'écria l'Abbé, ils ne le font pas pour le mien! car j'ai bien cru y étouffer: ainfi, Monfieur, rayez-moi du catalogue. Le Médecin, fans s'étonner de la faillie de l'Abbé, lui repréfenta que l'accident qui lui étoit arrivé, étoit moins la faute des *Etuves*, que celle de fon Charlatan & de fon Valet; & qu'il avouoit que fa guérifon étoit l'effet d'une témérité plus heureufe qu'imitable. Je gage cependant, dit-il, que dans quelques jours Mr. l'Abbé prêchera hautement la bonté de nos Bains fecs. Auffi, pourfuivit-il, l'expérience qu'on en fait tous les jours, a engagé ceux à qui les Bains appartiennent d'en perfectionner la pratique; ils en ont inventé de toutes fortes, qui font extrèmement utiles & commodes.... Nous allames les voir, & l'on nous montra la funefte boîte où l'Abbé s'étoit mis. Nous en vimes d'autres où le Malade ne reçoit les vapeurs que fur quelques parties du corps feulement, & dans lesquelles il n'expofe ou n'enferme que les membres affectés de douleur. Après avoir examiné ces diverfes fortes d'Etuves, nous revinmes dans l'apartement de l'Abbé.

En vérité, Monfieur, dit la Comteffe en rentrant, je n'ai pas de peine à imaginer

giner l'antiquité des Etuves, & leurs bons effets par rapport à la santé: je croi que les hommes ont été amenés à ce remède par cet inftinct naturel, qu'ils ont tous pour leur confervation. L'origine de ces Bains de vapeurs eft peut-être auffi ancienne que le Monde, à en juger par l'ufage qu'en font les Peuples les plus groffiers, & peut-être les plus heureux, puifqu'ils fuivent encore les infpirations de la Nature toute fimple. J'ai lu dans quelque Relation, dit-elle, que les Sauvages de la *Virginie* & de *Maryland* fe guériffent par une manière d'Etuve fort fingulière. Quand quelqu'un d'eux eft attaqué de fièvres violentes, de celles fur-tout qui font précédées de friffons, ils creufent dans le fable au bord de la Rivière des efpèces de Fours, qu'ils échauffent à force de bois; & lorfqu'ils jugent le Four affez chaud, ils y étendent leurs Malades au moment que le friffon les faifit: l'ardeur du Four leur caufe en un inftant une fueur des plus violentes, qui eft augmentée par le redoublement de la fièvre; & quand ils voyent le Malade affoibli par cette évacuation, ils le retirent du Four, & le plongent dans la Rivière jufques par deffus la tête. Ils les guériffent de cette façon; & les Sauvages du Canada ne connoiffent presque point d'autres remèdes.

Il eft un peu violent, Madame, repliqua le Comte; cependant vos voifins

les

les Moſcovites le pratiquent auſſi depuis longtems avec le même ſuccès, & ce n'eſt pas ſûrement l'étude qui le leur avoit appris. Un Seigneur de ce pays-là m'a raconté que lorsque ſes Payſans ſont malades, ils ſe jettent tout nuds dans des eſpèces de Fours chauds aſſez vaſtes pour pouvoir contenir pluſieurs Malades. Suivant qu'il me les a dépeints, ces Fours reſſemblent beaucoup à nos *Stubes* d'Allemagne, car ils peuvent y marcher librement. Ils en ſortent même de tems en tems pour reſpirer, & y rentrent juſqu'à ce qu'ils ſoient tout en ſueur. Ils y demeurent encore, juſqu'à ce qu'ils ſoient, pour ainſi dire, à demi cuits, & en ſortent enfin rouges comme des Ecreviſſes, pour aller tout ſuans ſe plonger dans la Rivière, ou ſe rouler dans la neige. La ſueur qu'ils ſe procurent par cette violente Étuve, emporte apparemment avec elle l'humeur maligne. Il y a, dit le Prince, bien de l'apparence que les Etuves ſont un remède dicté par la Nature, ſi la relation que Madame nous cite eſt véritable, & ſi ce que l'on a dit à Mr. le Comte touchant les Moſcovites eſt fondé. Car on ſait que les Peuples qui pratiquent ce remède extraordinaire, n'ont jamais eu de communication les uns avec les autres: à moins que l'on ne veuille dire que l'Amérique ſe ſoit peuplée par le Nord de l'Aſie, comme quelques Auteurs le préten-

tendent. Mais peu nous importe, ajouta le
Prince; car la manière dont ces Peuples
prennent ce Bain de vapeurs eſt fort différente de la nôtre, & leur uniformité à paſſer du Bain chaud au Bain froid, ſemble
prouver que le prémier tire toute ſa force de l'autre. Votre Alteſſe me permettra d'en douter, repliqua modeſtement
le Médecin. L'expérience nous prouve
ici que le Bain de vapeurs eſt par lui-
même très efficace pour ouvrir les pores, & donner iſſue aux humeurs malignes qui dérangent l'économie du corps.
La pratique des Moſcovites & des Sauvages eſt en ce point d'accord avec la
nôtre. Le Bain froid qu'ils y ajoutent,
eſt en quelque ſorte un remede ſéparé
du prémier, qui ne ſert qu'à en aſſurer
l'efficace en reſſerrant les pores ouverts
par l'ardeur de l'Etuve, & en empêchant
l'air extérieur de porter dans le ſang des
corpuſcules glaçans & capables d'en al-
tèrer le fluide. L'Eſprit de ſouphre, &
des autres minéraux dont nos Eaux ſont
impregnées, produit peut-être le même
effet; il eſt fort capable de les préſerver
de l'air extérieur, après que les prémières vapeurs les ont ouverts. Le ſouphre
& les ſels qu'elles contiennent, s'exha-
lant continuellement, comme on le peut
voir ſur les voûtes & les murailles des
Bains où elles forment des croutes, peuvent fort bien, toutes proportions gar-
dées, laiſſer ſur la peau une pareille im-
preſ-

preſſion, qui défendroit les pores de l'air extérieur & leur donneroit quelques principes d'incorruptibilité. Il y a ſur ce ſujet, continua le Médecin, deux expériences curieuſes. La prémière eſt celle de *Béker*, qui eſſaya de faire éclorre des œufs à l'aide des vapeurs qui s'élèvent continuellement au deſſus de notre Eau *Thermale*. Il en enferma pluſieurs dans un vaſe de verre exactement bouché ; il les ſuſpendit au deſſus de ces vapeurs chaudes, & les y laiſſa pendant le nombre de jours que l'on compte ordinairement pour les voir éclorre. L'expérience ne lui réuſſit pas, à la vérité ; mais elle lui en decouvrit une autre. Quand le terme fut paſſé, il examina ces œufs, les caſſa, & les trouva encore tout frais, & aromatiſés de l'Eſprit de ſouphre, dont ils avoient l'odeur. Cette curieuſe obſervation, continua le Médecin, **a** découvert deux effets ſinguliers de notre Eau *Thermale*. 1º. *La ſubtilité de ces vapeurs fines* (qui ont pénétré le verre, & la coque des œufs). 2º. *Leur puiſſance pour les conſerver incorruptibles*, malgré la chaleur dans laquelle elles les avoient entretenus, & qui auroit dû les corrompre. La ſeconde expérience eſt beaucoup plus ſimple & plus aiſée à faire. C'eſt que l'Eau *Thermale* d'Aix priſe dans ſon plus haut degré de chaleur naturelle, eſt plus ſupportable à la langue & au palais, qu'à la main. Le gobelet

dans

dans lequel on la verfe, brule la main au moment qu'on la boit, fans bruler la langue; quoique la peau de la main foit plus dure & plus épaiffe que celle de la langue.

C'eft ce que j'ai éprouvé, dit une de nos Dames, mais je n'en comprens pas la raifon. Je n'en fai qu'une, Mesdames, reprit le Médecin ; c'eft celle que j'ai déja eu l'honneur de vous indiquer en parlant des Vapeurs *Thermales*. Toutes les eaux chaudes qui font fulphureufes, charriant avec elles une efpèce de fouphre liquéfié, étendent fur la langue une efpèce de vernis de fouphre, qui rend peut-être fes pores moins fenfibles à la chaleur de l'eau qui en eft impregnée; au-lieu que la peau de la main étant d'une tiffure différénte, eft apparemment plus aifée à pénétrer par les vapeurs chaudes. Au refte ce vernis de fouphre qui peut s'étendre fur la langue & le palais, n'eft ni une chimère, ni une fuppofition gratuite : c'eft une expérience qui fe renouvelle tous les jours entre les mains de ceux qui fe fervent de gobelets d'argent pour boire nos eaux. Dès qu'ils s'en font fervis pendant quelque tems, le dedans du vafe jaunit, fe dore, & prend la couleur du vermeil un peu paffé. Cet accident, qui fait fottement croire à quelques-uns que nos eaux charrient de l'or, eft un pur effet du fouphre liquéfié qui coule dans cette eau,

&

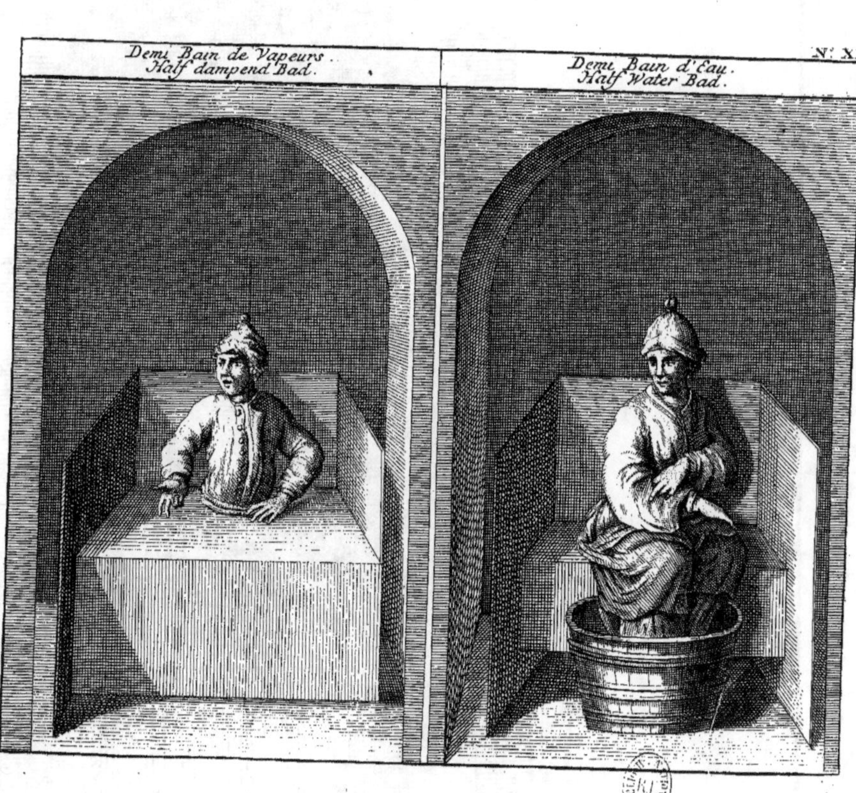

Demi Bain de Vapeurs.
Half dampend Bad.
Demi Bain d'Eau.
Half Water Bad.
N.° XI.

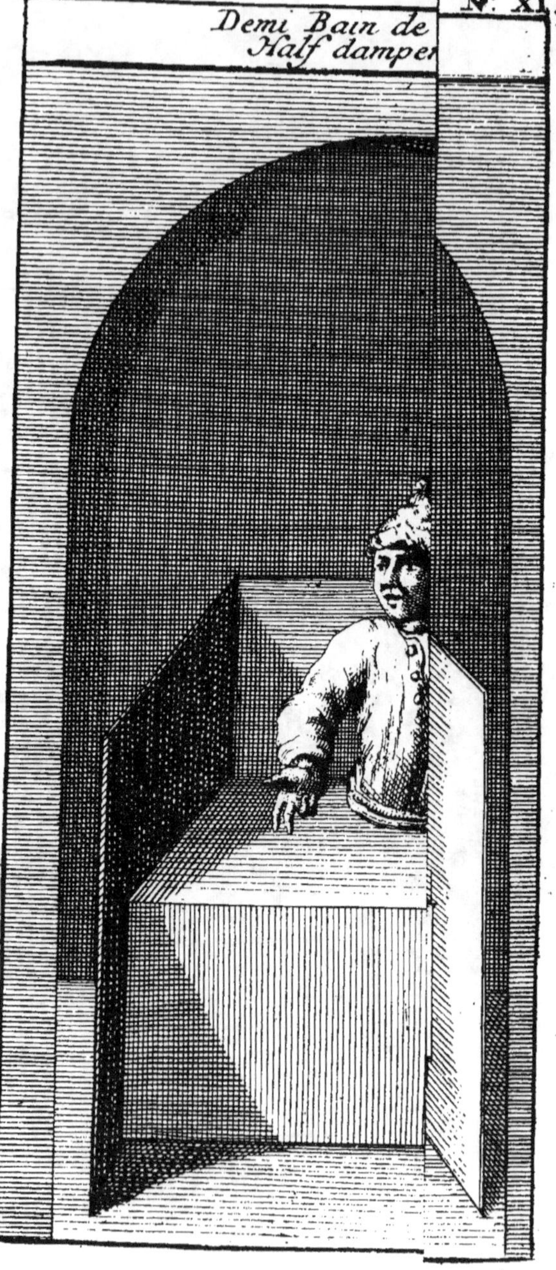

Demi Bain de
Half damper
N.º XI.

& dont les párties les plus grossières se fixent contre les parois du gobelet, à l'aide des sels divers dont l'Eau *Thermale* est impregnée.   Cette dorure est si bien l'effet du souphre, que si on continue à se servir plusieurs fois du même vase d'argent à la Fontaine, il perd sa couleur dorée, & devient d'un vert foncé, parce que les sels prennent alors le dessus, & que le Vitriol & l'Alun y prédominent.

En vérité, dit Mad. de la Br. . . . c'est dommage que nous soyons obligées d'aller à l'Assemblée; la conversation de Mr. le Docteur nous rendroit bien savantes en Médecine.   Toutes nos Dames rendirent justice à la clarté des idées du Médecin, & marquèrent quelque envie de renouer la conversation. Le Prince leur offrit alors son homme, pour nous expliquer les diverses opérations de ces Eaux ; & nous assura que quoiqu'il n'eût auprès de lui que le titre de Chirurgien, il passoit pour assez bon Chymiste.   La partie fut acceptée pour le prémier jour qu'il plairoit aux Dames d'indiquer.   En sortant de l'apartement de Mr. l'Abbé, le Médecin nous fit passer encore dans une autre chambre, pour nous faire remarquer la manière dont les personnes trop foibles prennent les Bains & les Etuves. Nous y vimes des demi-Bains en forme de cuves, dans lesquelles des Malades de complexion délicate ne plongent

gent

gent que la partie affligée dans l'Eau
Thermale. Il y a auffi des demi-Bains fecs
en façon de boîtes, proportionnées aux
parties du corps qu'on y veut enfermer
pour y recevoir les vapeurs. Toutes ces
machines nous parurent très bien imagi-
nées, mais nous ne nous y arrêtames
pas.

Nous allames chez Mr. le Baron de
Dobelftein, où nous reftames à jouer jufqu'au fouper. Les parties y furent fort
gaies, mais il ne s'y paffa rien d'extraordinaire. C'étoit un Samedi; & le lendemain étoit célèbre par quelque grande Fête, qui obligeoit plus particulièrement nos Meffieurs & Dames Catholiques d'aller à l'Eglife. Nous en primes
occafion d'aller auffi faire ce jour-là quelques exercices de Religion. Depuis que
nous étions à Aix, nous n'avions pu en
faire aucun acte extérieur, parce que,
depuis le changement introduit dans cette Ville, il n'y a plus de Temple pour
les Proteftans dans fon Territoire. Les
Habitans Réformés qui y font établis,
& qui y vivent en paix & en liberté de
confcience fous la protection du Magiftrat, font obligés d'aller faire leurs dé-
votions à *Vals*, petit Village dépendant
de la République de Hollande, dans lequel Mrs. les Etats-Généraux ont une E-
glife, & entretiennent un Miniftre. Je
le propofai au Comte; il en parla aux
deux Comteffes Suédoifes, qui nous prièrent

rent de les y mener. Nous partimes
enſemble le lendemain matin , après a-
voir été dire un petit mot d'adieu au
reſte de notre compagnie qui étoit à
la Fontaine.   Le Chevalier nous voyant
monter en caroſſe , nous exhorta en badinant à bien profiter du *Prêche*; & la
Vicomteſſe nous ſouhaita bon voyage
juſqu'a *Charenton* , par alluſion au fameux Temple où les Réformés de Paris alloient librement avant la Révocation de l'Edit de Nantes.   Nous les in-
vitames à notre tour d'y venir avec
nous ; elles nous promirent d'en faire
quelque jour la partie. C'étoit pur badinage de part & d'autre : cependant D.
Nugnez, tout raiſonnable qu'il étoit en
toute autre choſe , leur en fit grand
ſcrupule. Il ne put s'empêcher de marquer un grand zèle pour notre converſion , & parut très perſuadé que nous
perdions bien de la peine d'aller prier
Dieu ſi loin.

Comme *Vals* ou *Vaels* n'eſt éloigné d'Aix
que d'une petite lieue , nous trouvames
ſur la route grand nombre de voitures , &
de perſonnes à pied & à cheval , tant
de la Ville que des environs, qui alloient auſſi à l'Egliſe.   Quoique chacun
ait toute la liberté poſſible de s'y rendre , l'idée ſeule de ſavoir que nous
étions obligés de faire ce chemin pour
prier Dieu, nous fit faire quelques réflexions ſur la dureté des maximes Ca-

tholiques, qui ne permettent pas à ceux qui les profeſſent, d'admettre parmi eux l'exercice d'aucune autre Société Chrétienne. Nous admirames à ce ſujet la ſage tolèrance des Hollandois, qui ſouffrent parmi eux toutes ſortes de Sectes, ſans en excepter la Romaine, qui, aux cloches près, y a des Egliſes auſſi libres & auſſi nombreuſes que dans les pays même où elle domine. Ces réflexions nous ramenèrent ſur les anciens Troubles que la Religion avoit cauſés à Aix, & la jeune Frelle fit ſouvenir le Comte qu'il nous avoit promis l'Hiſtoire du Bourguemeſtre dont nous avions vu l'effigie vis à vis la Maiſon de ville. Nous ne pouvions avoir un moment plus libre, nous étions tous Proteſtans, & il nous la conta. Sa narration nous parut d'autant plus intèreſſante, que le Biſaieul du Comte étoit à la Cour de *Wolfgang-Guillaume* Electeur Palatin, dans le tems des Troubles d'Aix, & qu'il les avoit vu de près. Ces ſortes d'Hiſtoires ne s'oublient guères dans les familles; & comme le Comte avoit du goût pour celle de ſon Pays, il étoit à préſumer qu'il avoit recueilli ces Anecdotes. Les voici, telles qu'il nous les raconta.

HIS-

HISTOIRE

du Bourguemestre

KALCKBERNER,

*Contenant l'établissement, les progrès & la
décadence de la Religion Protestante dans
la Ville d'Aix-la-Chapelle.*

EN me demandant cette Histoire, Mesdames, dit le Comte, vous exigez sans doute de moi que je vous raconte tout ce qui a donné lieu à la sévérité des Commissaires Impériaux, qui flétrirent la mémoire de ce Magistrat zèlé. Ce détail demanderoit un peu plus de mémoire que je n'en ai. Il s'agit de quantité de faits locaux, que l'on trouve rarement ensemble. Je me flatte que vous m'aiderez au moins à me rappeller ceux qui sont liés à l'Histoire générale. Vous savez comme moi, l'Epoque de la Réformation, que les prédications du Docteur *Luther* établirent en Allemagne. Un de ses prémiers Disciples, nommé *Albert von Munster*, vint à Aix-la-Chapelle en 1524, apporter les prémières femences de la Réformation. Il y fit peu de Prosélytes, parce qu'il fut arrêté, & condamné à perdre la tête. Son corps

S 2

fut

fut enterré avec mépris hors la porte de S. Jaques.

Cet exemple de févérité ne fervit qu'à ouvrir les yeux de la multitude, & à faire naitre dans l'efprit des Habitans la curiofité de connoitre une Doctrine dont le Clergé s'allarmoit fi fort. Le commerce qu'ils avoient avec l'Allemagne augmenta encore cette paffion pour les Vérités combattues, & ils appellèrent fecrettement en 1533 un Prédicateur Luthérien. Leurs Affemblées croiffant tous les jours, ne purent pas longtems demeurer fecrettes. Le Magiftrat le fit arrèter encore, avec une partie de fes Auditeurs. Mais le Miniftre s'évada de prifon. On croit même que l'on favorifa fon évafion, pour ne pas irriter fes Difciples. Le Magiftrat ne traita point fi doucement quelques Anabaptiftes, qu'il fit condamner au feu ; tandis qu'il fe contenta de bannir quelques Difciples de Luther, malgré la *Paix de Religion* accordée à tous les Sujets de l'Empire. Ces précautions n'empêchèrent point les progrès de la Réformation.

Vous vous fouvenez, Mesdames, continua le Comte, que fous le Gouvernement du cruel Duc d'*Albe*, les Pays-Bas fe virent dépeuplés par les fupplices ou l'exil d'un nombre infini de Proteftans. Ceux qui purent échapper au zèle furieux de ce fanguinaire Duc, fe réfugièrent dans les Etats voifins, & il en

vint

vint un nombre confidérable à Aix-la-
Chapelle. Ils s'y crurent d'autant plus
en fureté, que cette Ville étant *Libre
& Impériale*, la liberté de confcience
leur paroiffoit affurée. Ils en jouirent
en effet dans les prémiers tems, par la
connivence des Magiftrats, plutôt que
par une permiffion expreffe. Leur Ré-
fuge y paroiffant tranquille, y en attira
d'autres, tant des Pays-Bas, que de la
France & de l'Allemagne. La Ville d'Aix
n'eut pas lieu de regretter l'afyle qu'elle
avoit donné à ces pauvres perfecutés:
elle profita de leur induftrie, & de leur
Commerce; & fi elle eût fu ménager
longtems les avantages qu'elle tiroit de
ces Réfugiés, elle fût devenue une des
plus floriffantes Villes d'Allemagne, &
fon Commerce fe fût étendu peut-être
au-delà de ce qu'on pouvoit attendre
de fa fituation.

L'exemple touchant de tant de familles fugitives, dont le malheur & la
retraite n'avoient d'autres motifs qu'un
fincère attachement au pur Evangile,
fit faire à plufieurs Habitans d'Aix des
réflexions utiles. A force d'admirer ceux
à qui ils donnoient afyle, plufieurs réfolurent d'imiter leur Foi. La Réformation s'établit peu à peu dans cette Ville,
d'une façon tranquille & fans éclat: il
n'y eut ni querelles, ni tumultes: on n'y
infulta ni Prêtres, ni Moines. Mais leurs
Eglifes fe dépeuplèrent, les offrandes

di-

diminuèrent; & ce fut l'origine de l'acharnement des Gens d'Eglise contre les Réformés, à qui ils donnèrent l'Empereur, l'Empire & l'Espagne pour ennemis. Il en faloit bien moins, sans doute, pour accabler une poignée de gens, qui n'avoient que leur Religion pour crime & pour défense. Cependant, la persécution qu'on leur fit durà plus de quarante ans.

Le prémier coup d'éclat leur fut porté par l'Empereur *Rodolphe II.* que ses Prêtres ne cessoient d'allarmer sur les progrès de ce qu'ils appelloient la *nouvelle Religion.* Les Magistrats d'Aix craignant le zèle bouillant de ce Prince, se crurent obligés en 1580 de défendre absolument l'exercice de la Religion Protestante, même dans les maisons particulières. Ils crurent par ce Décret avoir suffisamment pourvu à la sureté des Réformés, dont la liberté faisoit le bonheur de leur Ville; & ils s'étoient flattés par cet Interdit passager, & peut-être politique, de prévenir des ordres plus violens de l'Empereur, en donnant quelque satisfaction au Clergé. C'étoit mal connoitre le zèle Théologique!

Cette complaisance du Magistrat ne fit qu'irriter les Prêtres & les Moines: ils ne se contentèrent pas de cet Interdit, ils demandèrent que l'on bannît absolument les *Hérétiques* de la Ville. Les Magistrats n'avoient garde de leur

ac-

accorder cette demande : ils fentoient le tort que ce banniffement cauferoit à leur Ville, en y détruifant le Commerce, que ces Exilés y avoient commencé par l'établiffement d'un grand nombre de Manufactures. Cette demande d'ailleurs portoit directement fur les François & les Wallons, dont le nombre étoit fupérieur aux Allemands qui fuivoient la Réformation de Luther. Ces Allemands étoient en quelque forte à couvert par la Paix de Religion, qui tolèroit ceux de la Confeffion d'Ausbourg. Les Luthériens ne fe prévalurent point de cet avantage ; les Proteftans des deux Communions fe réunirent, & préfentèrent Requête fous le nom de *Membres de la Confeffion d'Ausbourg*. Ils fe plaignirent de l'injuftice qu'on leur faifoit, & demandèrent qu'on leur accordât deux Eglifes, & qu'ils puffent jouir de la *Paix de Religion* accordée à toute l'Allemagne. La demande des deux Eglifes paroiffoit d'autant plus jufte, que la diverfité de Langues formoit deux Affemblées différentes.

Le Doyen & le Chapitre d'Aix remuèrent tout, pour empêcher que l'on ne répondît favorablement cette Requête. Ils attroupèrent les plus zèlés Catholiques, & allèrent en corps à l'Hôtel de ville demander le banniffement des Proteftans, menacèrent les Bourguemeftres de l'Excommunication du Pape, & qui pis étoit,

de

de l'indignation de l'Empereur. Les Magiftrats, dont quelques-uns avoient embraffé la Réformation, crurent devoir encore fe prêter à ce zèle furieux ; mais ils en adoucirent l'aigreur, en fe contentant de renouveller la défenfe de faire aucune Affemblée de Religion, ni en public ni en fecret, fous peine de banniffement. Les Proteftans ; fondés fur les Articles exprès du Traité de *Paffaw* fait en 1552, regardèrent la défenfe des Magiftrats comme une infraction manifefte à la foi publique, & continuèrent à s'affembler pour prier Dieu. Un Moine Auguftin, qui avoit abandonné la Religion Romaine, prêcha publiquement, & adminiftra les Sacremens felon la Liturgie Proteftante ; & notre *Jean Kalckberner*, qui s'eft rendu fi célèbre depuis, lui fervit de Diacre. Cet homme, que fon mérite & fes talens élevèrent enfuite à la prémière Magiftrature d'Aix-la-Chapelle, n'étoit pas d'une naiffance fort diftinguée : il étoit Orfèvre de fa profeffion. Sa conduite a bien prouvé qu'il avoit une ame au-deffus de fa naiffance. *Kalckberner*, foutenu par quelques-uns des Magiftrats en charge, logea & protègea le Miniftre Proteftant. Il n'en falut pas davantage pour le rendre à jamais odieux aux Eccléfiaftiques.

Dans cette conjoncture, le Clergé d'Aix s'adreffa à l'Empereur, qui donna de nouveaux ordres. Ils furent affez mal exé-

exécutés, parce que le Magiftrat, tout
Catholique qu'il étoit, protègeoit fecrettement les Réformés, moins par
fentiment de confcience & de conviction, peut-être, que par un principe
de tolèrance politique & d'humanité,
toujours louable. L'Empereur *Rodolphe*
II. pouffé par les Jéfuites, nomma des
Commiffaires qui vinrent à grands fraix
à Aix, uniquement pour y faire obferver les ordres de l'Empereur contre ceux
de notre Religion ; & comme les Bourguemeftres n'étoient pas affez violens au
gré du Clergé, les Commiffaires de l'Empereur changèrent le Magiftrat, & en
choifirent les Membres parmi les Catho-
ques, ou plutôt parmi les *Papiftes* les plus
zélés. Nos pauvres Frères éprouvèrent
alors une perfécution ouverte ; & quoique plus forts en nombre, & plus confidèrables dans la Ville que les Habitans
Catholiques, ils aimèrent mieux cèder
pour un tems, que d'allumer la guerre
dans le fein de leur Patrie : ils difconti-
nuèrent leurs Affemblées, par amour de
la paix.

Cette conduite pacifique réveilla en
leur faveur la compaffion des Princes
Proteftans, qui intercèdèrent pour les
Habitans d'Aix. L'Empereur les amu-
foit par des réponfes captieufes, tandis
qu'il épioit l'occafion de foudroyer cette Ville : il animoit le Roi d'Efpagne
S 5 con-

contre les *Hérétiques*, & follicita plus d'une fois le Duc de Parme de venir fondre fur Aix. La guerre qu'il avoit à foutenir, empêcha l'effet de cette intrigue. Les Proteftans d'Aix n'en furent pourtant pas mieux traités. Les nouveaux Magiftrats tâchoient de les opprimer en toute occafion. Les Réformés n'en pouvoient obtenir Juftice,. même dans les affaires purement civiles. La perfécution qu'on leur fit devint fi violente, que le procès le plus injufte ceffoit de l'être, dès qu'il étoit intenté par un Catholique. De quelque nature que fût l'affaire, il fuffifoit que le Proteftant eût quelque chofe à démêler avec le Bourgeois Catholique; celui-ci gagnoit fon procès, c'étoit une chofe décidée. Comme fi le zèle de Religion devoit éteindre les fentimens de juftice & d'équité, que la Nature infpire aux plus fauvages, & qui font les fondemens de toute la Morale Chrétienne!

Il n'eft pas étonnant, Mesdames, continua le Comte, que les Proteftans fenfibles à cette vexation, aient cherché à recouvrer une Liberté fondée fur les Loix & la Conftitution de l'Empire. Ils revendiquèrent les Privilèges de leur Ville, & honteux d'avoir facrifié leur Cule à une obéiffance politique, ils reprirent l'exercice public de leur Religion, conformément à l'Edit de *Paffaw*, fi fameux dans l'Empire, & à la *Paix de Religion*,

ligion.   Ils envoyèrent leurs Remontrances à la Chambre Impériale de Spire: mais comme vous favez, Mesdames, que les Catholiques y avoient la pluralité des voix, les Réformés d'Aix n'y furent pas écoutés.   Rodolphe même, fatigué de les entendre continuellement recourir à des Privilèges, qui font de foibles remparts contre des Princes violens, franchit le pas, & déclara en 1589 les Habitans d'Aix * déchus de tous *les Droits, Graces, & Privilèges accordés à cette Ville par fes Prédéceffeurs.* N'en déplaife aux partifans de cet Empereur, rien n'étoit plus irrégulier: il perfécutoit les Proteftans d'Aix, tandis qu'il avoit accordé liberté de confcience aux Proteftans d'Autriche: & ceux d'Aix n'avoient d'autres crimes que de vouloir fuivre une Religion, dont l'exercice étoit autorifé par un Edit public, exécuté par-tout ailleurs.   Leur Ville étant Libre & Impériale, devoit plus que toute autre jouir d'une Paix de Religion accordée à tous les Membres de l'Empire.   Auffi ils firent l'affront à Rodolphe d'en appeller *de l'Empereur mal inftruit, à l'Empereur mieux informé.*

Leur Appel ne fut pas mieux reçu que leurs Remontrances: les Magiftrats in-

S 6 trus

---

* Voyez *De Vries* dans la Continuation de la *Chronique de Gottfried*, imprimée en Hollandois. Edit, de Leyden 1698. Tom, I. pag. 29.

trus continuèrent leurs violences; & leur vexation devint si insupportable, que les Habitans Réformés allèrent à la Maison de ville, présenter Requête pour avoir une Chambre mi-partie, devant laquelle ils pussent porter leurs affaires civiles; & demandèrent que l'on admît à la Régence, des Protestans aussi-bien que des Catholiques. Le refus que l'on fit de les écouter, fut accompagné de tant de hauteur, que les Bourgeois Protestans résolurent de déposer les Bourguemestres intrus, qu'ils ne pouvoient plus regarder que comme des Tyrans, vu que leur élection s'étoit faite contre les Loix & les Privilèges de la Ville. Ils élurent à la place de ces zélés Catholiques, quelques Protestans qu'ils établirent Bourguemestres. L'Empereur, irrité de cette démarche, jura la perte des Réformés, en haine de leur Religion; il mit en 1598 le nouveau Magistrat au Ban de l'Empire, livra leurs personnes & leurs biens à la discrétion du prémier-venu, & rétablit les Magistrats Catholiques, entre les mains desquels il remit le sort des Protestans. Ce violent Décret fut dicté par le Nonce du Pape, & l'Ambassadeur d'Espagne, dont les instigations furent plus précieuses à Rodolphe, que l'intercession des Princes Protestans de l'Empire, qui s'intèressoient pour les Bourgeois d'Aix. Il est vrai qu'ils avoient un cruel ennemi dans la personne de

Jean

Jean-Guillaume Duc de Juliers, Prince bigot, qui par fon Duché étoit pourtant Protecteur de la Ville d'Aix.

Les Proteftans, abbattus par ce fulminant Décret, s'y foumirent encore avec patience. Ils recoururent à la clémence de Rodolphe, & demandèrent que les Commiffaires de l'Empereur vouluffent règler les fommes & amendes énormes que l'on exigeoit d'eux, tant pour les fraix de la Commiffion Impériale, que pour la réparation des prétendus dommages que les Catholiques leur demandoient. L'accord fut fait; mais les Catholiques y firent inférer des expreffions capticufes, dont ils furent profiter indignement.

Après le départ des Commiffaires Impériaux, les nouveaux Bourguemeftres, *Papiftes* outrés, & efclaves du Clergé, renouvellèrent leurs rigueurs & leurs violences. Ils envoyèrent des foldats à la maifon des deux Bourguemeftres dépofés, pour les enlever fans aucune raifon; & comme ils s'en étoient prudemment abfentés, ils mirent leurs maifons au pillage, & animèrent les Catholiques à demander une indemnifation, qui n'étoit fondée fur aucuns dommages réels. Ils firent monter fi haut la fomme de ce prétendu dédommagement, que tous les biens des Proteftans d'Aix combinés n'y pouvoient fuffire. Cependant on envoya dans toutes les maifons des

Pro-

Proteſtans, des ſoldats qui y vêcurent à diſcrétion, & y commirent des violences qui n'eurent de pareilles qu'au tems des *Dragonnades* de France. Nos pauvres Frères fournirent ce qu'ils purent; mais comme ils étoient épuiſés, ils ne purent faire la ſomme que l'on exigeoit. On crut les y forcer par la ruſe la plus inhumaine qui fut peut-être jamais. Auſſi fut-ce une invention *Jéſuitique*, & digne de l'Enfer même.

Le ſeize de Février 1599, * à midi, dans le tems d'une forte gelée, & que la campagne étoit couverte de neiges, les Bourguemeſtres firent publier une ſommation portant ordre aux Proteſtans de ſortir avant le ſoleil couché, de la Ville & Territoire d'Aix, à moins de payer ſur le champ le reſte de l'indemniſation. On avoit choiſi exprès le tems d'un Hiver très rigoureux, dans l'idée qu'ils ſatisferoient, ou qu'ils demanderoient un délai, ou même qu'ils refuſeroient de payer; & en ce cas, on avoit déja pris des meſures pour procéder contre eux à titre de *rénitence*. Le courage des Réformés ſurpaſſa la cruauté des Magiſtrats; & comme la Religion ne connoit point le deſeſpoir, la plupart obéirent à l'heure même à cet ordre inhumain, & tous ſe préparèrent à partir. Le Magiſtrat, qui ne s'attendoit

point

---

* *De Vries,* ibid. pag. 32. 33.

point à cette réfolution, fut étonné de
la foumiffion de ceux qu'il perfécutoit fi
indignement. Mais loin d'admirer la
patience de ces infortunés Citoyens, il
tendit un nouveau piège à leur fimplicité. Les Bourguemeftres feignirent de
modèrer la rigueur du banniffement, en
accordant un délai de quelques jours à
ceux qui payeroient dans ce terme une
taxe, moins onèreufe à la vérité, mais
toujours ruïneufe en elle-même. Les
moins aifés devoient payer mille florins,
& il y avoit un plus grand nombre de
familles taxées à douze mille écus. Quelques-uns donnant dans ce panneau, reftèrent, ou retournèrent dans la Ville en
payant. Les plus pénétrans préférèrent
un fecond exil à leur ruïne totale. Le
Sieur *Kalckberner* fut de ce nombre, &
le froid qu'il fouffrit en cette occafion,
lui caufa une incommodité qu'il a gardée
jufqu'à la mort. En vérité, Mesdames,
la fuite fit voir que ces derniers étoient
les plus fages. Il eft vrai que leurs maifons furent pillées, & que les Catholiques fe faifirent de tous les effets qu'ils
avoient laiffés. Mais comme ce butin
ne leur fuffifoit point, ils exigèrent
bientôt le refte de la fomme, & voulurent forcer encore ceux qui avoient
acheté le droit de refter dans la Ville,
à payer la taxe entière pour leurs Frères abfens. Cette nouvelle vexation
les obligea de quitter une feconde fois

la

la Ville. Ce procédé des Magiſtrats, ou plutôt des Jéſuites qui les inſpiroient, expliqua naturellement la modération qu'ils avoient feint d'apporter au prémier Décret de Banniſſement. On vit clairement que ce n'avoit été qu'une ruſe pour s'emparer de l'argent que les Proteſtans pouvoient avoir, ſoit qu'ils l'euſſent encore avec eux, ou qu'ils l'euſſent mis en ſureté. Qui croiroit que gens qui font profeſſion du Chriſtianiſme, fuſſent capables de commettre de pareils excès contre des hommes qui adoroient un même Dieu?

Mais, Monſieur, dit la Comteſſe, tout zèlé qu'ait été l'Empereur Rodolphe, eſt-il poſſible qu'il ait été informé de cette perſécution, & qu'il l'ait soufferte? la tyrannie de ces Magiſtrats étoit contre toutes les Loix de l'Empire, & par conféquent puniſſable. Je ne ſai, Madame, reprit le Comte, ſi l'Empereur a jamais ſu le détail de cette affaire. Vous ſavez que ce Prince, ſi peu digne de l'Empire, s'occupoit uniquement aux Méchaniques, & paſſoit des journées entières à faire des diſtillations, & des opérations Chymiques. Il ſe mêloit peu du Gouvernement de l'Empire, & ſe contentoit de ſigner ce qu'on lui préſentoit. Il ſe peut même que le Clergé Romain ait eu l'adreſſe de lui cacher les particularités odieuſes de la perſécution d'Aix. Mais ce que

je

je sai bien surement, c'est que les Députés qui allèrent à la Cour de la part
des Protestans bannis, ne purent jamais
avoir audience. Le Duc de Juliers, que
le Magistrat Catholique appella à son
secours, employa tout son crédit à la
Cour Impériale contre les Réformés.
Les Bourguemestres, fiers de la protection de ce Prince, refusèrent de rappeller
leurs Citoyens bannis, quoique le Collège Electoral leur eût ordonné de les
rétablir dans leurs biens. Ils méprisè-
rent même l'intercession de la Cour de
France, & celle des Etats-Généraux,
qui écrivirent plusieurs Lettres à ce sujet; & l'Empereur n'en fit pas plus de
cas. Aussi les Hollandois piqués de ce
mépris, & allarmés de ce zèle persécu-
teur, refusèrent la Médiation en 1598,
& ne voulurent jamais lui confier la négociation de la Paix entre eux & le
Roi d'Espagne. Un Prince qui maltrai-
toit si cruellement une poignée de Protestans, ne promettoit en effet rien de
fort consolant à un Peuple dont les intèrêts étoient si fort liés à la Réformation. La Régence d'Aix soutenue du
Duc de Juliers, & continuellement ani-
mée par le Clergé, ne donna aucun repos
aux Protestans qui avoient racheté à
prix d'argent le droit de rester dans leur
propre Patrie. On mit des amendes sur
toutes leurs démarches. Naitre, vivre,
ou mourir dans la Religion Protestante,

étoit

étoit un crime qu'on ne pouvoit expier
qu'avec de groſſes ſommes. Les Bap-
têmes, les Mariages & les Enterremens
des Réformés, coutoient aux familles
des ſommes immenſes. Le moindre acte de Religion, comme d'aller conſoler un de leurs parens à l'agonie, &
l'encourager par quelques mots de la
Bible ſur-tout, étoit un forfait digne du
cachot. Dieu permit cependant que la
desunion & la défiance ſe mît entre la
Régence d'Aix & le Duc de Juliers,
& cette brouillerie valut un peu de
trève aux Réformés.

La mort de ce Duc, qui arriva en
1609, ſembloit devoir aſſûrer cette trève ; parce que *Jean-Sigismond* Electeur
de Brandebourg, & *Wolfgang-Guillaume*
Comte Palatin de Neubourg, qui ſe diſ-
putoient la ſucceſſion du feu Duc de Juliers, faiſoient alors tous deux profeſſion
de la Religion Réformée. L'Electeur de
Brandebourg, Prince zèlé pour la Réformation, en établit le libre exercice
dans le Pays de Juliers juſques dans le
voiſinage d'Aix. Les Habitans Réformés de cette Ville en eurent une grande joie : ils coururent tous les Dimanches en foule dans les Egliſes du Village de *Stolberg*, qui n'eſt qu'à deux
lieues d'ici, avec la permiſſion & ſous la
protection de l'Electeur de Brandebourg
& du Duc de Neubourg, qui avoient
érigé ces Egliſes en leur faveur. Ces
pieu-

pieufes Caravanes réveillèrent l'aigreur
des Jéfuites, & le Clergé obtint du Magiftrat qu'on les défendît encore fous groffes amendes , & fous peine du cachot en
cas d'impuiffance de payer. Les Jéfuites fe chargèrent d'épier ceux qui y alloient. Ces Protées Eccléfiaftiques fe
poftoient à toutes les avenues, déguifés
fous diverfes figures ; & les Réformés
qu'ils trouvoient fur le chemin de *Stolberg* , étoient à leur retour à Aix mis à
l'amende, ou en prifon. Plus de deux
cens fubirent cette violence , dans un
jour feulement. Cette oppreffion étoit
d'autant plus injufte , qu'elle ne pouvoit
être colorée d'aucunes raifons fpécieu-
fes. La défenfe que les Magiftrats a-
voient faite d'exercer à Aix d'autre Religion que la Catholique , ne pouvoit
s'étendre hors de leur Territoire : ôter
aux Habitans la liberté d'aller ailleurs
entendre la Parole de Dieu, c'étoit les
dépouiller de leur plus beau privilège ;
vu qu'il eft effentiel à tous les Bourgeois d'une Ville Libre & Impériale, de
pouvoir aller librement par tout l'Empire, comme l'Echevin nous l'a fait remarquer dans le Diplome des deux Fridérics.

Une tyrannie fi manifefte força les
Proteftans , qui étoient à Aix encore
en affez grand nombre, de recourir à
la protection de l'Electeur de Brandebourg. Les Luthériens , Calviniftes &
Wa-

Walons Réformés fe réunirent pour le maintien de leur Liberté & de leur Religion. Ils députèrent fecrettement le fieur *Kalckberner* à la Cour de Juliers en 1611, pour réclamer l'affiftance des Princes, qui par leurs prétentions à la fucceffion du feu Duc, avoient droit de Protection fur la Ville d'Aix. Mais avant d'appeller un fecours étranger, ils effayèrent encore de flechir le Magiftrat Catholique par une Requête qui contenoit leurs Griefs ; ils y joignirent les Articles de la Paix de Religion, & toutes les Pièces qui pouvoient juftifier leurs demandes. L'Electeur de Brandebourg & le Duc de Neubourg appuyèrent cette Requête de leur recommandation, tant par Lettres que par Envoyés. L'inflexible Magiftrat, toujours animé par les Jéfuites, méprifa l'interceffion de ces Princes, & leur donna pour toute réponfe, que, *quand tout devroit être bouleverfé, ils ne fe relâcheroient jamais en faveur des Proteftans* *. Il publia même des Loix févères contre ceux qui fortiroient d'Aix pour aller à l'Eglife fur les Terres de Juliers; & elles furent rigoureufement exécutées. L'Electeur de Brandebourg s'en offenfa avec raifon, & promit au Sieur *Kalckberner* d'affifter les Proteftans. Il falut beaucoup d'adreffe & de dextérité à ce Député

pour

---

* *De Vries*, ibid. pag. 35.

pour réunir les Princes contendans, &
il revint à Aix confoler fes Frères par
l'efpèrance d'un promt fecours.   Les
excès du Magiftrat ne leur permirent
pas d'en attendre l'effet.   Le mépris &
la hauteur avec laquelle on reçut leur
Requête, échauffa la multitude.   Les
plus vifs attroupèrent les autres : ils
coururent aux armes, ils fe faifirent de
l'Hôtel de Ville & des portes d'Aix, ils
s'emparèrent de l'Arfenal, tirèrent le
canon en figne de Liberté, formèrent
un nouveau Confeil de guerre, levèrent
de nouvelles Compagnies, dépofèrent
le Magiftrat intrus qui les avoit fi cruellement opprimés; & fans maltraiter les
Membres de cette Régence odieufe, ils
fe contentèrent de leur fubftituer des
Proteftans de l'une & l'autre Communion Réformée, à qui ils donnèrent feulement le nom de *Députés de la Ville*,
pour la gouverner par *interim*. Les Calviniftes, les Luthériens, & les Walons
reprirent leurs Eglifes & leur Cimetière.
Cette révolution fe fit fans effufion de
fang, & cette modèration fut fans doute un fruit de la fageffe du Sr. *Kalckberner*, qui ne pouvant empécher ces
voies de fait, en empécha du moins le
defordre. La feule chofe qu'il fit, fut
de démafquer les Auteurs de la Perfécution. Pendant fon féjour à la Cour
de Juliers, il avoit découvert les menées
fourdes que les Jéfuites avoient faites
pen-

pendant la vie du Duc *Jean-Guillaume*, qui étoit Cátholique, & l'Electeur de Brandebourg lui en avoit remis les Pièces originales. Ce grand homme crut que le repos de la Ville, & l'équité que l'on devoit aux Membres du Magiftrat dépofé, demandoient qu'on publiât les refforts fecrets de cette indigne trame, afin de pouvoir plus facilement concilier les efprits en faifant voir que le mal ne venoit pas tant de ceux qui avoient été en place, que des confeils violens qu'ils avoient écoutés. Il fit affembler les Bourgeois, & leur fit communiquer publiquement ces curieufes Pièces. Les Proteftans en frémirent, les Catholiques raifonnables en rougirent, & la pluralité des voix conclut à l'expulfion des Jéfuites. On en dreffa un Décret, qui fut publié avec les folemnités ordinaires. Le Jéfuites y furent déclares traitres à la Patrie, perturbateurs du repos public, & coupables du trouble qui règnoit depuis fi longtems dans ce pays ; & comme tels, chaffés de la Ville & Territoire d'Aix. * Le Décret leur fut fignifié, & l'exécution s'en enfuivit fur le champ. Ils ne lui pardonnèrent pas cet affront: les Moines en général n'oublient point ; mais ceux-ci puniffent jufqu'à la vingtième génération les fautes de ceux qui leur ont une fois déplu. Cependant les bons

Pè-

* Voyez *De Vries*, fur cette année.

Pères n'avoient pas lieu de crier ſi fort contre cette Sentence : elle étoit bien moins rigoureuſe que celle qu'ils avoient inſpirée aux Magiſtrats dans l'Hiver de 1599. La ſaiſon étoit plus favorable à leur départ : c'étoit au mois de Juillet 1611.

Les Jéſuites bannis furent autant de boute-feux, qui ſonnèrent le tocſin dans les Cours Catholiques. Ils allèrent ſolliciter l'Archiduc *Albert*, l'Electeur de *Cologne*, & d'autres Princes, de venir extirper les Proteſtans d'Aix. Leurs intrigues furent inutiles cette fois, par la protection des Princes de Brandebourg & de Neubourg, & par la médiation de la France qui s'intèreſſoit à la conſervation d'Aix. Les Envoyés des Princes Protecteurs, & le Sr. *de Boiſſiſe* Plénipotentiaire de la part de la France, voulant prévenir la ruïne totale d'une Ville ſi reſpectable, crurent qu'ils devoient proviſionellement lui donner un Magiſtrat légitime, pour la gouverner juſqu'à nouvel ordre ; & remplir les Charges par des Sujets capables, pour empêcher la multiplication des abus. La ſageſſe, la modèration & l'habileté du Sr. *Kalckberner* leur étoient connues ; ces Princes le firent élire Bourguemeſtre avec *Adam Schanternel*, au mois de Mai 1612. Le prémier étoit de la Communion Luthérienne, & le ſecond de la Communion Calviniſte ; tous deux fort eſti-

eſtimés pour leur probité.   Leur gouvernement modèré rendit la paix à la
Ville ;   mais elle ne fut pas de longue
durée.

Les Proteſtans avoient cependant un
puiſſant Ennemi de moins en la perſonne de l'Empereur Rodolphe, qui étoit
mort au mois de Janvier 1612. Sa mort,
en changeant la face de l'Empire, changea auſſi les affaires des Réformés d'Aix.
L'Electeur Palatin qui ſuivoit la Con-
feſſion d'Ausbourg , & qui durant l'In-
terregne étoit Adminiſtrateur de l'Empire, abolit en vertu de ſon *Vicariat*, tout
ce qui s'étoit fait contre les Proteſtans
d'Aix depuis la dépoſition du Magiſtrat
Catholique. L'exil des Jéſuites, & le
ſage gouvernement des nouveaux Bourguemeſtres, préparoient tous les eſprits
à la réunion. Les Réformés , quoique
triomphans, ne ſongèrent pas à ſe venger ſous prétexte de Religion, & n'u-
ſèrent point de repréſailles à l'égard des
Catholiques qui les avoient ſi fort mal-
traités. Ils avoient cependant la force
en main, car l'Electeur de Brandebourg
avoit fait entrer quelques Compagnies de
ſoldats dans la Ville, pour aider la nouvelle Régence à rétablir le bon ordre.
Si le nouvel Empereur eût voulu entretenir des diſpoſitions ſi pacifiques , il
ſe fût épargné une tache qui a flétri ſa
gloire. Il n'y en a jamais à opprimer
des innocens, & il étoit réſervé à *Matthias*

thias de porter le dernier coup à cette
Ville. Il s'y prépara dès avant son Couronnement. La Régence d'Aix, selon
sa coutume & ses prérogatives, députa
pour assister à cette cérémonie les principaux Officiers de la Ville. On eut
l'attention d'y mêler des Catholiques ;
mais comme Mrs. *Kalckberner* & *Schan-*
ternel étoient à la tête de cette Députa-
tion, Matthias refusa de les admettre.
La Ville d'Aix comprit dès-lors que ce
Prince, en succèdant à Rodolphe, avoit
hérité de toute sa haine contre elle.
Peut-être que Matthias, en marquant
tant d'attachement aux vues de son Pré-
décesseur, voulut réparer à sa manière,
les chagrins qu'il avoit causés à son
Frère, & rendre à ses cendres une fidélité qu'il n'avoit pu lui garder pendant
sa vie. Vous vous souvenez, Mesdames,
que ce Prince ambitieux & impatient
de règner avoit enlevé en 1611 à Rodolphe son Frère la Hongrie, la Bohème, & l'Autriche. Dieu sans doute s'é-
toit servi de la rebellion de Matthias,
pour punir Rodolphe de la conduite
barbare qu'il avoit tenue avec les Réformés, & sur-tout avec ceux d'Aix.
Rodolphe en effet n'avoit plus à sa
mort que le titre d'Empereur, & s'é-
toit vu réduit à mendier au Collège
Electoral assemblé à Nuremberg, dequoi soutenir la Dignité Impériale. Cet

Tome I. T étran-

étrange revers auroit bien dû le faire
réfléchir fur fes excès, & fervir d'exemple à fon Succeffeur.

L'Empereur Matthias, qui devoit tout
aux Proteftans, particulièrement à ceux
de Hongrie, ne profita pourtant point
de cette leçon. A peine la cérémonie
de fon Couronnement étoit achevée,
qu'il caffa tout ce que l'Electeur-Palatin
avoit fait pendant fon Vicariat en faveur des Proteftans d'Aix, refufa de
confirmer l'Abolition accordée par l'Ad-
miniftrateur; & malgré les proteftations
de l'Electeur, il remit encore une fois
la Ville d'Aix au Ban de l'Empire. Dès
la fin de l'année 1612, cet Empereur,
fous le nom duquel l'impérieux Cardinal *Clefer* gouvernoit defpotiquement,
avoit nommé des Commiffaires pour aller à Aix. A quoi ne dûrent point s'attendre les Proteftans, du zèle d'un Cardinal tout-puiffant, animé par des Jéfuites, & par des Jéfuites bannis? Les
Commiffaires publièrent l'injufte Décret
qui remettoit les Habitans au Ban de
l'Empire. L'Empereur en confia l'exécution à l'Archiduc *Albert* fon frère, qui
étoit Seigneur des Pays-Bas Efpagnols
par l'Infante *Ifabelle* fon Epoufe. Tout
favorifoit les violens deffeins de l'Empereur. La fucceffion de Juliers mettoit
tout ce pays en mouvement: c'étoit
la pomme de difcorde, & ce Duché
alloit

alloit devenir le Théatre de la guerre.
L'Archiduc s'étoit mis fur les rangs pour
en avoir fa part, & s'étoit déclaré d'a-
bord contre l'Electeur de Brandebourg
& le Duc de Neubourg enfemble, parce
qu'ils étoient Proteftans : mais ce dernier aiant abjuré fa Religion pour embraffer la Romaine, déconcerta les me-
fures de l'Archiduc, qui fut obligé de fe
joindre enfuite à lui, parce que le prétexte ceffoit.   D'autre part, les Hollandois avoient fait prendre poffeffion de
la Fortereffe de Juliers par *Maurice*
Prince d'Orange, au nom de l'Electeur
de Brandebourg leur Ami & leur Allié.
A l'occafion de ces intérêts divers, la
Ville d'Aix étoit de toutes parts environnée de Troupes.   Les Catholiques
ne perdirent pas l'occafion de rétablir
leur autorité, & la correfpondance qu'ils
entretenoient avec les Jéfuites bannis
préparoit de longue maifi leur triomphe.
En un mot, les Proteftans touchoient à
leur ruïne, & après avoir encore quelque tems lutté contre leurs malheurs a-
vec une patience infinie, ils les virent
confommer en 1614.   Le Marquis *Spi-*
nola, Général des Troupes de l'Archiduc, fe préfenta devant la Ville avec
tant de diligence, que les Bourgeois le
virent à leurs portes, avant d'avoir appris fa marche.
Son arrivée remplit les Proteftans d'ef-
froi,

froi, & la crainte redoubla lorsque quatre Commiſſaires Impériaux aiant demandé à entrer dans la Ville, citèrent devant eux les principaux Membres de la
Régence, pour les ſommer de remettre
les choſes ſur le pied qu'elles avoient été
avant l'année 1611. Les Bourguemeſtres
demandèrent trois jours pour délibèrer
ſur cette importante ſommation. On ne
leur accorda qu'une matinée. Le Conſeil s'aſſembla : les Commiſſaires s'y trouvèrent d'un air menaçant, & expoſèrent
leur Commiſſion, & le Mandement Impérial. Ces deux Pièces étoient également fondées ſur les calomnies atroces
& les plaintes des Jéſuites bannis, & de
quelques Catholiques outrés que ces Pères avoient animés. Les Commiſſaires
ſe retirèrent enſuite, après avoir menacé la Ville des dernières extrémités, en
cas que la Régence n'obéît point dans
le terme fixé. Les avis furent partagés,
ſelon le courage ou la frayeur des Membres de la Régence. Le Bourguemeſtre
Kalckberner, qui craignoit moins la perte de ſa Charge & de ſa vie, que celle
de la Religion, fut d'avis que dans une
oppreſſion auſſi tyrannique, un Peuple
libre, & compris dans la Paix & les
Traités de l'Empire qui concernoient
la Liberté de conſcience, ne pouvoit
ſans prévarication s'abandonner lâche-
ment aux caprices & aux violences d'un
Prin-

Prince, qui violoit à leur égard la foi
publique; dans un cas sur-tout, où il
s'agissoit de maintenir, ou de perdre la
Religion. Il conclut enfin, que malgré
l'inégalité des forces, il faloit se défendre, & s'ensévelir sous les ruïnes de leur
Ville, plutôt que de perdre la Liberté
de conscience. Pour y encourager ses
Concitoyens, ce grand homme leur re-
présenta, que leur résistance seroit d'autant plus légitime, qu'elle n'avoit d'autre but que la conservation de leur Religion & de leur Liberté opprimées,
pour lesquelles il est toujours glorieux
de périr. Ils étoient en effet dans un
cas tout différent, que ne le sont des
Sujets opprimés par leur Souverain im-
médiat. Les Habitans d'Aix sont libres,
& reconnus tels par l'Empire & l'Empereur: ils étoient compris dans la Paix
de Religion: ils avoient de plus racheté la Liberté de conscience à force d'argent; on ne pouvoit la leur ravir, sans
sacrilège: ils n'étoient point les aggres-
seurs, & ne cherchoient point à opprimer les Catholiques: ils reclamoient
seulement les Privilèges de leur Ville;
le motif étoit aussi innocent que glorieux, & le Bourguemestre *Kalckberner*
avoit raison de le faire valoir, ne fût-
ce que pour ne pas violer le serment
qu'il avoit fait de les maintenir. Le
Conseil admira son courage, mais il

T 3   n'osa

n'ofa fuivre fon avis. Il étoit pourtant à préfumer, comme il le repréfenta encore, que jamais Spinola n'oferoit bombarder la Ville, tandis que les Commiffaires Impériaux y feroient, parce qu'ils fervoient en quelque forte d'Otages. Ces Commiffaires s'en apperçurent apparemment, & craignant qu'on ne les retînt jufqu'à ce qu'il fût arrivé du fecours, ils preflèrent la Régence pour avoir une réponfe définitive. On leur répondit encore, qu'il faloit pour cela affembler les Corps de Métiers qui compofent la Communauté d'Aix. Ce délai faifant craindre aux Commiffaires qu'il ne fe tramât quelque chofe contre leur fureté, ils cabalèrent dans la Ville, corrompirent quelques perfonnes de la Régence; & contre le Droit des Gens, ils firent emprifonner *Kalckberner*. Après cette violence ils donnèrent le fignal aux Troupes qui étoient devant la Ville, & Spinola commença les hoftilités. Le bruit du canon confterna les Bourgeois qui avoient perdu leur Chef, & connoiffant la foibleffe de leur Ville, ils en remirent les clés aux Commiffaires, qui ouvrirent les portes aux Troupes Efpagnoles. Celles de Brandebourg, après avoir délivré *Kalckberner* de prifon, fortirent avec les honneurs de la Guerre, & favorifèrent l'évafion de l'infortuné Bourguemeftre. Spinola entra

dans

dans Aix comme en triomphe, & alla
droit à l'Eglise, chanter le *Te-Deum* a-
vec les Jésuites qu'il ramenoit. Il caffa
enfuite la Régence que les Princes de
Brandebourg & de Neubourg, de concert avec l'Envoyé de France, avoient
provifionellement établie. On logea
des Troupes à difcrétion dans toutes les
maifons des Proteftans, & les violences
qu'elles exercèrent furent bien plus fup-
portables, que les excès que commirent contre leurs propres Concitoyens,
quelques Bourgeois animés par les Jéfuites. Ils portèrent l'infolence & la cruauté jufqu'à leur comble.

Les Commiffaires, foutenus par Spinola, firent de févères recherches contre
Mrs. *Kalckberner*, *Schanternel*, & quelques autres Bourgeois, qui furent dénon-
cés comme auteurs ou fauteurs des troubles de la Ville. Ils étoient en effet les
plus zélés Proteftans. La plupart avoient
pris la fuite, parce qu'ils prévoyoient
bien que tout l'orage alloit fondre fur
eux, & que leur préfence n'étoit plus
d'aucune utilité à leurs Citoyens. Par
cette raifon, le jour même que Spinola étoit entré dans Aix, *Kalckberner* s'é-
toit fauvé par-deffus les murailles à la
faveur de la nuit, & s'étoit retiré à Juliers, où il fut reçu avec diftinction
par *Maurice* Prince d'Orange, fous la
protection de l'Electeur & des Provin-
T 4

ces-

ces-Unies. Tous ne furent pas auffi heureux. Le Sieur *André Schwarts*, & un
autre, furent arrêtés par Spinola: on
inftruifit leur procès, & ils furent condamnés à perdre la tête, malgré l'interceffion du Roi d'Angleterre, qui follicita inutilement en leur faveur l'Archiduc Albert pendant le cours des procédures.

La mort fut le moindre fupplice qu'on
leur fit fouffrir. On pouffa la dureté jufqu'à leur donner pour Confolateur le Jéfuite même qui étoit le principal promoteur de leur mort. Ils eurent à effuyer
la perfécution des Prêtres & des Moines,
qui fe relevoient alternativement pour
les folliciter à embraffer la Religion Romaine. Ces Eccléfiaftiques, au défaut
de bonnes raifons, effayèrent de les vaincre par la terreur des fupplices les plus
affreux, ou par la promeffe de la vie.
L'un des deux, féduit par cette douce
efpèrance, & vaincu par les larmes d'u-
ne Epoufe attendrie fur le fort d'une famille nombreufe qui alloit être réduite
à la mendicité, eut la foibleffe d'abjurer
la Religion pour laquelle il avoit déja
tant fouffert. Les Jéfuites en cette occafion donnèrent une nouvelle preuve
de leur duplicité ordinaire: celui qu'ils
avoient féduit, n'en perdit pas moins
la tête; & quand ce malheureux s'en
plaignit à eux fur l'échaffaud, ils lui
répondirent, *qu'en lui promettant la vie,*

ils

*ils n'avoient prétendu parler que de la vie
éternelle.* Quelle fourberie ! Ils euffent
été plus fincères, s'ils avoient avoué
que leur haine contre les Proteftans ne
fe bornoit pas à l'effufion de leur fang,
& que leur zèle perfécuteur n'étoit fatisfait, qu'autant qu'ils réuffiffoient à
leur enlever l'honneur, les biens, la
vie, & l'ame. Les Paiens n'imaginèrent jamais rien de femblable, à l'é-
gard des Chrétiens qu'ils perfécutoient:
la mort étoit le prix de leur perfévé-
rance, & la vie étoit la récompenfe
des prévaricateurs. On rapporte à la
vérité d'un Italien, qu'après avoir forcé fon ennemi de racheter fa vie en
abjurant la Foi, il le poignarda à l'inftant, pour fe donner le deteftable plaifir de le damner. Il étoit apparemment réfervé à des Chrétiens devenus
Perfécuteurs, de produire de pareilles
horreurs. Les Moines qui s'étoient
chargés de la converfion de ces infortunés Magiftrats, n'y réuffirent pas toujours: car tandis qu'ils triomphoient de
la victoire qu'ils avoient remportée fur
ce lâche Frère, l'illuftre *André Schwarts*
* donna l'exemple d'un courage digne
des prémiers Martyrs. Il refta invincible

* Voyez la *Chronique d'Aix-la-Chapelle*, écrite en
Allemand par *Johan Noppius.*

cible à leurs follicitations, il alla gaie-
ment à l'échaffaud, & fans écouter le
Jéfuite qui lui croit de fe *convertir*, il
pria Dieu de ranimer le courage de fon
Collègue, & de lui pardonner fa foibleffe. Il demanda encore au Seigneur
de préferver fa Patrie de la féduction,
& d'empêcher que la prévarication de
fon Confrère féduit n'eût des imita-
teurs. Il n'oublia point de prier pour
l'Empereur, pour l'Archiduc, & pour
les Jéfuites mêmes. Celui qui l'exhor-
toit à fe *convertir*, regardant fa prière
comme un blafphhème continuel, l'in-
terrompoit cependant par des injures
& des imprécations, dignes de l'efprit
qui l'animoit. Enfin *André Schwarts* préfenta la tête à l'Exécuteur, & il fut
décapité avec fon Collègue Apoftat.

Le zèle des Commiffaires ne fe borna
point là : ils auroient bien voulu faire
fubir le même fort au Bourguemeftre
Kalckberner, à qui les Jéfuites ne pouvoient pardonner le Décret d'expulfion
dont il avoit été le promoteur. Mais
cet illuftre Magiftrat s'étant retiré à Juliers, comme j'ai déja eu l'honneur de
vous le dire, y étoit mort peu de tems
après, d'affliction & de douleur, en apprenant le malheur de fa Patrie & l'oppreffion de fes Concitoyens. Sa mort
ne put le garantir de la fureur de fes ennemis. Il méritoit bien quelque diftinction

tion, & il l'eut toute entière. Ils firent le procès à ſes cendres, & pour flétrir ſa mémoire autant qu'il étoit en eux, ils engagèrent les Commiſſaires Impériaux à ordonner l'érection de la Colonne que nous avons vue ſur la Place. Elle ne lui eſt honteuſe, en vérité, que dans l'eſprit de ceux qui ignorent ſon hiſtoire; car, outre qu'il y a toujours de la gloire à ſouffrir pour une Religion ſoutenue de bonne foi, l'Inſcription gravée ſur la Colonne qui eſt ſur la Place d'Aix, eſt à tout le moins une preuve reſpectable du courage du Sr. *Kalckberner*, & un monument odieux du zèle aveugle en matière de Religion. Quelques autres, qui s'étoient heureuſement échappés comme lui, furent condamnés par contumace à perdre la tête, en quelque endroit qu'on les trouvât : leurs biens furent confiſqués & vendus à l'encan, auſſi-bien que les ſiens. Quelques-uns qui furent jugés moins coupables, furent ſeulement proſcrits.

Les Jéſuites triomphans rentrèrent dans leur Cloitre, & profitant des diſpoſitions ſanguinaires des Commiſſaires Impériaux, parmi leſquels il y avoit un *Ecléſiaſtique* *, ils firent proſcrire les plus
il-

---

* *Arnold de Boekholt*, Grand-Prévôt de la Cathédrale de Hildesheym ; *N.* . . Chancelier de Ferdinand Archevêque de Cologne ; *Balthaſar Robiano*,

Tré-

illuſtres Proteſtans de la Ville : le Clergé reprit les Temples qui avoient été à l'uſage des Réformés, & par un contraſte des plus bizarres, on rebénit les Egliſes, & l'on profana les Cimetières qui leur avoient ſervi. Peut-être vouloit-on venger ſur leurs cendres, le refus qu'ils avoient fait pendant leur vie de rendre un culte religieux aux Reliques. A la vue de ces violences, un grand nombre de Proteſtans ſe trouvant ſans Culte, & ſans exercice de Religion, ſe retirèrent dans les Etats voiſins, & remplirent toute l'Europe du bruit de leurs malheurs. Le Roi d'Angleterre en parut touché ; il écrivit encore en leur faveur à l'Archiduc : mais comme ce Roi ſe mêloit plus d'écrire que de combattre, on ne lui répondit que par des complimens. Malgré ſon interceſſion, on rétablit le Magiſtrat Catholique, on exclut à perpétuité les Réformés de la Régence ; & en mémoire de ce triſte évènement, on fait ici tous les ans au 1. de Septembre une célèbre Proceſſion, dans laquelle on promène par la Ville le Fantôme de Charlemagne, au bruit du canon. Voilà, Meſdames,
dit

Tréſorier des Finances de l'Archiduc Albert ; & *Volckert d'Achelem*, Maitre des Requêtes, & Conſeiller intime de l'Archiduc, Commiſſaires Impériaux dans l'affaire d'Aix-la-Chapelle en l'an 16**. V. *De Vrits*, *P. a Beck*, *Joh. Noppius.*

dit le Comte, ce qui a donné lieu à l'Inscription que vous avez lue.

Il y avoit déja quelque tems que nous étions arrivés à Vaels, quand le Comte termina cette Histoire; mais comme elle nous paroissoit extrèmement intéressante, nous n'avions pas voulu l'interrompre, & nous étions restés dans le carosse. Nous en descendimes pour aller à l'Eglise, où nous trouvames une fort belle Assemblée. Le Ministre du Lieu, homme infirme, mais habile Prédicateur, y fit un Sermon aussi éloquent que solide. Il nous annonça qu'après-midi il y en auroit un second, prononcé par un Ministre étranger. Nous restames à Vaels pour y assister, & nous n'eumes pas lieu de nous en repentir. Ce Ministre étoit un des plus célèbres Prédicateurs de Hollande, ou il étoit Pasteur d'une Eglise Françoise. Nous l'entendimes avec plaisir & édification. Après ce second Exercice, nous nous promenames en raisonnant sur l'Histoire que le Comte nous avoit racontée. La jeune Frelle nous fit remarquer, que l'esprit de persécution & d'animosité que les Protestans ont toujours reproché aux Jésuites, est le véritable caractère de cette Société. Elle nous retraça à ce sujet l'Histoire de la malheureuse Ville de *Thorn*, l'exécution sanguinaire de ses Bourguemestres, l'extinc-

T 7

tion

tion de fes Privilèges , & les violences que ces Pères y ont commifes de nos jours , fous le nom du feu Roi de Pologne , en haine de la Religion Réformée, contre la foi des Traités , & malgré l'intercefsion de tous les Princes & Etats Proteftans , au mépris même de celle de Louis XIV, qui s'en mêla. On ne peut guères en effet trouver deux attentats plus femblables ; & il femble que l'affaire de Thorn ait été moulée fur celle d'Aix-la-Chapelle. Aufsi les malheurs de l'une & de l'autre ont eu les mêmes promoteurs. Il ne m'appartient point de juger des évènemens , ni de la Deftinée des Potentats & des Royaumes : je croi cependant que l'état pitoyable où la Pologne fe voit réduite , & la détention du Primat dans Thorn même qu'il a fi cruellement traitée , peut faire naitre des réflexions plus honorantes à la Juftice Divine , qu'à la violence du zèle de Religion.

En effet, le Comte nous fit connoitre clairement que les Jéfuites & le Clergé avoient été les feuls auteurs de cette perfécution , & que la Régence rendue à elle-même , avoit traité les Réformés reftés ou revenus à Aix , avec beaucoup plus d'humanité , fur-tout depuis la Paix de *Munfter*. Les Magiftrats, animés d'un efprit de tolèrance extrèmement louable , les fouffrent fans les inquié-

quiéter.   Le Clergé même, plus raisonnable & plus éclairé sans doute que celui du siècle précédent, laisse en repos
les Protestans, qui y vivent & meurent
en paix,   moyennant certaines sommes
qu'ils payent lorsqu'ils se marient, ou
qu'ils font baptiser ou enterrer quelqu'un, afin de ne pas frustrer les Ecclé-
siastiques des droits attachés à leurs Bénéfices. Plût à Dieu qu'il en fût de même dans tous les Etats Catholiques!

Je m'étonne cependant, dit la Comtesse, que le Magistrat n'ait pas aboli
une Procession qui rappelle des souvenirs
si fâcheux, & si capables de réveiller l'a-
nimosité des deux Partis. Je doute, Madame, reprit le Comte, que cette Cérémonie intèresse beaucoup les Membres
de l'une ou l'autre Religion. C'est un
Epouvantail à moineaux, qui ne fait
peur à personne; & cette Procession n'a
rien de plus édifiant pour les Catholiques,   que d'effrayant pour les Réformés.   Cette Cérémonie est de l'espèce
de ces vieilles erreurs, qu'un zèle aveugle a introduites, & qu'une prudence
éclairée n'a garde de supprimer, pour ne
pas révolter le peuple qui s'en repait.

Après avoir fait encore quelques tours
de promenade, nous reprimes le chemin d'Aix. La jeune Frelle nous dit en
revenant, qu'elle ne feroit pas souvent cette route avec plaisir, parce que
ce

ce chemin avoit été autrefois la scène
d'une triste avanture , dont une jeune
Comtesse Suédoise fut l'occasion. Elle
nous fit en peu de mots le précis de cette Histoire, que la Comtesse sa Sœur qui
la savoit d'origine, promit de nous raconter une autre fois. Elle nous parut
d'autant plus intèressante, que l'Héroïne
de cette Histoire étoit de l'illustre Maison
d'*Oxenstiern*, avec qui nos Suédoises a-
voient des alliances très proches. C'en
étoit assez pour exciter notre curiosité ;
nous étions d'ailleurs en goût de dévotion, & cette Histoire venoit à merveilles à la suite de celle du Bourguemestre
Kalckberner : la Religion y étoit également
ment intèressée. Cependant nos Dames
s'excusèrent de nous la raconter, sur
le peu de tems qui nous restoit jusqu'à
la Ville. En y rentrant, nous fumes invités au Bal : ce contraste nous étonna,
& personne de nous ne pouvoit comprendre , que des gens qui avoient paru le
matin tout occupés de dévotion, ne son-
geassent le soir qu'à danser. Tout *Héré-*
tiques que nous étions, nous nous en
dispensâmes, sous prétexte de la fatigue
de notre voyage. J'ai remarqué en effet,
qu'à Aix & aux autres Lieux où l'on prend
les Eaux, les Protestans s'absentent assez
généralement des Bals & des Spectacles
que les Catholiques affectent de fréquen-
ter les Dimanches. Le Lecteur impartial
décì-

décidera facilement de quel côté est sur
ce point la plus grande *Héréfie*.

Le lendemain, j'allai à l'ordinaire à la
Fontaine ; mais je n'y trouvai point la
Vicomtesse, ni sa compagne. Le Chevalier nous dit que ces Dames se préparoient aux Bains, qu'elles avoient résolu de prendre le lendemain. Les Comtesses qui arrivèrent alors, se plaignirent
agréablement de ce que les Dames vouloient se baigner sans elles, & dirent que
nos maux étant à peu près de même nature, il ne faloit pas que personne de la
compagnie prétendît à être guéri plutôt que l'autre. D. Nugnez qui survint,
appuya cette proposition & décida que,
besoin ou non, la partie devoit être entière, & que toute la compagnie devoit
se baigner. Il étoit trop galant pour parler autrement: un Espagnol est toujours
prêt à se rouler dans la neige, ou à se
jetter dans le feu, selon qu'il plait aux
Dames. Nous ne fumes cependant pas
peu surpris de voir que lui, qui nous a-
voit paru si circonspect quand il s'agissoit de la boisson des Eaux, fût si décisif
à l'égard des Bains. Le Comte l'en railla
un peu, & insinua aux Dames Suédoises
de prendre conseil de leur Médecin pour
ne rien risquer. On le fit appeller pour
nous donner ses avis, & nous primes en
commun la résolution de prendre les
Bains dès le lendemain, sous le bon-plai-
sir

fir de la Faculté. Cependant, avant de dire adieu à la Fontaine, nous bumes encore quelques verres, & nous réfolumes d'aller reconnoitre les lieux. Le Médecin eut la bonté de nous accompagner, & nous mena au Bain de *l'Empereur*.

FIN DU TOME I.

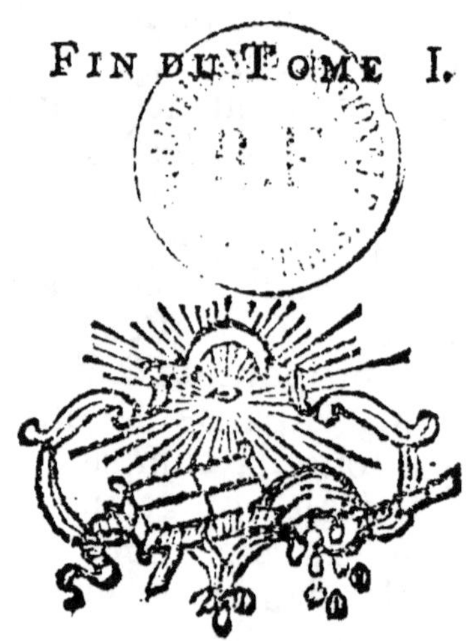